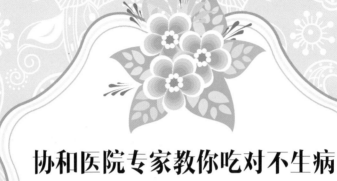

协和医院专家教你吃对不生病

糖尿病吃什么

宜忌速查

李宁 主编

化学工业出版社

·北京·

全案策划：

编写人员名单

主　编：李　宁

编写人员：	陈春霞	陈翠凤	邓金娥	单玉翠	戴元香	单美玲	陈元平	陈珍珍	池国娥	崔先凤
	代　元	戴林星	单文英	邓秋霞	邓小玉	丁彩平	丁双玉	邓中英	董利娇	杜登玉
	陈兰芳	杜方菊	段洪庭	樊辉霞	方显利	范晓风	丰泽云	冯文梅	杜文华	符元凤
	凤水英	付菊红	杜珍英	付秀珍	付月英	高春凤	葛平平	龚波英	龚辉兰	何卫霞
	贺春凤	贺文华	候春梅							

| 摄　影： | 张腾方 | 胡伯霞 | 胡星星 | 黄丹丹 | 焦　鹏 | 金道华 | | | | |

| 菜品制作： | 康金珍 | 孔玉华 | 匡良辉 | 兰梦思 | 雷明霞 | 况春花 | 冷起辉 | 黎海燕 | 金小梅 | 匡娥英 |
| | 黎立翠 | 李春玉 | 李凤兰 | 李景荣 | | | | | | |

图书在版编目（CIP）数据

糖尿病吃什么宜忌速查／李宁主编 .—北京：化学工业
出版社，2014.1 （2024.10 重印）

（协和医院专家教你吃对不生病）

ISBN 978-7-122-18305-7

Ⅰ . ①糖…　Ⅱ . ①李…　Ⅲ . ①糖尿病－食物疗法

Ⅳ . ① R247.1

中国版本图书馆 CIP 数据核字（2013）第 205944 号

责任编辑：杨骏翼　高　霞　　　装帧设计：逗号张文化创意
责任校对：陈　静

出版发行：化学工业出版社（北京市东城区青年湖南街 13 号　邮政编码 100011）
印　　装：北京缤索印刷有限公司
710mm×1000mm　1/16　印张 14　字数 260 千字　　2024 年 10 月北京第 1 版第 25 次印刷

购书咨询：010-64518888　　　　　　　售后服务：010-64518899
网　　址：http://www.cip.com.cn

凡购买本书，如有缺损质量问题，本社销售中心负责调换。

定　　价：29.80 元　　　　　　　　　　　　　　　　版权所有　违者必究

　　人体这架机器得以维系运转，主要靠代谢，而糖尿病就是人体代谢出了问题——代谢紊乱。除了糖代谢紊乱，还伴有脂肪、蛋白质、水、电解质的代谢紊乱，而这些物质，都是由人体摄入的食物与水分提供的。因此每一位糖尿病患者都要知道，在糖尿病的治疗与控制过程中，饮食控制是非常重要的环节。

　　糖尿病患者不能像正常人一样想吃什么、吃多少都由自己决定，他们的饮食必须符合自身的病情，即代谢紊乱的程度。糖尿病患者的饮食控制，就是根据自身代谢紊乱程度，采取定时定量的饮食原则，以改善紊乱的代谢。

　　那么，每餐吃多少，哪些食物能吃，哪些食物对病情不利，是糖尿病患者一定要了解并牢记的内容。本书选取日常常见食物，列举了这些常见食物对糖尿病、糖尿病并发症的利弊，并给出适合糖尿病患者的有热量数据的菜谱，可以让患者了解每种食物对糖尿病的影响，以及根据食物交换份法搭配自己的一日三餐，使糖尿病患者的三餐饮食尽可能丰富，同时又有利于控制病情，使他们吃得放心，吃得合理。

　　另外，本书还针对读者朋友最关心的问题，给出了不同能量级的每日、每周及每月带热量食谱，以及治疗糖尿病的特效中草药。让读者在全方位了解糖尿病饮食控制方法之外，也可按给出的能量食谱制订出自己的食物交换份。

　　最后希望本书能成为糖尿病患者合理进食、控制病情的助手，也希望读者朋友健康、快乐！

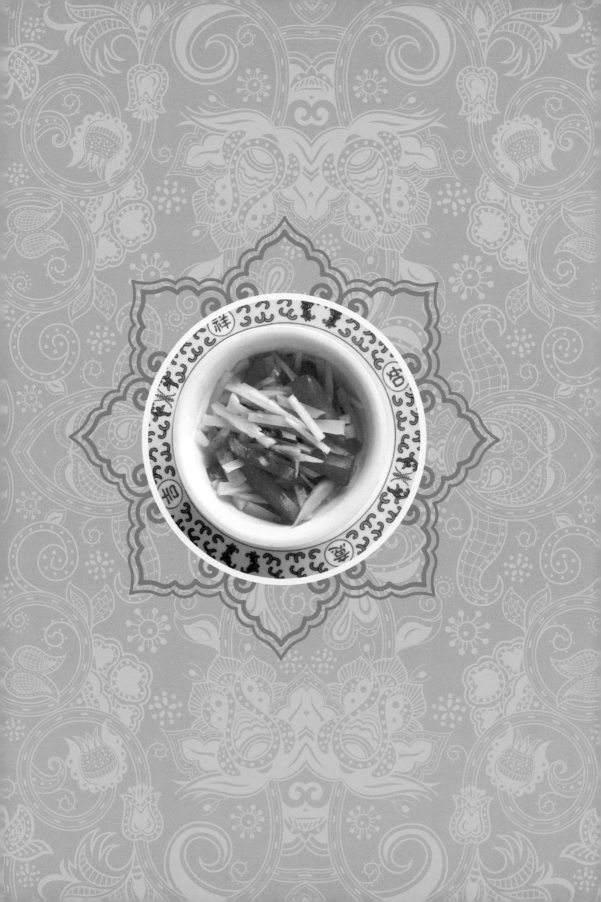

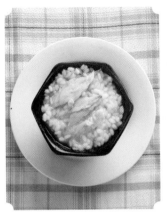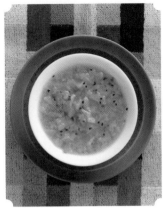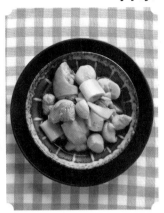

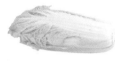

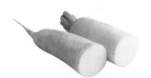
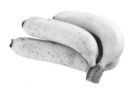
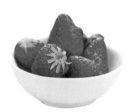

第五章　吃什么降血糖……107

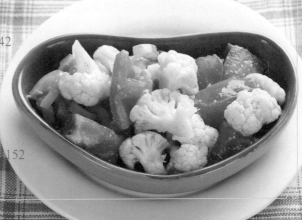

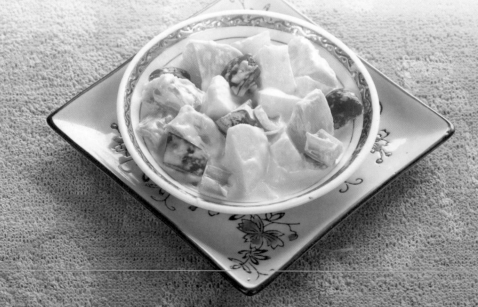

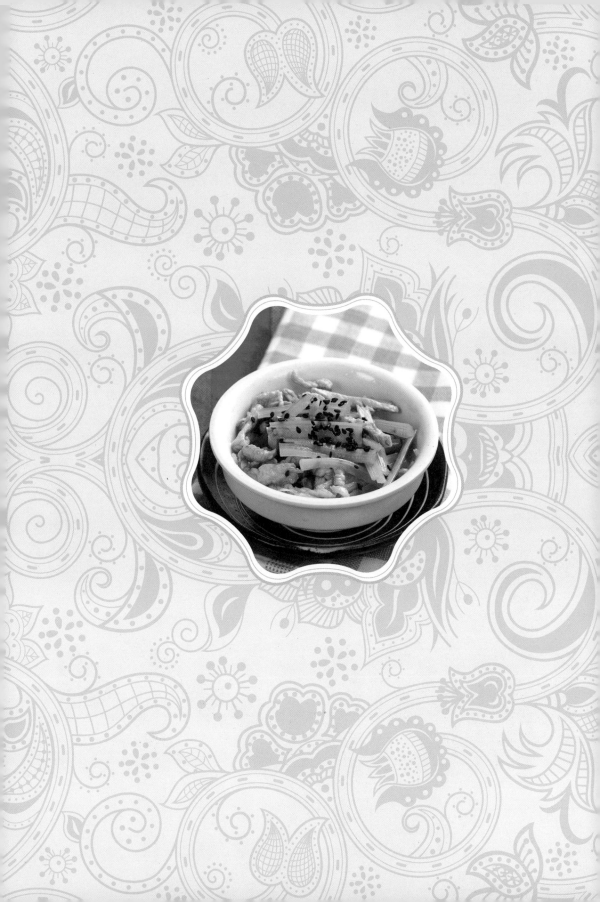

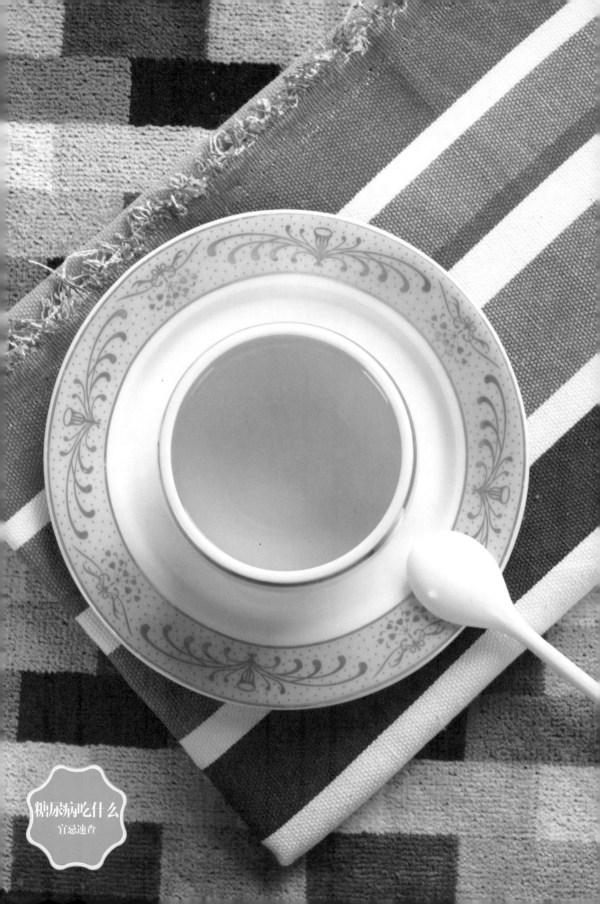

第一章
揭开糖尿病的神秘面纱

你为什么会得糖尿病？哪些人容易得糖尿病？通过单纯的饮食控制能否治疗糖尿病？糖尿病患者要注意哪些生活和饮食细节……本章一一为你解答。

认识糖尿病

什么是糖尿病

人们从食物中摄取碳水化合物（糖类）后，经分解，就会产生葡萄糖，葡萄糖进入血液，称为血糖。血糖是供给人体生命活动的热量来源。血糖值就是血液中血糖含量的数值。用餐后，血液中的血糖量就会增加，人体活动时，血糖被当做热量消耗后就会减少，到再用餐后，血糖量再度上升，如此反复地上升与下降。在正常情况下，血糖值的上升与下降是在一定范围内浮动的，超出这个范围，就是糖尿病。

在人体代谢过程中，血糖主要由三条途径获得：饭后从饮食中摄取的糖类，通过胃肠道消化吸收进入血液，这是血糖的主要来源；空腹时从储存的肝糖原、肌糖原中分解补充；蛋白质、脂肪通过机体的转化作用，转变成游离的葡萄糖释放到血液中。

糖尿病的类型

糖尿病大致可分为：1型糖尿病、2型糖尿病、妊娠糖尿病及其他特殊类型的糖尿病。在糖尿病患者中，2型糖尿病所占的比例约为90%。

1型糖尿病

1型糖尿病多发生于青少年，因胰岛素分泌缺乏，必须依赖外源性胰岛素补充以维持生命。

2型糖尿病

2型糖尿病多在35~40岁之后发病，2型糖尿病患者体内产生胰岛素的能力并非完全丧失，有的患者体内胰岛素甚至产生过多，但胰岛素的作用效果却大打折扣，因此患者体内的胰岛素是一种相对缺乏的状态。

妊娠糖尿病

女性在怀孕期间患上的糖尿病被称为妊娠糖尿病。有的患者在分娩之后糖尿病自动消失，也有将近30%的妊娠糖尿病患者以后发展为2型糖尿病。肥胖和高龄产妇人群更容易发生妊娠糖尿病。

糖尿病的症状

糖尿病的典型症状为"三多一少"，"三多"即多尿、多饮、多食，"一少"为体重减轻。患者多表现为：疲乏，倦怠，尿量增多，口渴，饮水量增加，易饥饿，饭量增加，但是体重减轻。但不是所有的患者都有明显症状。

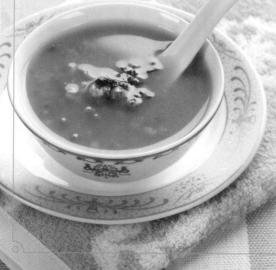

优化生活方式

糖尿病的病因和发病机制至今尚未完全搞清楚，但是目前至少可以确定，引起糖尿病的原因有以下几个方面：遗传因素、饮食结构、运动不足、肥胖、妊娠、病毒感染、精神因素、自身免疫、化学物质与药物伤害等。不难看出，如果我们优化生活方式，如多运动、控制体重等，就可以在一定程度上降低糖尿病的发病率。

合理饮食结构

如果饮食以高热量、高脂肪为主，就会导致过多的热量无法消耗，在体内堆积引发肥胖，肥胖易引发2型糖尿病。有研究显示，常年肉食者，由于脂肪和蛋白质摄入过量，糖尿病发病率明显高于正常饮食者。所以，饮食要多样化，以保持营养平衡，并避免营养过剩。

多运动

运动可增加组织对胰岛素的敏感性。运动减少已成为2型糖尿病发病的重要因素。如一天之内合计步行时间不到1小时；工作主要都是伏案作业；放假多半待在家里不出门；步行20分钟可以到达的地方也会搭乘公共汽车；购物主要集中在周末一次完成。如果你有一项符合上述任意一条，就存在运动不足的情况。解决的方式就是动起来。

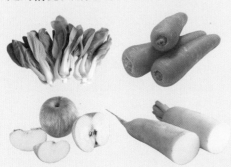

控制体重

肥胖是糖尿病发病的重要因素，尤其易引发2型糖尿病，特别是向心型肥胖，即腹部肥胖者。肥胖可导致胰岛素作用受阻，引发胰岛素抵抗。对肥胖人群，控制体重是当务之急。

妊娠期应科学控制饮食

如果妊娠期不注意饮食控制，导致热量过剩，易生巨大儿，也易患妊娠糖尿病。因此，妊娠期在保证母子营养摄入的前提下，应科学控制饮食，以有效预防妊娠糖尿病。

减轻压力，保持乐观情绪

心理压力、精神紧张、情绪激动都会导致血糖代谢紊乱。因此，工作、生活中要适当给自己减压，遇事要保持乐观情绪。

增强体质，减少病毒感染

某些1型糖尿病患者，是在患感冒、腮腺炎等病毒感染性疾病后发病的。其原因是进入机体的病毒侵害了胰岛细胞，从而导致胰岛素分泌缺乏，最终引发1型糖尿病。因此，增强体质很重要，可以减少病毒感染的机会。

清楚饮食原则，吃对食物治好病

1型糖尿病的饮食与2型糖尿病相比，更强调限制饮食中总热量的摄入，并强调通过合理运动促进热量的消耗。饮食控制应注意胰岛素治疗、饮食和运动三者之间的相互平衡。2型糖尿病患者在采用饮食疗法的同时还要戒烟戒酒，并适度运动，方能有效控制血糖、预防病情加重。

制定热量标准

各类型糖尿病人群应根据自身情况制定相应的热量摄入标准，本着所摄入的热量稍低于日活动所需热量的标准，严格控制热量摄入。儿童、青少年、孕妇、乳母、老年人、特殊职业者及有并发症的糖尿病患者，应根据具体情况调整热量。对体重低于标准值的患者，热量摄入应稍有提高。

合理分配三大营养素所占的比例

在总热量明确的前提下，再决定对血糖影响最大的三大营养素的摄入量，三大营养素所占全日总热量的比例为：蛋白质15%，脂肪20%~25%，碳水化合物55%~60%。即蛋白质每日每千克体重1~1.2克，脂肪每日每千克体重1克，碳水化合物需求量由全日总热量中减去蛋白质及脂肪的热量后再除以4，即可得出其全日碳水化合物的需要量。

严格执行饮食定量标准

糖尿病治疗在一定程度上可以认为是饮食控制治疗，因此，严格执行饮食定量标准至关重要，患者应做到定时、定量，不多吃、不少吃。如需胰岛素注射的患者，饮食控制应与胰岛素注射剂量相配合，这样才有利于疾病的控制。

营养摄入应合理平衡

在保证最低摄入热量的基础上，调节好糖（碳水化合物）、蛋白质、脂肪、维生素、矿物质的摄入平衡。食物选择应注意多吃低糖、低脂肪、高蛋白、高纤维素的食物，水分摄入要充足。饮食上应少盐、少胆固醇、少饱和脂肪酸。要避免偏食，不要专吃高营养的食品，这一点尤其应该引起重视。

多吃有益降血糖的食物

多吃高纤维食物，如荞麦、燕麦、圆白菜、海带、苹果、橘子、橙子等，这类食物也可补充大量维生素，还可降血脂、延缓葡萄糖的吸收，起到稳定血糖的作用。

多吃含镁食物，如蘑菇、紫菜、芝麻、虾米、豆类及豆制品等。

多吃有降糖作用的食物，如芹菜、空心菜、苦瓜、魔芋、香菇、柚子、大蒜等。

避免饮酒

酒精会导致血糖波动。对于糖尿病患者来说，饮酒会引起疼痛、麻木等症状。如不能戒酒，女性每天不要超过1杯，男性每天不要超过2杯。另外，千万不要空腹饮酒。

糖尿病吃什么宜忌速查

特别需要关注的饮食细节

早餐要营养全面

摄取的食物种类越多，对血糖的影响就越小。营养均衡的早餐应包括：谷薯类、肉蛋类、奶豆类和蔬菜水果类。

午餐食物种类要丰富

新鲜的绿叶蔬菜是必不可少的，如茄子、空心菜、冬瓜、香菇、苦瓜、萝卜、番茄、海带、木耳、白菜等是午餐的首选食材。烹调上宜选择清炒、蒸、炖的方式，并要做到荤素搭配。

晚餐应适当吃些粗粮

粗粮富含膳食纤维、维生素和矿物质，有促进肠蠕动、防止便秘的作用，并可增加饱腹感。

多吃粗粮时应注意补充矿物质

粗粮中的荞麦、燕麦、玉米中含植酸较高，植酸会阻碍钙、铁、锌、磷的吸收，影响肠道内矿物质的代谢平衡。所以，吃粗粮时应增加对这些矿物质的摄入。

不要限制饮水

限制饮水会引起血液浓缩、血栓形成、水盐代谢紊乱、代谢产物排泄障碍等多种不良后果。要做到"渴了就喝"。

不要吃快餐食品

快餐食品的热量非常高，一顿快餐食品摄入的脂肪量相当于本应该一周摄入的量。所以吃快餐不利于血糖控制。

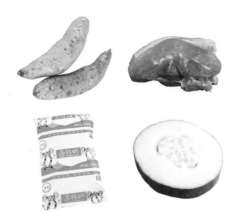

血糖尚未控制好时，不要吃高糖水果

当血糖控制达标后再试着吃含糖量较高的水果。补充水果的最佳时间是在两餐之间，这时血糖最低，于餐后0.5~1小时、2小时分别监测血糖，挑选出不会引起血糖升高的水果。

甜味剂是非糖食品

甜味剂一般不会升高血糖，但应注意的是，市场上的"无糖食品"，其中的甜味都来源于甜味剂，但制作食品所用的粮食及豆类等所含的碳水化合物仍可以在体内转变为葡萄糖从而升高血糖。

调整副食，控制体重

每个人对食物的消化、吸收、利用都是不同的，在实际应用中，不必太局限于书中的数字，而应根据自己的情况进行调整。在实际中一般要固定主食，用副食调整体重，当体重超标时，适当减少副食摄入。而当体重降低时，可适当多吃一些副食品。

糖尿病患者容易陷入的饮食误区

误区 1：吃多后，增加药量就可控制血糖

糖尿病患者有时耐不住饥饿，忍不住会多吃，他们为了控制血糖，就相应加大胰岛素的用量，认为这样就可以控制血糖了。其实，这样做是将饮食原则置于不顾，在加重胰岛负担的同时，增加了低血糖及药物不良反应发生的可能，非常不利于病情的控制。

误区 2：只吃粗粮不吃细粮

粗粮含有较多的膳食纤维，有降糖、降脂、通大便的功效，对身体有益。但如果吃太多的粗粮，就可能增加胃肠负担，影响营养素的吸收，长此以往会造成营养不良。另外，一些粗粮中含植酸较多，会影响体内其他营养素的代谢。因此，无论吃什么食物，都应当适度。

误区 3：只要打胰岛素就不必重视饮食控制

用胰岛素进行治疗的目的是为了控制血糖，胰岛素的用量是在饮食固定的基础上进行调整、配合的。如不进行饮食控制，只靠单纯胰岛素控制，血糖会更加不稳定。因此，胰岛素治疗的同时不但需要配合营养治疗，还要严格遵守糖尿病饮食原则。

误区 4：多吃鱼少吃主食

糖尿病的饮食治疗原则是膳食均衡，应多食用高纤维、低糖、低脂、低盐食物，如过多进食某一类食物，会造成饮食不均衡。鱼类食物也是肉类，吃多了必然会引起热量增加，不利于病情控制。另外，过多的蛋白质摄入会使肾小球滤过率增加，加重肾脏负担，并可引起高尿酸血症。

误区 5：得了糖尿病就不能吃水果

糖尿病应采取合理平衡的饮食。水果中含有很多微量元素，如铬、锰，对提高体内胰岛素活性有很好的帮助。糖尿病饮食治疗需要合理、均衡的膳食结构，吃水果同样可以补充机体需要的营养素。只是水果一般含糖较高，需要在血糖得到控制的情况下，适量进食。

误区 6：坚果类食物可饱腹，可以多吃点

有些患者花生、瓜子不离口，认为这样可减轻饥饿感。其实，坚果类食物除含丰富的蛋白质外，还含有较多的油脂。用坚果来增加饱腹感，不仅使热量大为增加，还会使血脂升高，不利于病情的控制。所以，坚果也要控制食用量。

早发现，早诊断，早治疗

糖尿病患者在初期很难感觉到症状，当有"三多一少"明显症状时，病情已十分严重了。了解糖尿病早期的先兆症状有助于早诊断、早治疗，这一点不容忽视。

糖尿病先兆症状 1：低血糖

早期糖尿病患者一般伴有低血糖，可在午饭或晚饭前有低血糖反应，表现为严重乏力、多汗、颤抖、心悸、注意力难以集中，有异常饥饿感，一般进食后才能缓解。

糖尿病先兆症状 2：易饥饿、饭量增多

因体内的糖分随尿液排泄出去，体内没有足够的热量维持机体的需求，人就会有饥饿感，且饭量大增，但吃后依旧有饥饿感。

糖尿病先兆症状 3：体重锐减

食欲正常的情况下，一般中年人的身体应日渐肥胖，一旦发现体重下降很快，就应考虑是否得了糖尿病。因为患了糖尿病会有大量的糖随尿排出，机体在短时间内损失大量的糖，导致体重下降。

糖尿病先兆症状 4：喜食甜食

平时不吃甜食的人若开始不加选择地吃很多甜食，这就需要去医院检查了，这些异常症状往往是糖尿病的先兆。

糖尿病先兆症状 5：尿液发白

部分早期糖尿病患者尿液白色，有甜酸气味。

糖尿病先兆症状 6：眼睛疲劳、视力下降

当感到眼睛很容易疲劳、看东西模糊不清、视界变窄，或者突然站起来时眼前发黑，或眼睛突然从远视变为近视，或出现以前没有的老花眼现象，或出现眼皮下垂等现象，要立即进行眼科检查，上述症状有可能是糖尿病引起的视力障碍，如视力调节障碍、白内障、视网膜出血等疾病。

糖尿病先兆症状 7：易疲劳

早期糖尿病患者常常容易感到疲劳，即使在无运动或不从事劳动时，身体常常也会感到疲惫不堪，会双腿乏力，膝盖酸软，尤其是上下楼梯的时候。

糖尿病先兆症状 8：皮肤病

糖尿病早期，当内分泌紊乱使皮肤抵抗力下降时，常伴有反复发作的皮肤疾患，多数易生疮疖，四季皆可发生。如有难以根治的体癣、股癣及外阴瘙痒等现象时应及时去医院检查。

定期做健康检查是最重要的预防措施，发现得越早，血糖值越容易控制。确诊糖尿病后一定要到正规医院就诊。千万不要因为病情轻而不选择治疗，以致出现并发症难以治疗。

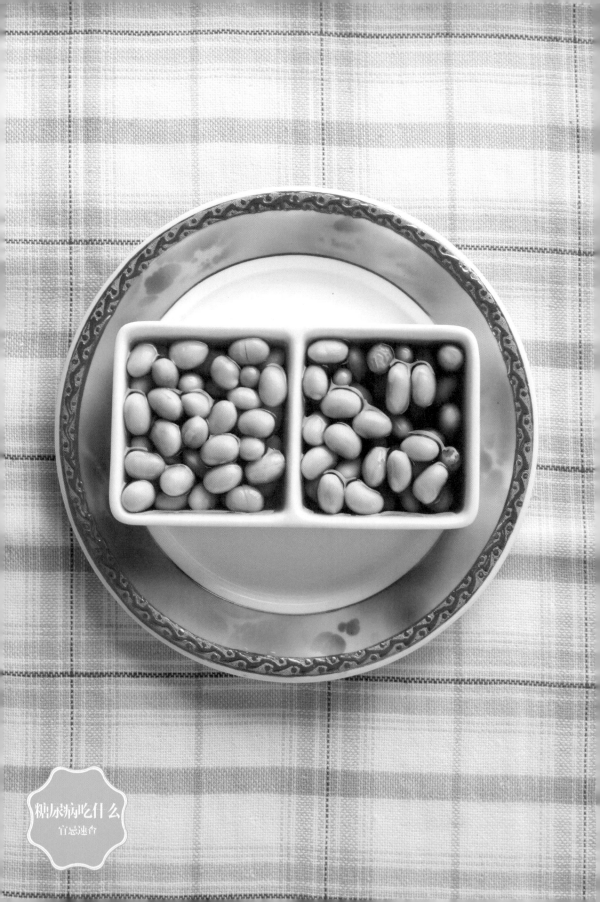

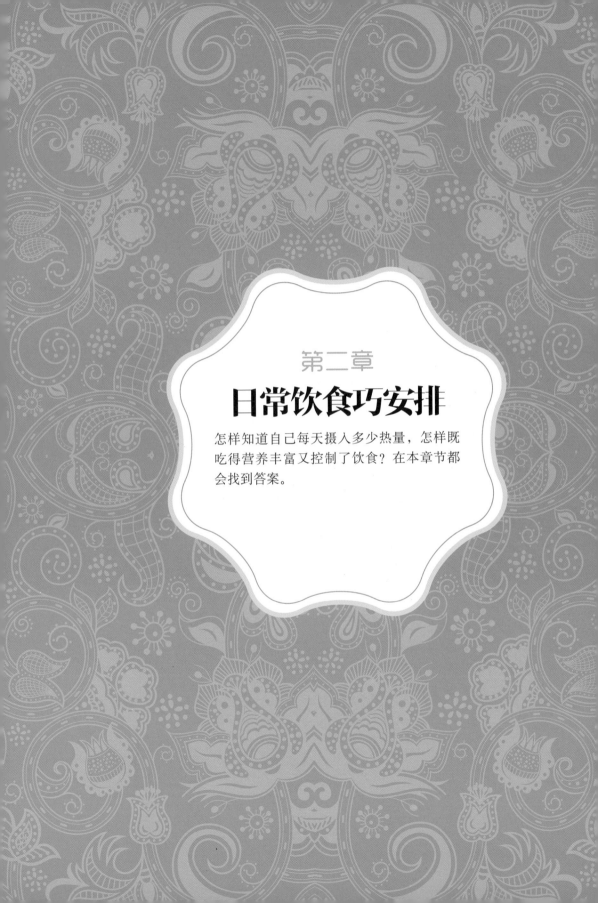

第二章

日常饮食巧安排

怎样知道自己每天摄入多少热量，怎样既
吃得营养丰富又控制了饮食？在本章节都
会找到答案。

每天食物量的计算

◉ 计算标准体重

标准体重（千克）=身高（厘米）- 105

肥胖度（%）=（实际体重-标准体重）÷标准体重×100%

判断自己的体重状况

正常体重	肥胖度在 ±10% 范围内均属正常
超重	10%< 肥胖度 ≤ 20%。
轻度肥胖	20%< 肥胖度 ≤ 30%。
中度肥胖	30%< 肥胖度 ≤ 50%。
重度肥胖	肥胖度超过 50%。

　　举例说明：尚先生，男，50 岁，身高 175 厘米（1.75 米），体重 85 千克（公斤），从事办公室管理工作，属轻体力活动。

　　标准体重 = 175 - 105 = 70（千克）。

　　尚先生的实际体重是 85 千克，肥胖度为 21%，属于轻度肥胖。

◉ 根据体重状况和劳动强度计算每日需要的总热量

　　计算每日所需总热量。全天所需总热能(千卡)=标准体重 × 每日热能需要量。其中每日热能需要量要根据自己的体重状况与劳动强度两个方面确定。

不同体力劳动的热能需要量

劳动强度	举例	每日热能需要量(千卡 / 千克标准体重)		
		消瘦体重者	正常体重者	肥胖体重者
卧床休息		20~25	15~20	15
轻体力劳动	教师、办公室管理、售货员、钟表修理工	35	25~30	20~25
中体力劳动	学生、司机、电工、外科医生、体育活动	40	35	30
重体力劳动	农民、建筑工、搬运工、伐木工、冶炼工、舞蹈者	45~50	40	35

　　因为尚先生每日工作属轻体力劳动，又属于肥胖体重范围，每日应摄入热能量为：20~25 千卡 / 千克标准体重，因此尚先生每日所需要的总能量为以下数值：

每日所需总热量 = 70 ×（20~25）=1400~1750 千卡。

注：在营养学中，1 千卡 =4.1855 千焦。

● 分配一日三餐的热量

一日三餐的分配主要有两种方式：一是按 1/5、2/5、2/5 的比例进行分配；二是根据个人的饮食习惯三餐等量分配为 1/3、1/3、1/3。每日进餐总量和三餐分配相对固定。如果有加餐，应从上一餐的总热量中减去加餐所产生的热量。加餐可避免一次性进食过多而增加胰岛的负担，出现血糖过高，也可防止进食过少而发生低血糖。

在前面的例子中，我们知道尚先生每日需要的总热量为 1400~1750 千卡，如早、午、晚三餐按 1/5、2/5、2/5 的比例分配，三餐的能量分别为：

> 早餐的热量 =（1400~1750）千卡 ×1/5=280~350 千卡
> 午餐的热量 =（1400~1750）千卡 ×2/5=560~700 千卡
> 晚餐的热量 =（1400~1750）千卡 ×2/5=560~700 千卡

● 每日需要的主食量与副食量

确定每日需要的主食量

糖尿病患者每日各类营养素分配应遵循以下规律：碳水化合物占 55%~60%、油脂占 20%~25%、蛋白质占 15%。主食是含碳水化合物较多的食物，是全天需要热量的主要来源，包括面粉、大米、荞麦等。

糖尿病总热量与主食量对应表：

每日所需总热量（千卡）	主食量（克）
1200	150
1300	175
1400	200
1500	225
1600	250
1700	275
1800	300
1900	325
2000	350
2100	375
2200	400

确定每日需要的副食量

糖尿病患者每日副食品种及用量：

蔬菜	500 克
瘦肉	100~150 克
蛋类	1 个鸡蛋（每周 3~5 个）
豆制品	50~100 克（每周 2~7 次）
奶制品	250 克
水果	不超过 200 克（在血糖得到控制的情况下）
油脂	不超过 20 克

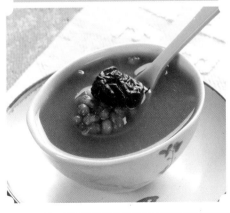

根据食物交换份轻松制定食谱

◉ 了解什么是食物交换份

所谓食物交换份，就是将食物分成四组，分别是谷薯、果菜、肉蛋、油脂。同类食物在一定重量内，所含的蛋白质、脂肪、碳水化合物和热量相似，因此可以互相替代。利用食物交换份，只要每日膳食包括这四大类食品，即可构成平衡膳食。为了便于了解和控制总热量，四类食物中每份所含热量均约为90千卡。

食品交换分四大组，包括8个小类，每类的营养价值表

组别	类别	每份质量（克）	热量（千卡）	蛋白质（克）	脂肪（克）	糖类（克）	主要营养素
谷薯组	谷薯类	25	90	2.0	—	20.0	糖类、膳食纤维
果菜组	水果类	200	90	1.0	—	21.0	维生素
	蔬菜类	500	90	5.0	—	17.0	矿物质
肉蛋组	肉蛋类	50	90	9.0	6.0	—	脂肪
	大豆类	25	90	9.0	4.0	4.0	膳食纤维
	奶制品	160	90	5.0	6.0	—	蛋白质
油脂组	坚果类	15	90	4.0	7.0	2.0	脂肪
	油脂类	10	90	—	10.0	—	脂肪

◉ 确定食物交换份的份数

食物交换份的份数 = 每日需要的总热量（千卡）÷ 90（千卡）

不同热量糖尿病患者饮食内容举例表

热量（千卡）	交换份数（份）	谷薯类 重量（克）	谷薯类 单位（份）	果菜类 重量（克）	果菜类 单位（份）	肉蛋类 重量（克）	肉蛋类 单位（份）	油脂类 重量（克）	油脂类 单位（份）
1200	14	150	6	500	1	150	3	20	2
1400	16	200	8	500	1	150	3	20	2
1600	18	250	10	500	1	150	3	20	2
1800	20	300	12	500	1	150	3	20	2
2000	22	350	14	500	1	150	3	20	2
2200	24	400	16	500	1	150	3	20	2

◉ 等值食物交换表

等值谷物食物交换表

等值营养素：每份交换份提供热量 90 千卡，蛋白质 2 克，糖类 20 克。

食品	等值交换 重量（克）	食品	等值交换 重量（克）
大米、小米、薏米、糯米	25	苏打饼干	25
白面、玉米面	25	烧饼、烙饼、馒头	35
莜麦面、荞麦面	25	生面条	35
燕麦片	25	咸面包	35
高粱米、玉米糁、米粉	25	魔芋面条	35
各种挂面、龙须面、通心粉	25	土豆	100
芸豆、干豌豆	25	湿粉皮、凉粉	150
绿豆、红小豆	25	鲜玉米（中等个）	200

等值蔬菜类食物交换表

等值营养素：每份交换份提供热量 90 千卡，蛋白质 5 克，糖类 17 克。

食品	等值交换 重量（克）	食品	等值交换 重量（克）
白菜、圆白菜、空心菜	500	绿豆芽、鲜蘑菇、芦笋	500
芹菜、竹笋、西葫芦	500	茼蒿、韭菜、茴香	500
白萝卜、茭白、青椒、冬菇	400	丝瓜、冬瓜、茄子	500
菜花、南瓜	350	黄瓜、番茄、苦瓜	500
鲜豇豆、扁豆、洋葱、蒜薹	250	苋菜、芥蓝、莴笋	500
胡萝卜、蒜苗	200	水浸海带	500
山药、荸荠、藕	150	菠菜、油菜、茄子	500
鲜豌豆、毛豆	70	干香菇	50

等值水果类食物交换表

等值营养素：每份交换份提供热量 90 千卡，蛋白质 1 克，糖类 21 克。

食品	等值交换 重量（克）	食品	等值交换 重量（克）
西瓜	500	李子、杏、猕猴桃	200
草莓	300	橘子、橙子、柚子	200
梨、桃、苹果	200	芒果、柿子、鲜荔枝、香蕉	150

等值肉蛋类食物交换表

等值营养素：每份交换份提供热量90千卡，蛋白质9克，脂肪6克。

食品	等值交换重量（克）	食品	等值交换重量（克）
香肠（瘦）、火腿	20	鹌鹑蛋（6个）	60
肥少瘦多的牛、羊、猪肉	25	鸭蛋、松花蛋（1个）	60
熟无糖叉烧肉、午餐肉	35	鲢鱼、鲫鱼、草鱼、鲤鱼	80
熟酱牛肉、酱鸭、扒鸡	35	甲鱼、比目鱼、大黄鱼、带鱼	80
精瘦牛、羊、猪肉	50	鳝鱼、大燕鱼	80
鸭、鹅瘦肉	50	对虾、鲜贝、青虾	80
鸡瘦肉	50	兔肉、蟹肉、鱿鱼	100
鸡蛋	60	水发海参	350

等值豆类食物交换表

等值营养素：每份交换份提供热量90千卡，蛋白质9克，脂肪4克，糖类4克。

食品	等值交换重量（克）	食品	等值交换重量（克）
干黄豆	20	豆腐干	50
腐竹	20	北豆腐	100
豆腐丝	50	南豆腐	150
油豆腐	50	豆浆（黄豆1份加同等重量的水8份，磨浆）	400

等值奶制品类食物交换表

等值营养素：每份交换份提供热量90千卡，蛋白质5克，脂肪5克，糖类6克。

食品	等值交换重量（克）	食品	等值交换重量（克）
脱脂奶粉（无糖）	20	酸奶（无糖）	130
全脂奶粉	25	鲜牛奶	160
奶酪	25	鲜羊奶	160

等值油脂类食物交换表

等值营养素：每份交换份提供热量90千卡，脂肪10克。

食品	等值交换重量（克）	食品	等值交换重量（克）
花生油、玉米油、豆油（1汤匙）	10	猪、牛、羊油	10
香油	10	黄油	10
核桃仁、花生米	15	葵花籽（带壳）	20
杏仁	15	西瓜子（带壳）	25

● **食物交换份应用举例**

早餐

花卷 80 克　　　　　　　　　可替换为：**烙饼** 80 克
牛奶 250 克　　　　　　　　　可替换为：**豆浆** 200 克
拌海带丝 100 克　　　　　　　可替换为：**拌黄瓜** 100 克

中餐

发糕 80 克　　　　　　　　　　可替换为：**大米饭** 80 克
肉片炒大白菜（瘦肉　　　　　可替换为：**肉片炒丝瓜**（瘦肉 50 克，
50 克，大白菜 100 克）　　　　丝瓜 100 克）
炝莴笋：莴笋 100 克　　　　　可替换为：**凉拌苦瓜**（苦瓜 100 克）

晚餐

玉米面窝头 80 克　　　　　　可替换为：**馒头** 80 克
肉炒茭白（瘦肉 25 克，　　　可替换为：**肉片炒西葫芦**（瘦肉 25 克，
茭白 100 克）　　　　　　　　西葫芦 100 克）
茄子炒豆腐丝（茄子 100　　　可替换为：**豆腐丝炒韭菜**（豆腐皮
克、豆腐皮 25 克）　　　　　　25 克，韭菜 100 克）

应用食物交换份制定食谱时，应掌握以下原则：

1.同类食物可以互换，如 50 克大米可以与 50 克小米、50 克燕麦片、50 克挂面互换。

2.生、熟可以互换，如 50 克大米可以与 70 克面包、70 克窝头互换。

3.不同食物可以互换，如 25 克小米可以与 200 克苹果、300 克草莓互换。

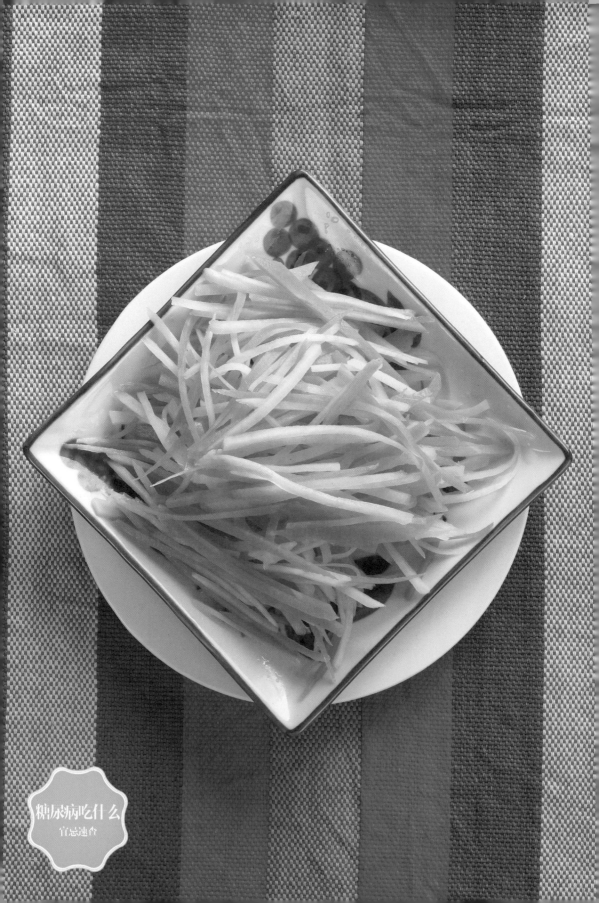

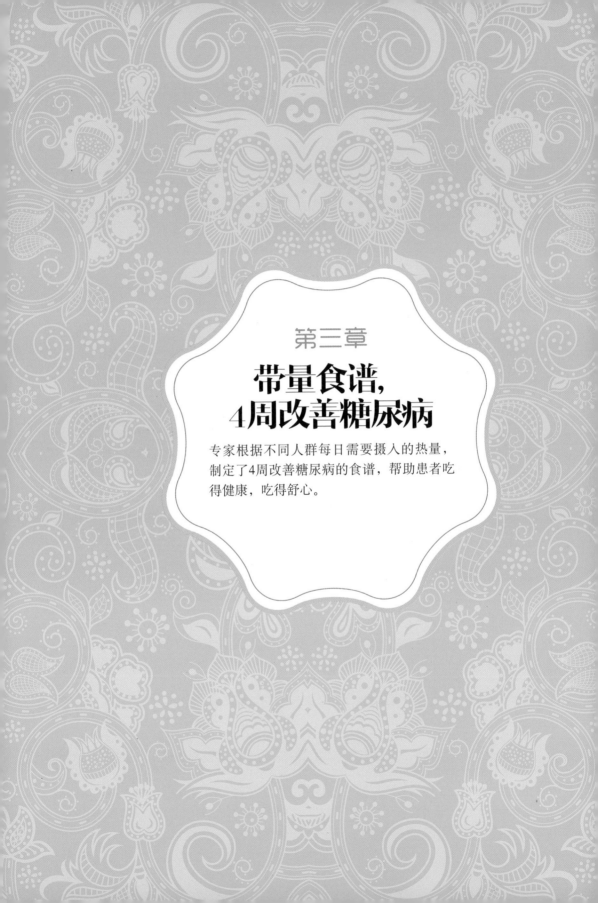

第三章

带量食谱，
4周改善糖尿病

专家根据不同人群每日需要摄入的热量，制定了4周改善糖尿病的食谱，帮助患者吃得健康，吃得舒心。

1200~1300 千卡全天带量食谱

馒头（面粉 50 克），牛奶 250 克，煮鸡蛋 1 个，清炒蒜薹（蒜薹 125 克、植物油 4 克）

清炒蒜薹

材料： 蒜薹 125 克，植物油 4 克，胡萝卜、盐各适量。

做法：

① 把蒜薹切成小段，洗净；胡萝卜切小指粗的条。

② 锅中烧水，水开加点盐，倒入蒜薹焯一下水，水再次开的时候倒入胡萝卜，焯水 1 分钟，捞起沥干水分。

③ 锅中倒油，油热倒入蒜薹和胡萝卜，大火翻炒 2 分钟，然后加少许盐，翻炒均匀就可以起锅了。

营养师建议： 蒜薹主要用于炒食，或作配料。不宜烹制得过烂，以免辣素被破坏，杀菌作用降低。

能量知多少： 总能量约 81 千卡，蛋白质 2.5 克，脂肪 4 克，糖类 8.5 克。

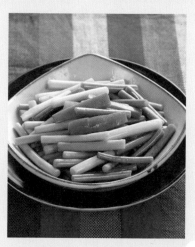

二米饭（大米 25 克、紫米 25 克），爆炒双萝卜（火腿 20 克、白萝卜 100 克、胡萝卜 20 克、植物油 4 克），小油菜豆腐汤（小油菜 100 克、豆腐 50 克、海米 5 克、笋片 10 克、蘑菇片 5 克、植物油 4 克）

爆炒双萝卜

材料： 白萝卜 100 克，胡萝卜 20 克，植物油 4 克，盐适量。

做法：

① 白萝卜、胡萝卜洗净，切丝。

② 锅中放水烧开，水开加点盐，倒入白萝卜、胡萝卜焯水，时间不要太长。

③ 锅中放油，油热放入白萝卜、胡萝卜，大火翻炒 2 分钟，然后加少许盐，翻炒片刻即可。

营养师建议： 这道菜具有活血化瘀、降低血脂的作用，适宜于高血糖、高血脂人群食之。

能量知多少： 总能量约 148.5 千卡，蛋白质 10.2 克，脂肪 10 克，糖类 4.2 克。

小油菜豆腐汤

材料： 小油菜 100 克，豆腐 50 克，海米 5 克，植物油 4 克，笋片 10 克，蘑菇片 5 克，水淀粉、料酒、盐各适量。

做法：

① 豆腐切片；小油菜洗净。

② 先把笋片、蘑菇片炒熟，加入油菜，烹上料酒，加水煮沸 5 分钟。下豆腐片，待汤再沸，加盐、海米，最后用水淀粉勾薄芡即成。

营养师建议： 此汤低脂肪、高蛋白质，清淡可口，开胃健脾，还可增强免疫力。

能量知多少： 总能量约 99 千卡，蛋白质 5.5 克，脂肪 6 克，糖类 5.4 克。

晚餐

二米面发糕（大米 25 克、小米 25 克），肉片炒香菇（瘦肉 50 克、鲜香菇 100 克、青椒 20 克、植物油 4 克），魔芋烧青椒（魔芋 35 克、青椒 50 克、胡萝卜 50 克、植物油 4 克）

肉片炒香菇

材料：瘦肉 50 克，鲜香菇 100 克，青椒 20 克，植物油 4 克，酱油、淀粉、葱各适量。

做法：

① 香菇去蒂，洗净，切片；猪瘦肉切薄片，用淀粉、酱油拌匀，腌 10 分钟；青椒切丝，葱切末。

② 锅内放油，烧热后大火爆炒肉片，肉片将熟时立即捞出备用。

③ 底油不用弃去，直接炒葱末，炒香后放入香菇。加两大勺水，大火烧开锅后放盐。继续翻炒，香菇变软后加入肉片，翻炒均匀即可。

营养师建议：猪肉用少许淀粉腌制，并且先炒熟是为了能够保持肉片的软嫩，如果直接下香菇炒，会使肉片发硬。肉用酱油腌过，最后放盐的时候要少放。

能量知多少：总能量约 144 千卡，蛋白质 10 克，脂肪 10 克，糖类 3.2 克。

魔芋烧青椒

材料：魔芋 35 克，青椒 50 克，胡萝卜 50 克，植物油 4 克，香油、盐、葱、姜各适量。

做法：

① 将青椒、胡萝卜洗净后，分别切丝备用；葱、姜切末；将魔芋用清水洗净，切成块，用沸水煮 5 分钟后捞出备用。

② 锅置火上，放油烧热，加入葱、姜丝炝锅，而后放入魔芋块、胡萝卜丝煸炒片刻。

③ 再放入青椒丝、盐，出锅时淋上少许香油即成。

营养师建议：这道菜有减肥降脂、开胃消食的功效，也可用于缓解便秘。

能量知多少：总能量约 171 千卡，蛋白质 4.5 克，脂肪 4 克，糖类 28.5 克。

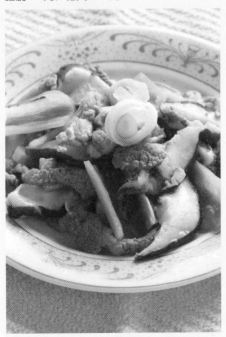

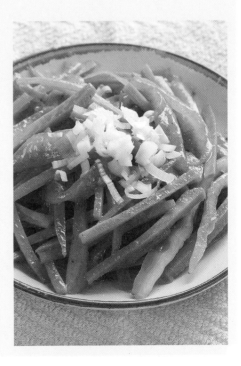

1200~1300 千卡 4 周带量食谱

第1周

周一

早餐	**馒头**（面粉 50 克），**豆浆** 250 克，**煮鸡蛋** 1 个 凉拌黄瓜（黄瓜 100 克）
午餐	**二米饭**（大米 25 克、小米 25 克） **丝瓜肉片**（丝瓜 100 克、猪瘦肉 50 克、植物油 8 克） **油麦菜汤**（油麦菜 150 克）
晚餐	**发糕**（面粉 50 克） **肉丝炒白萝卜**（白萝卜 150 克、瘦肉 50 克、植物油 5 克） **素炒圆白菜**（圆白菜 100 克、植物油 5 克）

周二

早餐	**发糕**（面粉 50 克），**豆浆** 250 克，**煮鸡蛋** 1 个 拌芹菜（芹菜 100 克、香油 4 克）
午餐	**花卷**（面粉 50 克） **葱爆肉**（猪瘦肉 80 克、葱 30 克） **炒苦瓜**（苦瓜 150 克、植物油 8 克）
晚餐	**大米饭**（大米 50 克） **清蒸草鱼**（草鱼 80 克） **清炒茴香**（茴香 250 克、植物油 8 克）

周三

早餐	**馒头**（面粉 50 克），**豆腐脑** 200 克，**煮鸡蛋** 1 个 **炒鲜蘑菇**（鲜蘑菇 100 克、植物油 4 克）
午餐	**大米饭**（大米 50 克） **莴笋炒胡萝卜**（火腿 20 克、莴笋 50 克、胡萝卜 20 克、植物油 4 克） **苋菜汤**（苋菜 100 克、香油 4 克）
下午加餐	**苹果** 100 克
晚餐	**玉米面发糕**（玉米面 50 克），**炒茄子**（茄子 200 克、植物油 4 克） **青椒豆干胡萝卜**（豆腐干 50 克、青椒 80 克、胡萝卜 20 克、植物油 4 克）
睡前加餐	**小花卷** 25 克

周四	早餐	**烙饼**（面粉50克），**豆浆**250克，**煮鸡蛋**1个 **蒜末黄瓜**（黄瓜100克）
	午餐	**二米饭**（大米25克、紫米25克） **炒茭白**（茭白200克、植物油8克） **煮排骨**（排骨50克）
	晚餐	**二米饭**（大米25克、玉米糙25克） **西葫芦烧丝瓜**（西葫芦50克、丝瓜50克、植物油8克） **炖兔肉南瓜**（兔肉100克、南瓜50克）
	睡前加餐	**猕猴桃**100克
周五	早餐	**紫米发糕**（紫米面粉50克），**豆浆**220克 **洋葱炒蒜薹**（蒜薹50克、洋葱50克、水发木耳10克、植物油4克）
	午餐	**大米饭**（大米50克） **清蒸鲤鱼**（鲤鱼80克、香油4克） **炒南瓜片**（南瓜100克、植物油4克） **煮鸡蛋**1个
	晚餐	**过水面条**（面粉50克） **炒茄子**（茄子200克、植物油4克） **肉片炒豆腐干**（猪瘦肉25克、豆腐干25克、植物油4克）
	睡前加餐	**苹果**100克
周六	早餐	**红小豆大米发糕**（红小豆25克、大米25克），**牛奶**220克 **洋葱炒鸡蛋**（洋葱100克、鸡蛋1个、植物油4克）
	午餐	**馒头**（面粉50克） **肉炒韭菜**（猪瘦肉50克、韭菜150克、植物油4克） **紫菜番茄汤**（番茄50克、紫菜10克、香油4克）
	晚餐	**大米饭**（大米50克） **炒西蓝花**（西蓝花100克、植物油4克） **猪肉炖冬笋**（猪瘦肉50克、冬笋100克、植物油4克）
	睡前加餐	**草莓**60克
周日	早餐	**葱花饼**（面粉50克），**牛奶**220克 **香肠拌黄瓜**（黄瓜100克、香肠20克、香油3克）
	午餐	**大米饭**（大米50克） **肉炒芹菜春笋**（猪瘦肉50克，芹菜50克、春笋150克、植物油4克） **虾皮紫菜汤**（紫菜5克、虾皮10克、香油4克）
	晚餐	**大米饭**（大米50克） **炒韭菜**（韭菜150克、白萝卜50克、植物油4克） **豆腐豆芽汤**（豆芽50克、南豆腐150克、植物油4克）
	睡前加餐	**梨**100克

周一	早餐	**二合面发糕**（面粉 25 克、黑米面 25 克） **牛奶** 250 克 **咸鸭蛋** 1 个
	午餐	**凉拌菠菜**（菠菜 100 克、植物油 4 克） **馒头**（面粉 50 克） **肉片炒莴笋**（猪瘦肉 50 克、莴笋 100 克、植物油 4 克） **炝黄瓜**（黄瓜 100 克、香油 4 克）
	晚餐	**花卷**（面粉 50 克） **肉炒木耳**（猪瘦肉 25 克、水发木耳 10 克、植物油 4 克） **韭菜炒豆腐丝**（韭菜 150 克、豆腐皮 25 克、植物油 4 克）
	睡前加餐	**梨** 100 克
周二	早餐	**花卷**（面粉 30 克） **燕麦粥**（燕麦片 20 克） **豆浆** 250 克 **煮鸡蛋** 1 个 **炒苦瓜**（苦瓜 100 克、植物油 4 克）
	午餐	**大米饭**（大米 50 克） **肉丝白萝卜**（白萝卜 100 克、猪瘦肉 25 克、植物油 4 克） **肉片炒茭白**（猪瘦肉 25 克、茭白 100 克、植物油 4 克）
	晚餐	**二米饭**（大米 25 克、小米 25 克） **芥蓝炒肉片**（芥蓝 150 克、猪瘦肉 20 克、植物油 4 克） **鸭血鲜菇汤**（鸭血豆腐 50 克、鲜香菇 100 克、植物油 4 克）
周三	早餐	**饺子**（面粉 50 克、茴香 100 克、猪瘦肉 50 克、香油 4 克） **牛奶** 250 克
	午餐	**大米饭**（大米 50 克） **豆腐干炒豆芽**（绿豆芽 100 克、豆腐干 50 克、植物油 4 克） **炒青椒**（青椒 100 克、水发木耳 10 克、植物油 4 克）
	晚餐	**大米饭**（大米 50 克） **丝瓜排骨汤**（丝瓜 60 克、排骨 50 克、植物油 4 克） **炒冬笋丝**（冬笋 150 克、植物油 4 克）
	睡前加餐	**香蕉** 60 克

周四	早餐	花卷（面粉50克） 牛奶250克 煮鸡蛋1个 凉拌洋葱（洋葱150克、香油4克）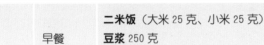
	午餐	二米饭（大米25克、紫米25克） 青椒烧肉（青椒100克、猪瘦肉50克、植物油4克） 番茄豆腐汤（番茄100克、南豆腐50克、植物油4克）
	晚餐	馒头（面粉50克） 冬瓜鲤鱼汤（冬瓜100克、鲤鱼50克、植物油4克） 炒韭菜（韭菜100克、植物油4克）
	睡前加餐	桃子100克
周五	早餐	二米饭（大米25克、小米25克） 豆浆250克 油菜炒豆干（油菜100克、豆腐干50克、植物油4克）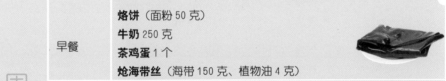
	午餐	过水面（荞麦面条50克） 榨菜炒肉（鲜榨菜50克、猪瘦肉50克、植物油4克） 拌油麦菜（油麦菜100克、植物油4克）
	晚餐	葱花卷（面粉50克） 鸡肉炒丝瓜（鸡肉25克、丝瓜100克、植物油4克） 烧茄子（猪瘦肉25克、茄子100克、植物油4克）
周六	早餐	烙饼（面粉50克） 牛奶250克 茶鸡蛋1个 炝海带丝（海带150克、植物油4克）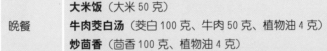
	午餐	二米饭（大米25克、小米25克） 菜花烧肉（菜花100克、猪瘦肉50克、植物油4克） 炝苦瓜（苦瓜100克、植物油4克）
	晚餐	大米饭（大米50克） 牛肉茭白汤（茭白100克、牛肉50克、植物油4克） 炒茴香（茴香100克、植物油4克）
周日	早餐	油饼（面粉50克） 豆浆250克 炝豆芽（绿豆芽100克、植物油4克）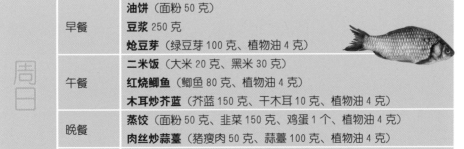
	午餐	二米饭（大米20克、黑米30克） 红烧鲫鱼（鲫鱼80克、植物油4克） 木耳炒芥蓝（芥蓝150克、干木耳10克、植物油4克）
	晚餐	蒸饺（面粉50克、韭菜150克、鸡蛋1个、植物油4克） 肉丝炒蒜薹（猪瘦肉50克、蒜薹100克、植物油4克）
	睡前加餐	番茄100克

周一	早餐	馒头（面粉 50 克） 牛奶 250 克 煮鸡蛋 1 个 清炒蒜薹（蒜薹 150 克、植物油 4 克）
	午餐	二米饭（大米 25 克、紫米 25 克） 爆炒双萝卜（火腿 20 克、白萝卜 100 克、胡萝卜 20 克、植物油 4 克） 小油菜豆腐汤（小油菜 100 克、豆腐 50 克，海米 5 克，植物油 4 克）
	晚餐	二米饭（大米 25 克、小米 25 克） 肉末香菇（猪瘦肉 50 克、鲜香菇 100 克、青椒 50 克、植物油 4 克） 魔芋烧青椒（魔芋 100 克、青椒 50 克、胡萝卜 20 克、植物油 4 克）
周二	早餐	全麦面包（全麦粉 50 克），豆浆 250 克 鸡蛋炒茼蒿（茼蒿 100 克、鸡蛋 1 个、植物油 3 克）
	午餐	二米饭（大米 25 克、小米 25 克） 肉炖大白菜（大白菜 100 克、猪瘦肉 50 克、植物油 4 克） 瓜片汤（西葫芦 100 克、海米 5 克、植物油 4 克）
	晚餐	馄饨（面粉 50 克、肉末 25 克、香油 4 克） 肉末豆腐（猪肉末 25 克、豆腐 100 克、植物油 4 克） 炝海带萝卜丝（水发海带 100 克、白萝卜 100 克、香油 4 克）
周三	早餐	麻酱花卷（面粉 40 克、麻酱 3 克） 牛奶小米粥（牛奶 250 克、小米 10 克） 煮鸡蛋 1 个 凉拌芹菜豆干（芹菜 100 克、豆腐干 25 克、香油 4 克）
	午餐	二合面发糕（大米面 30 克、面粉 20 克） 炒洋葱胡萝卜丝（洋葱 100 克、胡萝卜丝 20 克、植物油 4 克） 菜花烧鲜蘑（菜花 100 克、鲜蘑菇 50 克、植物油 4 克）
	晚餐	高粱米饭（高粱米 50 克） 炒空心菜（空心菜 150 克、番茄 50 克、植物油 4 克） 排骨烧竹笋（带骨排骨 50 克、竹笋 100 克、干香菇 5 克、植物油 4 克）
	睡前加餐	苹果 100 克

周四	早餐	**馒头片**（面粉 50 克）、**鲜豆浆** 250 克、**煮鸡蛋** 1 个 **老醋黄瓜**（黄瓜 100 克、香油 4 克）
	午餐	**二米饭**（大米 25 克、黑米 25 克） **肉片炒萝卜**（萝卜 100 克、猪瘦肉 50 克、植物油 4 克） **鲜蘑番茄汤**（番茄 100 克、鲜蘑菇 50 克、香油 4 克）
	下午加餐	**梨** 100 克
	晚餐	**二合面馒头**（面粉 25 克、玉米面 25 克） **韭菜炒笋丝**（竹笋 150 克、韭菜 50 克、熟火腿 20 克、植物油 4 克） **紫菜海米汤**（紫菜 20 克、海米 10 克、香油 4 克）
	睡前加餐	**橙子** 100 克
周五	早餐	**发糕**（面粉 50 克）、**牛奶** 250 克、**煮鸡蛋** 1 个 **海带丝拌海米**（水发海带 100 克、海米 5 克、香油 4 克）
	午餐	**煮面汤**（生面条 50 克、肉末 25 克、大白菜 100 克、香油 4 克） **胡萝卜炒肉**（胡萝卜 100 克、猪瘦肉 25 克、植物油 4 克）
	晚餐	**发糕**（面粉 50 克） **鸡肉烧香菇**（鸡肉 50 克、干香菇 5 克、植物油 4 克） **素烧冬瓜**（冬瓜 200 克、植物油 4 克）
	睡前加餐	**草莓** 100 克
周六	早餐	**二米饭**（大米 25 克、小米 25 克）、**荷包蛋** 1 个、**牛奶** 250 克 **凉拌紫甘蓝**（紫甘蓝 100 克、香油 4 克）
	午餐	**过水面**（挂面 50 克） **炒圆白菜**（圆白菜 100 克、植物油 4 克） **肉末南瓜**（猪瘦肉 50 克、南瓜 100 克、植物油 4 克）
	下午加餐	**猕猴桃** 50 克
	晚餐	**紫米饭**（紫米 50 克） **清蒸鲈鱼**（鲈鱼 80 克、植物油 4 克） **芹菜拌海带**（芹菜 100 克、海带 50 克、香油 4 克）
	睡前加餐	**桃子** 50 克
周日	早餐	**花卷**（面粉 50 克）、**无糖酸奶** 200 克 **苦瓜拌胡萝卜**（苦瓜 50 克、胡萝卜 50 克、香油 4 克）
	午餐	**二合面发糕**（面粉 25 克、玉米面 25 克） **黄瓜百合**（黄瓜 100 克、百合 10 克、植物油 4 克） **土豆炖牛肉**（牛肉 50 克、土豆 45 克、植物油 4 克）
	下午加餐	**西瓜** 100 克
	晚餐	**大米饭**（大米 50 克） **韭菜炒鱿鱼**（韭菜 100 克、鲜鱿鱼 100 克、植物油 4 克） **清炒西蓝花**（西蓝花 100 克、植物油 4 克）
	睡前加餐	**橙子** 50 克

周一	早餐	**馒头**（面粉 50 克） **鲜豆浆** 250 克 **水煮蛋** 1 个 **蒜泥菜花**（菜花 100 克、香油 2 克）
	午餐	**二合面发糕**（面粉 25 克、黑米面 25 克） **肉片炒茄子**（茄子 150 克、猪瘦肉 100 克、植物油 4 克） **炒圆白菜**（圆白菜 100 克、鸡蛋 1 个、植物油 4 克）
	晚餐	**豆米饭**（大米 30 克、大豆 20 克） **肉炒茭白**（茭白 75 克、猪瘦肉 50 克、植物油 4 克） **拌莴笋**（莴笋 100 克、香油 2 克） **紫菜汤**（黄瓜 50 克、紫菜 2 克、香油 2 克）
周二	早餐	**花卷**（面粉 50 克） **牛奶** 250 克 **茶鸡蛋** 1 个 **韭菜豆腐丝**（韭菜 100 克、豆腐丝 25 克、香油 4 克）
	午餐	**小米饭**（小米 50 克） **空心菜炒肉**（空心菜 100 克、猪瘦肉 50 克、植物油 3 克） **菠菜烧香菇**（菠菜 100 克、香菇 15 克、植物油 3 克） **虾皮紫菜汤**（虾皮 5 克、紫菜 2 克、香油 2 克）
	晚餐	**花卷**（面粉 50 克） **肉烧雪里蕻**（雪里蕻 100 克、猪瘦肉 25 克、植物油 4 克） **素炒茼蒿**（茼蒿 100 克、植物油 4 克）
周三	早餐	**发糕**（面粉 25 克） **奶香燕麦粥**（牛奶 250 克、燕麦片 25 克） **拌菠菜**（菠菜 100 克、香油 4 克）
	午餐	**二米饭**（大米 25 克、小米 25 克） **肉丝炒萝卜**（白萝卜 100 克、猪瘦肉 25 克、植物油 4 克） **虾仁冬瓜汤**（冬瓜 100 克、鲜虾仁 50 克、香油 4 克）
	晚餐	**烧饼**（面粉 50 克） **锅塌豆腐**（豆腐 100 克、植物油 4 克） **炒合菜**（油菜 100 克、洋葱 50 克、青椒 50 克、植物油 4 克）

周四	早餐	花卷（面粉 50 克） 牛奶 250 克 拌菜花（菜花 100 克、香油 4 克） 煮鸡蛋 1 个
	午餐	大米饭（大米 50 克） 红烧排骨（排骨 50 克、植物油 3 克） 素炒油菜（油菜 100 克、植物油 3 克） 番茄山药菜汤（番茄 50 克、山药 50 克、香油 2 克）
	晚餐	发糕（面粉 25 克、玉米面 25 克） 青椒炒肉（青椒 150 克、猪瘦肉 50 克、植物油 4 克） 炝芹菜丝（芹菜 100 克、香油 4 克）
周五	早餐	二合面发糕（面粉 25 克、紫米面 25 克） 豆浆 250 克 豆芽海带（绿豆芽 100 克、海带 25 克、香油 2 克）
	午餐	大米饭（大米 50 克） 清炖带鱼（带鱼 100 克、植物油 4 克） 炒空心菜（空心菜 200 克、植物油 4 克）
	晚餐	馒头（面粉 50 克） 西蓝花烧肉片（西蓝花 100 克、猪瘦肉 50 克、植物油 4 克） 清炒番茄（番茄 100 克、植物油 4 克）
周六	早餐	麻酱烧饼（面粉 50 克、麻酱 5 克） 蒸蛋羹（鸡蛋 1 个） 炒油菜豆腐（油菜 100 克、北豆腐 100 克、香油 4 克）
	午餐	二米饭（大米 25 克、小米 25 克） 红烧草鱼（草鱼 80 克、植物油 4 克） 蒜香芥蓝（芥蓝 100 克、植物油 4 克）
	晚餐	二合面馒头（面粉 25 克、玉米面 25 克） 黄瓜熘鸡片（黄瓜 100 克、鸡胸肉 50 克、植物油 4 克） 炝豇豆（豇豆 100 克、香油 4 克）
周日	早餐	花卷（面粉 50 克） 鸡蛋 1 个 豆浆 200 克 凉拌黄瓜（黄瓜 100 克、植物油 4 克）
	上午加餐	无糖酸奶 100 克
	午餐	发面烙饼（面粉 25 克、玉米面 25 克） 肉烧空心菜（空心菜 100 克、猪瘦肉 50 克、植物油 4 克） 茄子烧土豆（土豆 50 克、茄子 100 克、植物油 4 克）
	晚餐	二合面馒头（面粉 25 克、紫米面 25 克） 盐水虾（海虾 80 克） 清炒鲜蘑海带（鲜蘑菇 100 克、水发海带 100 克、植物油 4 克）

1400~1500 千卡全天带量食谱

早餐 烙饼 65 克，豆浆 300 克，煮鸡蛋 1 个，拌白菜心（大白菜心 100 克、香油 2 克）

拌白菜心

材料： 大白菜心 100 克，香油 2 克，盐 3 克。

做法：

① 将白菜心洗净，切成罗圈细丝，整齐地码放在盘内。

② 食用时，加入盐，最后浇入香油拌匀即可。

营养师建议： 大白菜从生长至包心需要 2~3 个月的时间，其间多次施肥、治虫，因此，大白菜不但不能一剥就吃，而且要用食盐浸泡 30 分钟以上，反复清洗再食用。

能量知多少： 总能量约 36 千卡，蛋白质 1 克，脂肪 2 克，糖类 3.4 克。

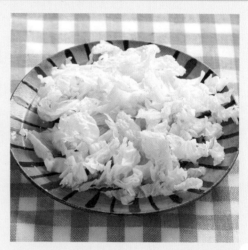

中餐 馒头 65 克，葱烧兔肉（葱 30 克、兔肉 100 克、植物油 5 克），油菜汤（油菜 150 克、植物油 3 克）

葱烧兔肉

材料： 兔肉 100 克，葱 30 克，植物油 5 克，姜、酱油、盐、料酒各适量。

做法：

① 姜切片；一部分葱切末，一部分切段；将兔肉收拾干净，洗净切块，放入清水中浸泡一段时间，除去血水，控干水，放入盆内，用葱末、姜片、料酒、盐腌渍 1 小时。

② 锅内加清水，放入兔肉焯水，烧开撇去血沫，捞出洗净。

③ 炒锅洗净上火烧热，下少许油，葱段下锅，煸出香味，放姜片、料酒、酱油，下兔肉及适量清水加热，烧至兔肉熟透酥软即可。

营养师建议： 每年深秋至冬末间，兔肉味道更佳，是肥胖者和心血管病人的理想肉食。

能量知多少： 总能量约 135 千卡，蛋白质 9 克，脂肪 11 克。

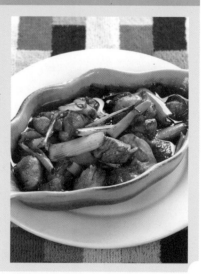

油菜汤

材料：油菜 100 克，植物油 3 克，香菇、盐、料酒、清汤各适量。

做法：

① 油菜择洗干净，一切为二；香菇用温水浸透，去柄洗净。

② 锅中加清汤烧沸，下入香菇、料酒煮至香菇熟软，下入油菜煮至翠绿，调入盐，搅匀即可。

营养师建议：油菜中含有维持人体黏膜及上皮组织生成的重要营养物质，对抵御皮肤过度角化大有肋益，爱美人士不妨多食用一些油菜。

能量知多少：总能量约 45 千卡，蛋白质 1 克，脂肪 3 克，糖类 3.4 克。

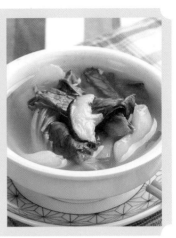

晚餐 大米饭 65 克，小米粥 20 克，清炖鲢鱼（鲢鱼 80 克、植物油 3 克），韭菜炒海米（韭菜 250 克、海米 5 克、植物油 3 克）

清炖鲢鱼

材料：鲢鱼 80 克，植物油 3 克，白醋、花椒、姜、葱、红椒、盐各适量。

做法：

① 鲢鱼收拾干净，用白醋浸 2 分钟，洗净，揩干水分，切块，抹盐腌制一会儿。红椒、姜、葱切丝。炒锅上火倒油，油热后下入鱼块，两面煎黄，然后加入适量水，小火炖。

② 将熟时撒上红椒、葱、姜丝即可出锅。

营养师建议：鲢鱼为温中补气、暖胃的养生食品，适用于脾胃虚寒、便溏、皮肤干燥者。

能量知多少：总能量约 117 千卡，蛋白质 9 克，脂肪 9 克。

韭菜炒海米

材料：韭菜 250 克，海米 5 克，植物油 3 克，盐适量。

做法：

① 海米用清水浸软；韭菜洗净切段。

② 锅内放少量油，倒入韭菜，翻炒。倒入海米，翻炒均匀。

③ 炒至韭菜熟后加入适量盐调味即可。

营养师建议：海米中有钠盐，炒海米时注意少放盐。

能量知多少：总能量约 72 千卡，蛋白质 2.5 克，脂肪 3 克，糖类 8.5 克。

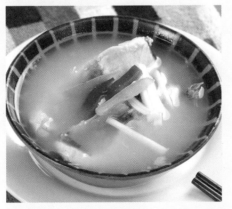

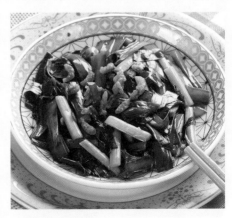

1400~1500 千卡 4 周带量食谱

第1周

周一

早餐	馒头（面粉 65 克）、豆浆 200 克、茶鸡蛋 1 个、番茄 100 克
午餐	大米饭（大米 65 克） 肉炒丝瓜（丝瓜 100 克、猪瘦肉 50 克、植物油 5 克） 菠菜汤（菠菜 150 克、植物油 5 克）
下午加餐	梨 50 克
晚餐	发糕（面粉 65 克） 肉丝炒青椒（青椒 150 克、猪瘦肉 50 克、植物油 5 克） 素炒油菜（油菜 100 克、植物油 5 克）

周二

早餐	烙饼（面粉 65 克）、豆浆 300 克、煮鸡蛋 1 个 拌白菜心（大白菜心 100 克、香油 2 克）
午餐	馒头（面粉 65 克） 葱烧兔肉（葱 30 克、兔肉 100 克、植物油 5 克） 油菜汤（油菜 150 克、植物油 3 克）
晚餐	大米饭（大米 65 克） 小米粥（小米 20 克） 清蒸鲢鱼（鲢鱼 80 克、植物油 3 克） 清炒韭菜虾米（韭菜 250 克、虾米 5 克、植物油 3 克）

周三

早餐	馒头（面粉 65 克）、豆腐脑 200 克、茶鸡蛋 1 个
午餐	大米饭（大米 65 克） 丝瓜烧胡萝卜（火腿 20 克、丝瓜 50 克、胡萝卜 20 克、植物油 3 克） 菠菜汤（菠菜 100 克、香油 2 克） 清炒绿豆芽（绿豆芽 100 克、植物油 3 克）
下午加餐	梨 50 克
晚餐	二合面馒头（面粉 35 克、玉米面 30 克） 炒圆白菜（圆白菜 200 克、植物油 3 克） 炒三丁（芥蓝 100 克、豆腐干 50 克、胡萝卜 20 克、植物油 4 克）
睡前加餐	小蛋糕 25 克

周四	早餐	**花卷**（面粉 65 克）、**豆浆** 250 克、**煮鸡蛋** 1 个
	午餐	**大米饭**（大米 65 克） **炒莴笋**（莴笋 200 克、植物油 4 克） **卤鸭翅**（鸭翅 50 克、植物油 4 克）
	下午加餐	**草莓** 50 克
	晚餐	**玉米糁粥**（大米 30 克、玉米糁 35 克） **春笋烧芥蓝**（芥蓝 50 克、春笋 50 克、植物油 4 克） **土豆炖兔肉**（兔肉 100 克、土豆 150 克、植物油 4 克）
	睡前加餐	**橙子** 50 克
周五	早餐	**花卷**（面粉 65 克）、**豆浆** 220 克 **炒三蔬**（洋葱 50 克、蒜苗 50 克、水发木耳 10 克、植物油 2 克）
	午餐	**大米饭**（大米 65 克） **清蒸草鱼**（草鱼 50 克、香油 1 克） **炒西蓝花**（西蓝花 150 克、植物油 2 克） **煮鸡蛋** 1 个
	下午加餐	**苹果** 50 克
	晚餐	**煮通心粉**（通心粉 65 克） **熘豆芽**（绿豆芽 200 克、植物油 2 克） **肉片炒豆腐干**（猪瘦肉 25 克、豆腐干 25 克、植物油 2 克）
	睡前加餐	**李子** 50 克
周六	早餐	**花卷**（面粉 25 克）、**红小豆大米粥**（红小豆 20 克、大米 20 克） **牛奶** 220 克、**蒜薹炒鸡蛋**（蒜薹 100 克、鸡蛋 1 个、植物油 2 克）
	午餐	**馒头**（面粉 65 克） **清炒油麦菜**（油麦菜 200 克、植物油 2 克） **紫菜汤**（火腿 20 克、紫菜 10 克、香油 2 克）
	下午加餐	**梨** 50 克
	晚餐	**大米饭**（大米 65 克） **炒菜花**（菜花 150 克、植物油 2 克） **鹅肉煲**（鹅肉 50 克、笋干 20 克、芋头 50 克、植物油 2 克）
	睡前加餐	**西瓜** 100 克
周日	早餐	**花卷**（面粉 65 克）、**牛奶** 220 克 **香肠拌黄瓜**（黄瓜 100 克、香肠 20 克、香油 3 克）
	午餐	**大米饭**（大米 65 克） **芹菜炒春笋**（芹菜 50 克、春笋 150 克、植物油 3 克） **虾皮紫菜汤**（紫菜 5 克、虾皮 10 克、香油 3 克）
	晚餐	**大米饭**（大米 65 克） **炒韭菜**（韭菜 150 克、白萝卜 50 克、植物油 3 克） **豆腐豆芽汤**（豆芽 50 克、南豆腐 150 克、植物油 3 克）
	睡前加餐	**桃** 100 克

周一	早餐	花卷（面粉 65 克） 牛奶 250 克 咸鸭蛋 1 个 黄瓜 50 克
	午餐	大米饭（大米 65 克） 红烧排骨（排骨 50 克、植物油 2 克） 炝芹菜（芹菜 200 克、香油 2 克）
	下午加餐	橙子 50 克
	晚餐	花卷（面粉 65 克） 肉炒木耳（水发木耳 10 克、猪瘦肉 40 克、植物油 2 克） 芹菜炒豆腐皮（芹菜 200 克、豆腐皮 10 克、植物油 2 克）
	睡前加餐	梨 50 克
周二	早餐	燕麦粥（燕麦 25 克）、花卷（面粉 40 克） 豆浆 250 克、煮鸡蛋 1 个 拌番茄（番茄 50 克）
	午餐	大米饭（大米 65 克） 肉丝白萝卜（白萝卜 100 克、猪瘦肉 20 克） 鱿鱼炒茭白（鱿鱼 50 克、茭白 100 克）
	下午加餐	橘子 50 克
	晚餐	大米饭（大米 65 克） 西芹苦瓜炒肉片（苦瓜 50 克、西芹 100 克、猪瘦肉 20 克） 鸭血白菜汤（鸭血豆腐 50 克、大白菜 150 克）
	睡前加餐	荔枝 100 克
周三	早餐	饺子（面粉 65 克、茴香 100 克、猪瘦肉 50 克、香油 3 克） 牛奶 250 克
	午餐	大米饭（大米 65 克） 豆腐炒油菜（油菜 200 克、豆腐干 50 克、植物油 3 克） 红烧鱿鱼（水发鱿鱼 100 克、水发木耳 10 克、白萝卜 150 克、植物油 3 克）
	晚餐	大米饭（大米 65 克） 丝瓜排骨汤（丝瓜 60 克、排骨 50 克、植物油 3 克）
	睡前加餐	香蕉 60 克

周四	早餐	**花卷**（面粉 65 克） **牛奶** 250 克、**煮鸡蛋** 1 个、**凉拌洋葱**（洋葱 50 克、香油 3 克）
	午餐	**大米饭**（大米 65 克） **竹笋烧肉**（竹笋 100 克、猪瘦肉 50 克、植物油 3 克） **冬瓜豆腐汤**（冬瓜 100 克、南豆腐 50 克、植物油 3 克）
	晚餐	**大米饭**（大米 65 克） **茭白鲤鱼汤**（茭白 100 克、鲤鱼 50 克、植物油 3 克） **炒韭菜**（韭菜 200 克、植物油 3 克）
	睡前加餐	**苹果** 50 克
周五	早餐	**花卷**（面粉 25 克）、**小米红小豆粥**（红小豆 25 克、小米 10 克） **炝莴笋**（莴笋 50 克、豆腐干 50 克、香油 2 克）
	午餐	**过水面**（荞麦面 65 克） **榨菜炒肉**（鲜榨菜 50 克、猪瘦肉 25 克、植物油 2 克） **拌豇豆**（豇豆 100 克、香油 2 克）
	下午加餐	**李子** 50 克
	晚餐	**二合面馒头**（面粉 20 克、黑米面 20 克） **小米粥**（小米 25 克） **海带鸡肉**（鸡肉 50 克、水发海带 100 克、植物油 2 克） **番茄烧虾**（虾 80 克、番茄 50 克、植物油 2 克）
周六	早餐	**花卷**（面粉 65 克）、**茶鸡蛋** 1 个、**牛奶** 250 克、**黄瓜** 150 克
	午餐	**馄饨**（面粉 40 克、肉末 25 克、香油 3 克） **紫米饭**（大米 10 克、紫米 15 克） **丝瓜烧肉**（丝瓜 150 克、猪瘦肉 25 克、植物油 4 克）
	晚餐	**大米饭**（大米 65 克） **炝苦瓜**（苦瓜 150 克、香油 3 克） **萝卜牛肉汤**（白萝卜 100 克、牛肉 50 克、植物油 4 克） **炒圆白菜**（圆白菜 100 克、植物油 3 克）
周日	早餐	**油饼**（面粉 65 克）、**豆浆** 250 克、**煮鸡蛋** 1 个 **凉拌海带丝**（水发海带 100 克、植物油 4 克）
	午餐	**大米饭**（大米 65 克） **红烧鲫鱼**（鲫鱼 80 克、植物油 3 克） **木耳炒油菜**（油菜 200 克、干木耳 10 克、植物油 3 克）
	晚餐	**蒸饺**（面粉 45 克、韭菜 30 克、植物油 3 克） **大米粥**（大米 20 克） **炒蒜薹**（蒜薹 150 克、植物油 3 克）
	睡前加餐	**番茄** 50 克

周一	早餐	**花卷**（面粉65克） **清炒蒜薹**（蒜薹250克、植物油3克）、**牛奶** 250克
	午餐	**大米饭**（大米65克） **火腿烧萝卜**（萝卜100克、胡萝卜20克、火腿20克、植物油3克） **小白菜豆腐汤**（小白菜50克、豆腐50克、海米5克、植物油3克）
	晚餐	**二合面发糕**（大米面25克、面粉15克） **小米粥**（小米25克） **香菇烧肉**（鲜香菇200克、瘦肉50克、苦瓜50克、植物油3克） **凉拌魔芋**（魔芋100克、青椒25克、胡萝卜20克、植物油3克）
周二	早餐	**全麦面包**（全麦面粉65克） **豆浆** 400克
	午餐	**鸡蛋炒韭菜**（韭菜200克、鸡蛋1个、植物油3克） **二米饭**（大米40克、小米25克） **猪肝炒大白菜**（大白菜100克、猪肝50克、植物油4克） **番茄汤**（番茄100克、海米5克、植物油3克）
	晚餐	**馒头**（面粉30克） **馄饨**（面粉35克、猪肉末25克、香油3克） **肉末豆腐**（猪肉末25克、豆腐100克、植物油4克） **海带白菜丝**（水发海带100克、白菜200克、香油3克）
周三	早餐	**玉米面窝头**（玉米面40克） **牛奶燕麦粥**（牛奶250克、燕麦片25克） **煮鸡蛋** 1个 **莴笋拌豆干**（莴笋50克、豆腐干25克、香油4克）
	午餐	**烧饼**（面粉40克） **大米粥**（大米25克） **炝青椒丝**（青椒100克、胡萝卜20克、香油4克） **鲜蘑烧竹笋**（竹笋150克、鲜蘑20克、植物油5克）
	晚餐	**高粱米饭**（大米40克、高粱米25克） **烧油菜**（油菜150克、番茄50克、植物油5克） **炖排骨**（竹笋100克、带骨排骨50克、干香菇5克、植物油4克）
	睡前加餐	**梨** 100克

周四	早餐	**馒头片**（面粉 65 克）、**鲜豆浆** 250 克 **拌油菜**（油菜 50 克、香油 3 克）、**煮鸡蛋** 1 个
	午餐	**大米饭**（大米 65 克） **萝卜丝炒肉**（萝卜 100 克、猪瘦肉 50 克、植物油 3 克） **番茄豆腐汤**（番茄 50 克、豆腐 50 克、香油 3 克）
	下午加餐	**梨** 100 克
	晚餐	**馒头**（面粉 65 克） **青椒炒笋丝**（青椒 50 克、竹笋 50 克、熟火腿 20 克、植物油 3 克） **紫菜海米汤**（紫菜 20 克、海米 10 克、香油 3 克）
	睡前加餐	**柚子** 100 克（带皮）
周五	早餐	**花卷**（面粉 65 克）、**牛奶** 250 克、**煮鹌鹑蛋** 3 个 **菠菜拌海米**（菠菜 100 克、海米 5 克、香油 3 克）
	午餐	**煮面汤**（面粉 60 克、瘦肉末 25 克、油菜 100 克、鸡蛋 25 克、香油 3 克） **茴香炒肉**（茴香 100 克、猪瘦肉 25 克、植物油 5 克）
	晚餐	**烙饼**（面粉 45 克） **二米粥**（大米、小米共 20 克） **烧鸡腿**（鸡腿 100 克、干香菇 5 克、植物油 4 克） **海带烧冬瓜**（冬瓜 200 克、水发海带 100 克、植物油 5 克）
	睡前加餐	**豆腐干** 50 克
周六	早餐	**大米饭**（大米 65 克）、**牛奶** 250 克 **拌紫甘蓝**（紫甘蓝 50 克、香油 3 克）、**荷包蛋** 1 个
	午餐	**过水面**（面粉 65 克） **炒茄子**（茄子 100 克、植物油 3 克） **肉末海带**（猪瘦肉 50 克、水发海带 100 克、植物油 3 克）
	下午加餐	**梨** 100 克
	晚餐	**大米饭**（大米 65 克） **炖鲈鱼**（鲈鱼 50 克、植物油 3 克） **芹菜拌豆芽**（芹菜 25 克、绿豆芽 25 克、香油 3 克）
	睡前加餐	**杏** 100 克
周日	早餐	**咸面包**（面粉 65 克）、**无糖酸奶** 200 克 **蔬菜沙拉**（生菜、黄瓜各 25 克、香油 2 克）、**盐水虾**（海虾 80 克）
	午餐	**馒头**（面粉 65 克） **西芹百合**（西芹 100 克、百合 10 克、香油 3 克） **南瓜炖牛肉**（南瓜 45 克、牛肉 50 克、植物油 4 克）
	下午加餐	**西瓜** 100 克
	晚餐	**大米饭**（大米 65 克） **韭菜炒鱿鱼**（韭菜 100 克、鲜鱿鱼 100 克、植物油 3 克） **清炒胡萝卜**（胡萝卜 150 克、植物油 3 克）
	睡前加餐	**橙子** 100 克

周一	早餐	**馒头**（面粉 65 克） **鲜豆浆** 250 克 **鸡蛋** 1 个
	午餐	**花卷**（面粉 65 克） **丝瓜肉丸汤**（丝瓜 150 克、猪瘦肉 100 克、植物油 3 克） **蒜泥海带**（水发海带 100 克、香油 2 克） **炒油菜**（油菜 100 克、鸡蛋 1 个、植物油 3 克）
	晚餐	**绿豆饭**（大米 45 克、绿豆 20 克） **肉炒洋葱**（洋葱 75 克、猪瘦肉 50 克、植物油 3 克） **拌豆芽**（绿豆芽 100 克、香油 2 克） **瓜片汤**（黄瓜 75 克、紫菜 2 克、香油 2 克）
周二	早餐	**苏打饼干**（面粉 65 克） **牛奶** 250 克 **茶鸡蛋** 1 个 **黄瓜拌豆腐丝**（黄瓜 50 克、豆腐丝 25 克、香油 2 克）
	午餐	**大米饭**（大米 65 克） **芥蓝炒肉**（芥蓝 125 克、猪瘦肉 50 克、植物油 3 克） **大白菜烧香菇**（大白菜 150 克、香菇 15 克、植物油 3 克） **虾皮紫菜汤**（虾皮 5 克、紫菜 2 克、香油 2 克）
	晚餐	**馒头**（面粉 65 克） **雪里蕻烧豆腐**（雪里蕻 50 克、豆腐 100 克、猪瘦肉 25 克、植物油 3 克） **素炒茼蒿**（茼蒿 150 克、香油 2 克）
周三	早餐	**咸面包**（面粉 65 克） **奶香燕麦粥**（牛奶 250 克、燕麦片 25 克） **拌苋菜**（苋菜 100 克、香油 3 克）
	午餐	**荞麦大米饭**（大米 35 克、荞麦 30 克） **肉丝炒萝卜**（白萝卜 150 克、猪瘦肉 25 克、植物油 4 克） **虾仁韭菜汤**（韭菜 100 克、鲜虾仁 50 克、香油 3 克）
	晚餐	**烧饼**（面粉 65 克） **熘豆腐**（豆腐 100 克、植物油 4 克） **炒素什锦**（圆白菜 100 克、洋葱 50 克、胡萝卜 50 克、植物油 4 克）

周四	早餐	**花卷**（面粉 65 克）、**牛奶** 250 克 **拌白菜心**（大白菜心 100 克、香油 2 克）、**煮鸡蛋** 1 个
	午餐	**大米饭**（大米 65 克） **红烧鸡块**（带骨鸡肉 100 克、植物油 3 克） **素炒油菜**（油菜 200 克、植物油 3 克） **番茄汤**（番茄 50 克、紫菜 2 克、香油 2 克）
	晚餐	**花卷**（面粉 65 克） **青椒炒肉**（青椒 150 克、猪瘦肉 50 克、植物油 3 克） **炝豆腐丝芹菜**（芹菜 100 克、豆腐丝 50 克、香油 2 克）
	睡前加餐	**橙子** 100 克
周五	早餐	**麻酱烧饼**（面粉 65 克、麻酱 5 克） **蒸蛋羹**（鸡蛋 1 个、香油 2 克）、**黄瓜** 150 克
	午餐	**二米饭**（大米 40 克、小米 25 克） **清蒸草鱼**（草鱼中段 100 克、植物油 4 克） **蒜香油麦菜**（油麦菜 100 克、植物油 4 克）
	晚餐	**二合面发糕**（面粉 50 克、玉米面 20 克） **芹菜熘鸡片**（芹菜 50 克、鸡胸肉 50 克、植物油 4 克） **炝扁豆丝**（扁豆 150 克、香油 4 克）
周六	早餐	**馒头**（面粉 65 克）、**豆腐脑** 300 克 **洋葱拌豆芽**（绿豆芽 100 克、洋葱 25 克、香油 2 克）
	午餐	**二米饭**（大米 40 克、紫米 25 克） **清炖平鱼**（平鱼 100 克、植物油 4 克） **炒茴香菜**（茴香菜 250 克、植物油 4 克）
	晚餐	**馒头**（面粉 65 克） **菜花烧鸡片**（菜花 150 克、鸡胸肉 50 克、植物油 4 克） **鱼香莴笋**（莴笋 150 克、植物油 4 克）
	睡前加餐	**橘子** 100 克
周日	早餐	**素包子**（面粉 65 克、鸡蛋 1 个、韭菜 100 克、植物油 5 克） **豆浆** 200 克、**番茄** 100 克
	上午加餐	**无糖酸奶** 100 克
	午餐	**燕麦饭**（大米 40 克、燕麦片 25 克） **肉烧空心菜**（空心菜 100 克、猪瘦肉 75 克、植物油 4 克） **丝瓜烧茄子**（丝瓜 100 克、茄子 100 克、植物油 3 克）
	晚餐	**花卷**（面粉 65 克） **盐水虾**（海虾 75 克） **清炒蒜薹**（蒜薹 100 克、植物油 4 克）
	睡前加餐	**苹果** 100 克

1600~1700 千卡全天带量食谱

红小豆大米发糕（红小豆25克、大米60克），牛奶220克，洋葱炒鸡蛋（洋葱100克、鸡蛋1个、植物油4克）

洋葱炒鸡蛋

材料：洋葱100克，鸡蛋1个，植物油4克，姜、盐各适量。

做法：

① 鸡蛋磕在碗中搅散；姜切末；洋葱洗净，切成1.5厘米长的段。

② 炒锅上火，植物油烧温，倒入鸡蛋，将鸡蛋炒成块状，盛出备用。

③ 锅中留底油，倒入姜末炒出香味，然后把洋葱倒入翻炒，将熟时加盐调味，倒入炒好的鸡蛋，搅拌均匀即可。

营养师建议：有护眼、防癌、抗衰老的功效。

能量知多少：总能量约162千卡，蛋白质11.5克，脂肪9克，糖类8.5克。

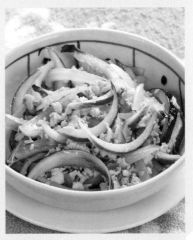

中餐

馒头（面粉85克），肉炒茄子（猪瘦肉50克、茄子150克、植物油4克），紫菜圆白菜汤（圆白菜50克、紫菜10克、植物油4克）

肉炒茄子

材料：猪瘦肉50克、茄子150克、植物油4克，青椒、五香粉、葱、姜、盐各适量。

做法：

① 猪瘦肉切片；茄子洗净切片；青椒切块；葱、姜切碎。

② 热锅凉油，下肉片煸炒，加五香粉、葱、姜末煸炒片刻。

③ 下茄子片、青椒片翻炒，加盐炒熟即可出锅。

营养师建议：茄子切开之后要尽快烹炒，以免变色。

能量知多少：总能量约144千卡，蛋白质10克，脂肪10克，糖类3.4克。

紫菜圆白菜汤

材料：圆白菜50克，紫菜10克，植物油4克，香葱、姜、盐、香油、清汤各适量。

做法：

① 圆白菜洗净，手撕成片；香葱切碎，姜切丝。

② 锅内倒适量油，炒香姜丝，倒入圆白菜翻炒均匀，然后添适量清汤。

③ 待清汤煮沸后，放入紫菜、香葱，加盐调味搅匀即可起锅，最后淋上香油。

营养师建议：紫菜中含有大量膳食纤维，常吃紫菜可治便秘。

能量知多少：总能量约54千卡，蛋白质1克，脂肪4克，糖类3.4克。

炒白萝卜

材料：白萝卜 100 克，植物油 4 克，盐适量。

做法：

① 白萝卜去皮、洗净、切片。

② 锅中烧水，水开加点盐，倒入白萝卜焯一
下水，时间不要太长。

③ 锅中放油，油热时倒入白萝卜，大火翻炒
片刻，然后加少许盐，翻炒均匀即可。

营养师建议：冬季宜吃白萝卜，冬季人们往
往吃肉较多，吃肉则易生痰，易上火。在吃
肉的时候搭配一点白萝卜，不但不会上火，
还会起到很好的营养滋补作用。

能量知多少：总能量约 58.5 千卡，蛋白质 1.2
克，脂肪 4 克，糖类 4.2 克。

猪肉炒冬笋

材料：猪瘦肉 50 克，竹笋 100 克，植物油 4 克，
盐、鲜汤各适量。

做法：

① 竹笋择洗干净，切成约 3 毫米粗的丝；猪
瘦肉切片，放入碗内，加盐腌 10 分钟；用鲜
汤兑成芡汁。

② 锅内放油烧热，加竹笋、盐炒至断生，盛盘。

③ 锅内留底油，烧至六成热，下肉丝炒散，
放竹笋炒匀，烹入芡汁，翻炒几下起锅装盘
即成。

营养师建议：竹笋肉厚而脆嫩，且富含微量
元素，可凉拌、炒食、煮食，和高蛋白的肉
类相搭配，就成了一道美味且极具营养的
菜肴。

能量知多少：总能量约 112.5 千卡，蛋白质
10.2 克，脂肪 6 克，糖类 4.2 克。

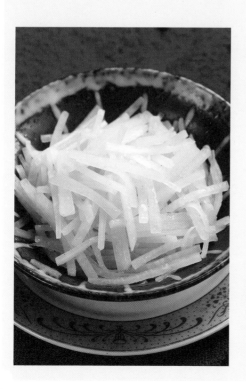

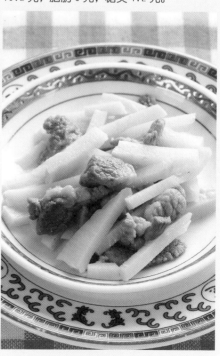

1600~1700 千卡 4 周带量食谱

第1周

周一

早餐	**馒头**（面粉 85 克） **豆浆** 250 克 **煮鸡蛋** 1 个 **凉拌莴笋**（莴笋 100 克、植物油 4 克）
午餐	**二米饭**（大米 60 克、小米 25 克） **萝卜肉片**（萝卜 100 克、猪瘦肉 50 克、植物油 4 克） **油菜汤**（油菜 150 克、植物油 4 克）
晚餐	**玉米面发糕**（玉米面 85 克） **肉丝炒冬笋**（冬笋 150 克、猪瘦肉 50 克、植物油 4 克） **素炒大白菜**（大白菜 100 克、植物油 4 克）

周二

早餐	**二合面发糕**（大米面 65 克、面粉 20 克） **豆浆** 250 克 **煮鸡蛋** 1 个 **拌竹笋**（竹笋 100 克、香油 4 克）
午餐	**花卷**（面粉 85 克） **红烧鸡块**（鸡腿块 70 克，植物油 5 克） **炒青椒**（青椒 150 克、植物油 3 克）
晚餐	**大米饭**（大米 85 克） **清蒸草鱼**（草鱼 80 克、植物油 4 克） **清炒油麦菜**（油麦菜 200 克、植物油 4 克）

周三

早餐	**馒头**（面粉 85 克） **豆腐脑** 200 克 **煮鸡蛋** 1 个 **炒鲜蘑菇**（鲜蘑菇 100 克、植物油 4 克）
午餐	**大米饭**（大米 85 克） **炒丝瓜**（火腿 20 克、丝瓜 50 克、香菜 20 克、植物油 4 克） **苋菜汤**（苋菜 100 克、香油 4 克）
下午加餐	**苹果** 100 克
晚餐	**玉米面发糕**（玉米面 85 克） **炒莴笋**（莴笋 200 克、植物油 4 克） **青椒炒豆干**（豆腐干 50 克、青椒 80 克、香菜 20 克、植物油 4 克）

周四	早餐	**烙饼**（面粉 85 克）、**豆浆** 250 克、**煮鸡蛋** 1 个 **蒜末莴笋**（莴笋 100 克、植物油 4 克）
	午餐	**二米饭**（大米 60 克、紫米 25 克） **炒冬笋**（冬笋 160 克、植物油 4 克） **煮排骨**（排骨 50 克、植物油 4 克）
	晚餐	**二米饭**（大米 60 克、玉米糁 25 克） **冬瓜烧萝卜**（冬瓜 50 克、萝卜 50 克、植物油 4 克） **炖兔肉**（兔肉 100 克、植物油 4 克）
	睡前加餐	**猕猴桃** 100 克
周五	早餐	**紫米发糕**（紫米面粉 85 克）、**豆浆** 220 克 **洋葱炒木耳**（洋葱 50 克、水发木耳 10 克、植物油 4 克）
	午餐	**大米饭**（大米 85 克） **清蒸鲤鱼**（鲤鱼 80 克、香油 4 克） **炒土豆片**（土豆 100 克、植物油 4 克） **煮鸡蛋** 1 个
	晚餐	**过水面条**（面粉 85 克） **炒莴笋**（莴笋 200 克、植物油 4 克） **肉片炒豆腐干**（猪瘦肉 25 克、豆腐干 25 克、植物油 4 克）
	睡前加餐	**苹果** 100 克
周六	早餐	**红小豆大米发糕**（红小豆 25 克、大米 60 克）、**牛奶** 220 克 **空心菜炒鸡蛋**（空心菜 100 克、鸡蛋 1 个、植物油 4 克）
	午餐	**馒头**（面粉 85 克） **炒肉片茄子**（猪瘦肉 50 克、茄子 100 克、青椒 50 克、植物油 4 克） **紫菜圆白菜汤**（圆白菜 50 克、紫菜 10 克、香油 4 克）
	晚餐	**大米饭**（大米 85 克） **炒白萝卜**（白萝卜 100 克、植物油 4 克） **猪肉炖冬笋**（猪瘦肉 50 克、冬笋 100 克、植物油 4 克）
	睡前加餐	**草莓** 60 克
周日	早餐	**葱花饼**（面粉 85 克）、**牛奶** 220 克 **香肠拌莴笋**（莴笋 100 克、瘦肉香肠 20 克、香油 3 克）
	午餐	**大米饭**（大米 85 克） **肉炒春笋**（猪瘦肉 50 克、春笋 150 克、植物油 4 克） **虾皮紫菜汤**（紫菜 5 克、虾皮 10 克、香油 4 克）
	晚餐	**大米饭**（大米 85 克） **炒茄子**（茄子 150 克、冬笋 50 克、植物油 4 克） **豆腐韭菜汤**（韭菜 50 克、南豆腐 150 克、植物油 4 克）
	睡前加餐	**梨** 100 克

周一	早餐	**二合面发糕**（面粉60克、黑米面25克） **牛奶**250克 **咸鸭蛋**1个 **凉拌番茄**（番茄100克、植物油4克）
	午餐	**馒头**（面粉85克） **肉片炒丝瓜**（猪瘦肉50克、丝瓜100克、植物油4克） **炝莴笋**（莴笋100克、香油4克）
	晚餐	**花卷**（面粉85克） **肉炒木耳**（猪瘦肉25克、水发木耳10克、植物油4克） **茄子炒豆腐丝**（茄子150克、豆腐皮25克、植物油4克）
	睡前加餐	**梨**100克
周二	早餐	**花卷**（面粉65克） **燕麦粥**（燕麦片20克） **豆浆**250克 **煮鸡蛋**1个 **炒青椒**（青椒100克、植物油4克）
	午餐	**大米饭**（大米85克） **肉丝冬笋**（冬笋100克、猪瘦肉25克、植物油4克） **手撕圆白菜**（猪瘦肉25克、圆白菜200克、植物油4克）
	晚餐	**二米饭**（大米60克、小米25克） **蒜薹炒肉片**（蒜薹150克、猪瘦肉20克、植物油4克） **鸭血鲜菇汤**（鸭血豆腐50克、鲜香菇100克、植物油4克）
周三	早餐	**饺子**（面粉85克、油麦菜100克、猪瘦肉50克、香油4克） **牛奶**250克
	午餐	**大米饭**（大米85克） **豆腐干炒韭菜**（韭菜100克、豆腐干50克、植物油4克） **炒青椒**（青椒100克、水发木耳10克、植物油4克）
	晚餐	**大米饭**（大米85克） **萝卜排骨汤**（萝卜60克、排骨50克、植物油4克） **炒白萝卜丝**（白萝卜150克、植物油4克）
	睡前加餐	**香蕉**60克

周四	早餐	**花卷**（面粉85克） **牛奶** 250 克 **煮鸡蛋** 1 个 **凉拌洋葱**（洋葱150克、香油4克）
	午餐	**二米饭**（大米60克、紫米25克） **青椒炒肉**（青椒100克、猪瘦肉50克、植物油4克） **圆白菜豆腐汤**（圆白菜100克、南豆腐50克、植物油4克）
	晚餐	**馒头**（面粉85克） **冬瓜鲤鱼汤**（冬瓜100克、鲤鱼50克、植物油4克） **炒茄子**（茄子100克、植物油4克）
	睡前加餐	**桃子** 100 克
周五	早餐	**二米饭**（大米60克、小米25克） **豆浆** 250 克 **菜薹炒豆干**（菜薹100克、豆腐干50克、植物油4克）
	午餐	**过水面**（荞麦面条85克） **榨菜炒肉**（鲜榨菜50克、猪瘦肉50克、植物油4克） **拌油菜**（油菜100克、植物油4克）
	晚餐	**葱花卷**（面粉85克） **鸡肉炒萝卜**（鸡肉25克、白萝卜100克、植物油4克） **烧莴笋**（猪瘦肉25克、莴笋100克、植物油4克）
周六	早餐	**烙饼**（面粉85克） **牛奶** 250 克 **茶鸡蛋** 1 个 **炝海带丝**（水发海带150克、植物油4克）
	午餐	**二米饭**（大米60克、小米25克） **冬笋烧肉**（冬笋100克、猪瘦肉50克、植物油4克） **炝青椒**（青椒100克、植物油4克）
	晚餐	**大米饭**（大米85克） **牛肉冬笋汤**（冬笋100克、牛肉50克、植物油4克） **炒油麦菜**（油麦菜100克、植物油4克）
周日	早餐	**油饼**（面粉85克） **豆浆** 250 克 **炝韭菜**（韭菜100克、植物油4克）
	午餐	**二米饭**（大米55克、黑米30克） **红烧鲫鱼**（鲫鱼80克、植物油4克） **木耳炒蒜薹**（蒜薹150克、干木耳10克、植物油4克）
	晚餐	**蒸饺**（面粉85克、茄子150克、鸡蛋1个、植物油4克） **肉丝炒洋葱**（猪瘦肉50克、洋葱100克、植物油4克）
	睡前加餐	**苹果** 20 克

周一	早餐	**馒头**（面粉85克） **牛奶** 250克 **煮鸡蛋** 1个 **清炒蒜苗**（蒜苗150克、植物油4克）
	午餐	**二米饭**（大米60克、紫米25克） **爆炒萝卜**（火腿20克、白萝卜120克、植物油4克） **小白菜豆腐汤**（小白菜120克、豆腐50克、海米5克、植物油4克）
	晚餐	**二米饭**（大米60克、小米25克） **蘑菇炒肉**（猪瘦肉50克、鲜蘑菇100克、青椒50克、植物油4克） **魔芋烧青椒**（魔芋100克、青椒50克、香菜20克、植物油4克）
周二	早餐	**全麦面包**（全麦粉85克） **豆浆** 250克 **菠菜炒鸡蛋**（菠菜100克、鸡蛋1个、植物油3克）
	午餐	**二米饭**（大米60克、小米25克） **肉炖大白菜**（大白菜100克、猪瘦肉50克、植物油4克） **冬瓜海米汤**（冬瓜100克、海米5克、植物油4克）
	晚餐	**馄饨**（面粉85克、肉末25克、香芹50克、香油4克） **肉末豆腐**（猪肉末25克、豆腐100克、植物油4克） **炝海带萝卜丝**（水发海带100克、冬笋100克、香油4克）
周三	早餐	**馒头**（面粉80克） **牛奶** 250克 **煮鸡蛋** 1个 **竹笋炒豆干**（竹笋100克、豆腐干25克、植物油4克）
	午餐	**二合面发糕**（大米面65克、面粉20克） **清炒油菜**（油菜120克、植物油4克） **冬笋烧鲜蘑**（冬笋100克、鲜蘑菇50克、植物油4克）
	晚餐	**米饭**（大米85克） **烧菠菜**（菠菜150克、圆白菜50克、植物油4克） **排骨烧竹笋**（带骨排骨50克、竹笋100克、干鲜蘑5克、植物油4克）
	睡前加餐	**苹果** 100克

周四	早餐	**馒头**（面粉 85 克）、**鲜豆浆** 250 克、**煮鸡蛋** 1 个 **凉拌芹菜**（芹菜 80 克、香油 4 克）
	午餐	**二米饭**（大米 60 克、黑米 25 克） **萝卜炒肉**（白萝卜 100 克、猪瘦肉 50 克、植物油 4 克） **鲜蘑菇圆白菜汤**（圆白菜 100 克、鲜蘑菇 50 克、香油 4 克）
	下午加餐	**梨** 100 克
	晚餐	**二合面馒头**（面粉 60 克、玉米面 25 克） **猪肉炒笋丝**（竹笋 150 克、茄子 50 克、猪瘦肉 50 克、植物油 4 克） **紫菜海米汤**（紫菜 20 克、海米 10 克、香油 4 克）
	睡前加餐	**橙子** 100 克
周五	早餐	**馒头**（面粉 85 克）、**牛奶** 250 克、**煮鸡蛋** 1 个 **海带丝拌海米**（水发海带 100 克、海米 5 克、香油 4 克）
	午餐	**煮面汤**（面粉 85 克、肉末 25 克、大白菜 100 克、香油 4 克） **茼蒿炒肉**（茼蒿 100 克、猪瘦肉 25 克、油 4 克）
	晚餐	**发糕**（面粉 85 克） **鸡肉烧鲜蘑**（鸡肉 50 克、鲜蘑 5 克、植物油 4 克） **凉拌黄瓜**（黄瓜 200 克、香油 4 克）
	睡前加餐	**草莓** 100 克
周六	早餐	**二米饭**（大米 60 克、小米 25 克）、**煮鸡蛋** 1 个、**牛奶** 250 克 **凉拌紫甘蓝**（紫甘蓝 100 克、香油 4 克）
	午餐	**过水面**（面粉 85 克） **炒圆白菜**（圆白菜 60 克、植物油 4 克） **肉末土豆**（猪瘦肉 50 克、土豆 100 克、植物油 4 克）
	下午加餐	**猕猴桃** 50 克
	晚餐	**紫米饭**（紫米 85 克）、**清蒸鲈鱼**（鲈鱼 80 克、植物油 4 克） **竹笋拌海带**（竹笋 100 克、海带 50 克、香油 4 克）
	睡前加餐	**桃子** 50 克
周日	早餐	**花卷**（面粉 85 克）、**无糖酸奶** 200 克 **素炒青椒**（青椒 80 克、植物油 4 克）
	午餐	**二合面发糕**（面粉 60 克、玉米面 25 克） **莴笋百合**（莴笋 100 克、百合 10 克、植物油 4 克） **土豆炖牛肉**（牛肉 50 克、土豆 45 克、植物油 4 克）
	下午加餐	**西瓜** 100 克
	晚餐	**大米饭**（大米 85 克） **茄子炒鱿鱼**（茄子 100 克、鲜鱿鱼 100 克、植物油 4 克） **清炒胡萝卜**（胡萝卜 100 克、植物油 4 克）
	睡前加餐	**橙子** 50 克

周一	早餐	**馒头**（面粉 85 克） **鲜豆浆** 250 克 **水煮蛋** 1 个 **蒜泥冬笋**（冬笋 100 克、香油 2 克）
	午餐	**二合面发糕**（面粉 60 克、黑米面 25 克） **肉片炒莴笋**（莴笋 150 克、猪瘦肉 100 克、植物油 4 克） **炒大白菜**（大白菜 100 克、鸡蛋 1 个、植物油 4 克）
	晚餐	**豆米饭**（大米 65 克、大豆 20 克） **肉炒冬笋**（冬笋 75 克、猪瘦肉 50 克、植物油 4 克） **拌丝瓜**（丝瓜 100 克、香油 2 克） **莴笋紫菜汤**（莴笋 50 克、紫菜 2 克、香油 2 克）
周二	早餐	**花卷**（面粉 85 克） **牛奶** 250 克 **茶鸡蛋** 1 个 **茄子豆腐丝**（茄子 100 克、豆腐丝 25 克、香油 4 克）
	午餐	**二米饭**（大米 50 克、小米 30 克） **菠菜炒肉**（菠菜 100 克、猪瘦肉 50 克、植物油 3 克） **番茄烧鲜蘑**（番茄 100 克、鲜蘑菇 15 克、植物油 3 克） **虾皮紫菜汤**（虾皮 5 克、紫菜 2 克、香油 2 克）
	晚餐	**花卷**（面粉 85 克） **肉烧雪里蕻**（雪里蕻 100 克、猪瘦肉 25 克、植物油 4 克） **素炒茼蒿**（茼蒿 100 克、植物油 4 克）
周三	早餐	**发糕**（面粉 85 克） **奶香燕麦粥**（牛奶 250 克、燕麦片 25 克） **拌番茄**（番茄 100 克、香油 4 克）
	午餐	**二米饭**（大米 60 克、小米 25 克） **肉丝炒萝卜**（白萝卜 100 克、猪瘦肉 25 克、植物油 4 克） **虾仁冬瓜汤**（冬瓜 100 克、鲜虾仁 50 克、香油 4 克）
	晚餐	**烧饼**（面粉 85 克） **锅塌豆腐**（豆腐 100 克、植物油 4 克） **炒合菜**（油菜 100 克、洋葱 50 克、青椒 50 克、植物油 4 克）

周四	早餐	花卷（面粉 85 克） 牛奶 250 克 拌冬笋（冬笋 100 克、香油 4 克） 煮鸡蛋 1 个
	午餐	大米饭（大米 60 克） 红烧排骨（排骨 50 克、植物油 3 克） 素炒油菜（油菜 100 克、植物油 3 克） 圆白菜山药菜汤（圆白菜 50 克、山药 50 克、香油 2 克）
	晚餐	二合面发糕（面粉 60 克、玉米面 25 克） 青椒炒肉（青椒 150 克、猪瘦肉 50 克、植物油 4 克） 炝丝竹笋（竹笋 100 克、香油 4 克）
周五	早餐	二合面发糕（面粉 60 克、紫米面 25 克） 豆浆 250 克 韭菜海带（韭菜 100 克、海带 25 克、香油 2 克）
	午餐	大米饭（大米 85 克） 清炖带鱼（带鱼 100 克、植物油 4 克） 炒菠菜（菠菜 200 克、植物油 4 克）
	晚餐	馒头（面粉 85 克） 白萝卜烧肉片（白萝卜 100 克、猪瘦肉 50 克、植物油 4 克） 清炒圆白菜（圆白菜 100 克、植物油 4 克）
周六	早餐	麻酱烧饼（面粉 85 克、麻酱 5 克） 蒸蛋羹（鸡蛋 1 个） 炒油菜豆腐（油菜 100 克、北豆腐 100 克、香油 4 克）
	午餐	二米饭（大米 60 克、小米 25 克） 红烧草鱼（草鱼 80 克、植物油 4 克） 炒蒜薹（蒜薹 100 克、植物油 4 克）
	晚餐	二合面馒头（面粉 60 克、玉米面 25 克） 莴笋熘鸡片（莴笋 100 克、鸡胸肉 50 克、植物油 4 克） 炝豇豆（豇豆 100 克、香油 4 克）
周日	早餐	花卷（面粉 85 克） 鸡蛋 1 个 豆浆 200 克 凉拌莴笋（莴笋 100 克、植物油 4 克）
	上午加餐	无糖酸奶 100 克
	午餐	发面烙饼（面粉 60 克、玉米面 25 克） 肉烧菠菜（菠菜 100 克、猪瘦肉 50 克、植物油 4 克） 莴笋烧土豆（土豆 50 克、莴笋 100 克、植物油 4 克）
	晚餐	二合面馒头（面粉 60 克、紫米面 25 克） 盐水虾（海虾 80 克） 清炒鲜蘑海带（鲜蘑 100 克、水发海带 100 克、植物油 4 克）

1800~1900 千卡全天带量食谱

香肠拌青椒

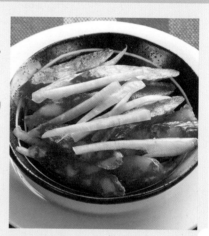

材料: 青椒 100 克,瘦肉香肠 20 克,香油 3 克,盐适量。

做法:

① 青椒洗净、切丝；香肠切片。

② 将青椒、香肠放一个大碗内，加盐、香油搅拌均匀即可。

营养师建议: 青椒是维生素 C 含量最高的蔬菜之一，拌青椒没有高温爆炒的过程，可以更多地保存维生素 C。

能量知多少: 总能量约 151 千卡，蛋白质 5.8 克，脂肪 11.3 克，糖类 7.7 克。

中餐 大米饭（大米 100 克），肉炒萝卜春笋（猪瘦肉 50 克、胡萝卜 50 克、春笋 150 克、植物油 4 克），鸡蛋紫菜汤（鸡蛋 1 个、紫菜 5 克、香油 4 克）

肉炒萝卜春笋

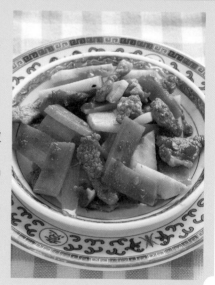

材料: 猪瘦肉 50 克，胡萝卜 50 克，春笋 150 克，植物油 4 克，盐、料酒、辣椒酱各适量。

做法:

① 猪瘦肉切片，用料酒、盐腌 10 分钟；春笋去皮，切片；萝卜洗净切片。

② 锅内油烧热后加入猪瘦肉煸炒，再加入料酒，放春笋、萝卜煸炒出香味。

③ 最后加入辣椒酱、盐，加少许水，大火焖 3 分钟即可出锅。

营养师建议: 春笋是高蛋白、低脂肪、高纤维的营养美食，非常适合糖尿病患者食用。

能量知多少: 总能量约 171 千卡，蛋白质 11.5 克，脂肪 10 克，糖类 8.5 克。

鸡蛋紫菜汤

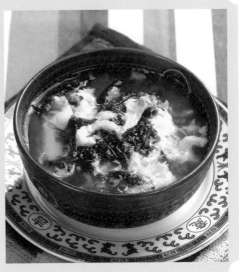

材料: 鸡蛋 1 个, 紫菜 5 克, 香油 4 克, 葱、盐各适量。

做法:

① 鸡蛋磕入碗里, 打散; 葱切末。

② 锅内放水烧开, 将鸡蛋液淋入汤内, 待鸡蛋液凝固后加入葱末、紫菜, 马上关火, 用盐调味, 最后淋入香油。

营养师建议: 紫菜中含有丰富的维生素和碘等营养成分。紫菜中的蛋白质和其他营养成分容易被消化吸收, 非常适合消化功能减退的老年糖尿病患者食用。

能量知多少: 总能量约 135 千卡, 蛋白质 9 克, 脂肪 10 克, 糖类 4.1 克。

晚餐

大米饭 (大米 100 克), 炒芥蓝莴笋 (芥蓝 150 克、莴笋 100 克、植物油 4 克), 豆腐菠菜汤 (菠菜 100 克、南豆腐 150 克、植物油 4 克)

睡前加餐: 苹果 50 克

炒芥蓝莴笋

材料: 芥蓝 150 克, 莴笋 100 克, 植物油 4 克, 葱、姜、盐各适量。

做法:

① 将葱、姜洗净, 葱切段, 姜切片; 芥蓝洗净切段; 莴笋去老皮, 切粗条。

② 锅内放油烧热, 下葱、姜爆出香味, 加芥蓝、莴笋同炒, 加盐调味即可。

营养师建议: 这道菜有利于醒脾开胃、增进食欲, 而且钙质含量丰富, 适宜高血糖人群。

能量知多少: 总能量约 81 千卡, 蛋白质 2.5 克, 脂肪 4 克, 糖类 8.5 克。

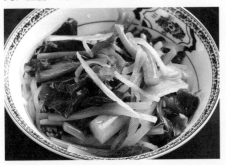

豆腐菠菜汤

材料: 菠菜 100 克, 南豆腐 150 克, 植物油 4 克, 盐、葱各适量。

做法:

① 豆腐切块; 菠菜洗净; 锅内烧开水, 下豆腐焯水, 捞出沥干; 葱切末。

② 锅内放清汤烧开, 下豆腐烧片刻, 再加菠菜、盐、葱末, 烧开即可。

营养师建议: 这道汤有清热润燥, 消食瘦身之功, 且清润可口。

能量知多少: 总能量约 144 千卡, 蛋白质 10 克, 脂肪 8 克, 糖类 7.2 克。

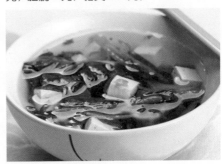

1800~1900 千卡4周带量食谱

第1周

周一

早餐	**馒头**（面粉100克）、**豆浆** 250克、**煮鸡蛋** 1个 **拌萝卜**（萝卜100克、香油4克）
午餐	**花卷**（面粉100克） **五香兔肉**（兔肉100克、青椒30克、植物油5克） **炒黄瓜**（黄瓜150克、植物油3克）
晚餐	**小米饭**（小米100克） **清蒸鲤鱼**（鲤鱼80克、植物油4克） **清炒韭菜**（韭菜250克、植物油4克）

糖尿病吃什么宜忌速查

周二

早餐	**馒头**（面粉100克）、**豆腐脑** 200克、**煮鸡蛋** 1个 **炒鲜蘑菇**（鲜蘑菇100克、植物油4克）
午餐	**大米饭**（大米100克） **芹菜炒西蓝花**（火腿20克、芹菜50克、西蓝花20克、植物油4克） **苋菜汤**（苋菜100克、香油4克）
下午加餐	**苹果** 100克
晚餐	**玉米面发糕**（玉米面100克） **炒苦瓜**（苦瓜200克、植物油4克） **青椒豆干西蓝花**（豆腐干50克、青椒80克、西蓝花20克、植物油4克）
睡前加餐	**小花卷** 25克

周三

早餐	**葱花饼**（面粉100克）、**牛奶** 220克 **香肠拌青椒**（青椒100克、瘦肉香肠20克、香油3克）
午餐	**大米饭**（大米100克） **肉炒萝卜春笋**（猪瘦肉50克、萝卜50克、春笋150克、植物油4克） **虾皮紫菜汤**（紫菜5克、虾皮10克、香油4克）
晚餐	**大米饭**（大米100克） **炒芥蓝莴笋**（芥蓝150克、莴笋50克、植物油4克） **豆腐菠菜汤**（菠菜50克、南豆腐150克、植物油4克）
睡前加餐	**苹果** 50克

周四	早餐	馒头（面粉 100 克）、豆浆 250 克、煮鸡蛋 1 个 凉拌青椒（青椒 100 克、植物油 4 克）
	午餐	二米饭（大米 75 克、紫米 25 克） 茭白炒肉片（茭白 100 克、猪瘦肉 50 克、植物油 4 克） 小白菜汤（小白菜 150 克、植物油 4 克）
	晚餐	馒头（面粉 100 克） 肉丝炒莴笋（莴笋 150 克、猪瘦肉 50 克、植物油 4 克） 素炒油麦菜（油麦菜 100 克、植物油 4 克）
周五	早餐	紫米发糕（紫米面 100 克） 豆浆 220 克 洋葱炒南瓜（南瓜 50 克、洋葱 50 克、水发木耳 10 克、植物油 4 克）
	午餐	大米饭（大米 100 克） 清蒸鲤鱼（鲤鱼 80 克、香油 4 克） 炒茄子片（茄子 100 克、植物油 4 克） 煮鸡蛋 1 个
	晚餐	过水面条（面粉 100 克） 炒苦瓜（苦瓜 200 克、植物油 4 克） 肉片炒豆腐干（猪瘦肉 25 克、豆腐干 25 克、植物油 4 克）
	睡前加餐	苹果 100 克
周六	早餐	红小豆大米发糕（红小豆 25 克、大米 75 克） 牛奶 220 克 洋葱炒鸡蛋（洋葱 100 克、鸡蛋 1 个、植物油 4 克）
	午餐	馒头（面粉 100 克） 肉炒油菜（猪瘦肉 50 克、油菜 150 克、植物油 4 克） 紫菜芥蓝汤（芥蓝 50 克、紫菜 10 克、香油 4 克）
	晚餐	大米饭（大米 100 克） 炒洋葱（洋葱 100 克、植物油 4 克） 猪肉炖冬笋（猪瘦肉 50 克、冬笋 100 克、植物油 4 克）
	睡前加餐	草莓 60 克
周日	早餐	烙饼（面粉 100 克） 豆浆 250 克 煮鸡蛋 1 个 蒜末青椒（青椒 100 克，植物油 4 克）
	午餐	二米饭（大米 75 克、紫米 25 克） 炒胡萝卜（胡萝卜 160 克、植物油 4 克） 煮排骨（排骨 50 克、植物油 4 克）
	晚餐	二米饭（大米 60 克、玉米楂 25 克） 荸荠烧茭白（荸荠 50 克、茭白 50 克、植物油 4 克） 炖兔肉（兔肉 100 克、植物油 4 克）
	睡前加餐	猕猴桃 100 克

周一	早餐	花卷（面粉 70 克）、燕麦粥（燕麦片 30 克） 豆浆 250 克、煮鸡蛋 1 个 炒黄瓜（黄瓜 100 克、植物油 4 克）
	午餐	大米饭（大米 100 克） 肉丝莴笋（莴笋 100 克、猪瘦肉 25 克、植物油 4 克） 肉片炒胡萝卜（猪瘦肉 25 克、胡萝卜 100 克、植物油 4 克）
	下午加餐	橙子 50 克
	晚餐	二米饭（大米 75 克、小米 25 克） 番茄炒肉片（番茄 150 克、猪瘦肉 20 克、植物油 4 克） 鸭血鲜菇汤（鸭血 50 克、鲜香菇 100 克、植物油 4 克）
周二	早餐	饺子（面粉 100 克、韭菜 100 克、猪瘦肉 50 克、香油 4 克） 牛奶 250 克
	午餐	大米饭（大米 70 克） 豆腐干炒菠菜（菠菜 100 克、豆腐干 50 克、植物油 4 克） 炒青椒（青椒 100 克、水发木耳 10 克、植物油 4 克）
	下午加餐	苹果 30 克
	晚餐	大米饭（大米 100 克） 茭白排骨汤（茭白 60 克、排骨 50 克、植物油 4 克） 炒莴笋丝（莴笋 150 克、植物油 4 克）
	睡前加餐	香蕉 60 克
周三	早餐	二合面发糕（面粉 75 克、黑米面 25 克） 牛奶 250 克、咸鸭蛋 1 个 凉拌香菇（香菇 100 克、植物油 4 克）
	午餐	馒头（面粉 100 克） 肉片炒芹菜（猪瘦肉 50 克、芹菜 100 克、植物油 4 克） 炝青椒（青椒 100 克、香油 4 克）
	下午加餐	橘子 50 克
	晚餐	花卷（面粉 100 克） 肉炒木耳（猪瘦肉 25 克、水发木耳 10 克、植物油 4 克） 油菜炒豆腐丝（油菜 150 克、豆腐皮 25 克、植物油 4 克）
	睡前加餐	梨 100 克

周四	早餐	**油饼**（面粉 100 克） **豆浆** 250 克 **炝菠菜**（菠菜 100 克、植物油 4 克）
	午餐	**二米饭**（大米 70 克、黑米 30 克） **红烧鲫鱼**（鲫鱼 80 克、植物油 4 克） **木耳炒番茄**（番茄 150 克、干木耳 10 克、植物油 4 克）
	晚餐	**蒸饺**（面粉 100 克、油菜 150 克、鸡蛋 1 个、植物油 4 克） **肉丝炒南瓜**（猪瘦肉 50 克、南瓜 100 克、植物油 4 克）
	睡前加餐	**黄瓜** 50 克
周五	早餐	**二米饭**（大米 75 克、小米 25 克） **豆浆** 250 克 **菜薹炒豆干**（菜薹 100 克、豆腐干 50 克、植物油 4 克）
	午餐	**过水面**（荞麦面 80 克） **榨菜炒肉**（鲜榨菜 50 克、猪瘦肉 50 克、植物油 4 克） **拌小白菜**（小白菜 100 克、植物油 4 克）
	下午加餐	**苏打饼干** 20 克
	晚餐	**葱花卷**（面粉 100 克） **鸡肉炒茭白**（鸡肉 25 克、茭白 100 克、植物油 4 克） **烧苦瓜**（猪瘦肉 25 克、苦瓜 100 克、植物油 4 克）
周六	早餐	**烙饼**（面粉 100 克）、**牛奶** 250 克、**茶鸡蛋** 1 个 **炝海带丝**（海带 150 克、植物油 4 克）
	午餐	**二米饭**（大米 75 克、小米 25 克） **莴笋烧肉**（莴笋 100 克、猪瘦肉 50 克、植物油 4 克） **炝黄瓜**（黄瓜 100 克、植物油 4 克）
	晚餐	**大米饭**（大米 100 克） **牛肉胡萝卜汤**（胡萝卜 100 克、牛肉 50 克、植物油 4 克） **炒韭菜**（韭菜 100 克、植物油 4 克）
周日	早餐	**花卷**（面粉 100 克）、**牛奶** 250 克、**煮鸡蛋** 1 个 **凉拌洋葱**（洋葱 150 克、香油 4 克）
	午餐	**二米饭**（大米 75 克、紫米 25 克） **青椒烧肉**（青椒 100 克、猪瘦肉 50 克、植物油 4 克） **芥蓝豆腐汤**（芥蓝 100 克、南豆腐 50 克、植物油 4 克）
	下午加餐	**柚子** 50 克
	晚餐	**馒头**（面粉 100 克） **冬瓜鲤鱼汤**（冬瓜 100 克、鲤鱼 50 克、植物油 4 克） **炒油菜**（油菜 100 克、植物油 4 克）
	睡前加餐	**桃子** 100 克

周一	早餐	**二米饭**（大米 75 克、小米 25 克） **豆浆** 250 克 **鸡蛋炒茼蒿**（茼蒿 100 克、鸡蛋 1 个、植物油 3 克）
	午餐	**全麦面包**（全麦粉 80 克） **肉炖大白菜**（大白菜 100 克、猪瘦肉 50 克、植物油 4 克） **荸荠汤**（荸荠 50 克、海米 5 克、植物油 4 克）
	晚餐	**馄饨**（面粉 100 克、肉末 25 克、香油 4 克） **肉末豆腐**（猪肉末 25 克、豆腐 100 克、植物油 4 克） **炝海带萝卜丝**（水发海带 100 克、萝卜 100 克、香油 4 克）
周二	早餐	**花卷**（面粉 80 克） **牛奶小米粥**（牛奶 250 克、小米 20 克） **煮鸡蛋** 1 个 **凉拌萝卜豆干**（萝卜 100 克、豆腐干 25 克、香油 4 克）
	午餐	**二合面发糕**（大米面 30 克、面粉 20 克） **炒洋葱西蓝花**（洋葱 100 克、西蓝花 20 克、植物油 4 克） **莴笋烧鲜蘑**（莴笋 100 克、鲜蘑菇 50 克、植物油 4 克）
	晚餐	**高粱米饭**（高粱米 100 克） **烧大白菜**（大白菜 150 克、芥蓝 50 克、植物油 4 克） **排骨烧竹笋**（带骨排骨 50 克、竹笋 100 克、植物油 4 克）
	睡前加餐	**苹果** 100 克
周三	早餐	**二米饭**（大米 50 克、紫米 25 克） **牛奶** 250 克 **煮鸡蛋** 1 个 **清炒南瓜**（南瓜 100 克、植物油 4 克）
	午餐	**馒头**（面粉 100 克） **爆炒萝卜香菜**（火腿 20 克、白萝卜 100 克、香菜 20 克、植物油 4 克） **大白菜豆腐汤**（大白菜 100 克、豆腐 50 克、海米 5 克、植物油 4 克）
	晚餐	**二米饭**（大米 75 克、小米 25 克） **肉末竹笋**（猪瘦肉 50 克、鲜竹笋 100 克、胡萝卜 50 克、植物油 4 克） **魔芋烧青椒**（魔芋 100 克、青椒 50 克、西蓝花 20 克、植物油 4 克）

周四	早餐	**馒头**（面粉 100 克）、**牛奶** 250 克、**煮鸡蛋** 1 个 **海带丝拌海米**（水发海带 100 克、海米 5 克、香油 4 克）
	午餐	**煮面汤**（面粉 75 克、肉末 25 克、大白菜 100 克、香油 4 克） **西蓝花炒肉**（西蓝花 100 克、猪瘦肉 25 克、油 4 克）
	晚餐	**发糕**（面粉 100 克） **鸡肉烧竹笋**（鸡肉 50 克、干竹笋 5 克、植物油 4 克） **素烧冬瓜**（冬瓜 200 克、植物油 4 克）
	睡前加餐	**草莓** 100 克
周五	早餐	**花卷**（面粉 100 克）、**无糖酸奶** 200 克 **黄瓜拌西蓝花**（黄瓜 50 克、西蓝花 50 克、香油 4 克）
	午餐	**大米饭**（大米 100 克） **青椒百合**（青椒 100 克、百合 10 克、植物油 4 克） **土豆炖牛肉**（牛肉 50 克、土豆 45 克、植物油 4 克）
	下午加餐	**西瓜** 100 克
	晚餐	**二合面发糕**（面粉 75 克、玉米面 25 克） **油菜炒鱿鱼**（油菜 100 克、鲜鱿鱼 100 克、植物油 4 克） **清炒洋葱**（洋葱 100 克、植物油 4 克）
	睡前加餐	**橙子** 50 克
周六	早餐	**紫米饭**（紫米 100 克）、**二米饭**（大米 75 克、小米 25 克） **荷包蛋** 1 个、**牛奶** 250 克 **凉拌紫甘蓝**（紫甘蓝 100 克、香油 4 克）
	午餐	**炒油麦菜**（油麦菜 100 克、植物油 4 克） **肉末茄子**（猪瘦肉 50 克、茄子 100 克、植物油 4 克）
	下午加餐	**猕猴桃** 50 克
	晚餐	**过水面**（面粉 100 克） **清蒸鲈鱼**（鲈鱼 80 克、植物油 4 克） **萝卜拌海带**（白萝卜 100 克、海带 50 克、香油 4 克）
	睡前加餐	**桃子** 50 克
周日	早餐	**二合面馒头**（面粉 75 克、玉米面 25 克） **鲜豆浆** 250 克、**煮鸡蛋** 1 个 **老醋青椒**（青椒 100 克、香油 4 克）
	午餐	**馒头片**（面粉 100 克） **肉片炒萝卜**（白萝卜 100 克、猪瘦肉 50 克、植物油 4 克） **鲜蘑菇芥蓝汤**（芥蓝 100 克、鲜蘑菇 50 克、香油 4 克）
	下午加餐	**梨** 100 克
	晚餐	**二米饭**（大米 75 克、黑米 25 克） **油菜炒笋丝**（竹笋 150 克、油菜 50 克、熟火腿 20 克、植物油 4 克） **紫菜海米汤**（紫菜 20 克、海米 10 克、香油 4 克）
	睡前加餐	**橙子** 100 克

糖尿病吃什么宜忌速查

周一

早餐
二合面发糕（面粉 75 克、黑米面 25 克）
鲜豆浆 250 克
水煮蛋 1 个
蒜泥莴笋（莴笋 100 克、香油 2 克）

午餐
馒头（面粉 100 克）
肉片炒苦瓜（苦瓜 150 克、猪瘦肉 100 克、植物油 4 克）
鸡蛋炒油麦菜（油麦菜 100 克、鸡蛋 1 个、植物油 4 克）

晚餐
豆米饭（大米 70 克、大豆 30 克）
肉炒胡萝卜（胡萝卜 75 克、瘦肉 50 克、植物油 4 克）
拌芹菜（芹菜 100 克、香油 2 克）
青椒紫菜汤（青椒 50 克、紫菜 5 克、香油 2 克）

周二

早餐
小米饭（小米 100 克）
牛奶 250 克
茶鸡蛋 1 个
油菜豆腐丝（油菜 100 克、豆腐丝 25 克、香油 4 克）

午餐
馒头（面粉 100 克）
大白菜炒肉（大白菜 100 克、猪瘦肉 50 克、植物油 3 克）
香菇烧竹笋（鲜香菇 100 克、竹笋 15 克、植物油 3 克）
虾皮紫菜汤（虾皮 5 克、紫菜 2 克、香油 2 克）

晚餐
花卷（面粉 100 克）
肉烧雪里蕻（雪里蕻 100 克、猪瘦肉 25 克、植物油 4 克）
素炒茼蒿（茼蒿 100 克、植物油 4 克）

周三

早餐
烧饼（面粉 75 克）
奶香燕麦粥（牛奶 250 克、燕麦片 25 克）
拌香菇（鲜香菇 100 克、香油 4 克）

午餐
二米饭（大米 75 克、小米 25 克）
肉丝炒莴笋（莴笋 100 克、猪瘦肉 25 克、植物油 4 克）
虾仁冬瓜汤（冬瓜 100 克、鲜虾仁 50 克、香油 4 克）

晚餐
发糕（面粉 75 克）
锅塌豆腐（豆腐 100 克、植物油 4 克）
炒合菜（油菜 100 克、洋葱 50 克、青椒 50 克、植物油 4 克）

周四	早餐	**二合面发糕**（面粉 75 克、玉米面 25 克） **牛奶** 250 克 **拌莴笋**（莴笋 100 克、香油 4 克），**煮鸡蛋** 1 个
	午餐	**大米饭**（大米 80 克） **红烧排骨**（排骨 50 克、植物油 3 克） **素炒油菜**（油菜 100 克、植物油 3 克） **芥蓝山药菜汤**（芥蓝 50 克、山药 50 克、香油 2 克）
	晚餐	**花卷**（面粉 100 克） **青椒炒肉**（青椒 150 克、猪瘦肉 50 克、植物油 4 克） **炝萝卜丝**（萝卜 100 克、香油 4 克）
周五	早餐	**大米饭**（大米 100 克） **豆浆** 250 克 **菠菜海带**（菠菜 100 克、海带 25 克、香油 2 克）
	午餐	**二合面发糕**（面粉 75 克、紫米面 25 克） **清炖带鱼**（带鱼 100 克、植物油 4 克） **炒大白菜**（大白菜 200 克、植物油 4 克）
	晚餐	**馒头**（面粉 100 克） **洋葱烧肉片**（洋葱 100 克、猪瘦肉 50 克、植物油 4 克） **清炒芥蓝**（芥蓝 100 克、植物油 4 克）
周六	早餐	**二合面馒头**（面粉 75 克、玉米面 25 克） **蒸蛋羹**（鸡蛋 1 个） **炒油菜豆腐**（油菜 100 克、北豆腐 100 克、香油 4 克）
	午餐	**二米饭**（大米 75 克、小米 25 克） **红烧草鱼**（草鱼 80 克、植物油 4 克） **蒜香番茄**（番茄 100 克、植物油 4 克）
	晚餐	**麻酱烧饼**（面粉 100 克、麻酱 5 克） **青椒熘鸡片**（青椒 100 克、鸡胸肉 50 克、植物油 4 克） **炝豇豆**（豇豆 100 克、香油 4 克）
周日	早餐	**二合面馒头**（面粉 75 克、紫米面 25 克） **豆浆** 200 克 **鸡蛋** 1 个 **凉拌青椒**（青椒 100 克、植物油 4 克）
	上午加餐	**无糖酸奶** 100 克
	午餐	**发面烙饼**（面粉 75 克、玉米面 25 克） **肉烧大白菜**（大白菜 100 克、猪瘦肉 50 克、植物油 4 克） **苦瓜烧土豆**（土豆 50 克、苦瓜 100 克、植物油 4 克）
	晚餐	**馒头**（面粉 100 克） **盐水虾**（海虾 80 克） **清炒鲜蘑海带**（鲜蘑菇 100 克、水发海带 100 克、植物油 4 克）

2000~2100 千卡全天带量食谱

早餐 二合面发糕（面粉80克、玉米面40克），豆浆250克，煮鸡蛋1个，素炒油菜（油菜100克、香油4克）

素炒油菜

材料： 油菜100克，香油4克，蘑菇、盐、葱、姜、香油各适量。

做法：

① 油菜、蘑菇洗净，油菜从根部剖十字后撕成4瓣，蘑菇切片。葱切末、姜切片。

② 炒锅内放油，烧至八成热，放入葱花、姜片、油菜心、蘑菇，用旺火炖3分钟，再加盐，淋上少许香油即可。

营养师建议： 这道菜有宽肠通便、降糖之功，糖尿病、便秘患者均应常食。

能量知多少： 总能量约54千卡，蛋白质1克，脂肪4克，糖类3.2克。

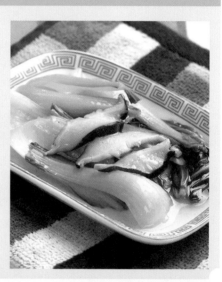

中餐 花卷（面粉120克），五香兔肉（兔肉100克、青椒30克、植物油5克），炒青椒瓜片（西葫芦100克、青椒100克、植物油3克）

五香兔肉

材料： 兔肉100克，青椒30克，植物油5克，料酒、盐、花椒、大料、葱、五香粉、姜各适量。

做法：

① 兔肉切厚片，用盐、五香粉、料酒腌10分钟；青椒洗净去子、切块；葱、姜切末。

② 锅内放油烧热，加腌制好的兔肉翻炒，再加清汤、姜、花椒、大料炖10分钟。

③ 最后放入青椒翻炒，加盐、葱花炒匀，即可。

营养师建议： 兔肉肉质细嫩，肉中几乎没有筋。兔肉必须顺着纤维纹路切，这样加热后，才能保持菜肴的形态整齐美观，肉味更加鲜嫩。

能量知多少： 总能量约135千卡，蛋白质9克，脂肪11克，糖类2克。

炒青椒瓜片

材料： 西葫芦100克，青椒100克，植物油3克，葱、姜、盐各适量。

做法：

① 青椒去子、切块；西葫芦切片；葱、姜切末。

② 锅内放油烧热，加葱、姜，炒出香味，放入西葫芦、青椒同炒，加盐调味即可。

能量知多少： 总能量约67.5千卡，蛋白质1.8克，脂肪3.4克，糖类9.2克。

大米饭（大米 80 克）,小米粥（小米 40 克）,清炒莴笋胡萝卜（莴笋 100 克、胡萝卜 50 克、植物油 4 克）,草鱼丝瓜煲（草鱼 80 克、丝瓜 100 克、植物油 4 克）

睡前加餐：草莓 50 克

清炒莴笋胡萝卜

材料：莴笋 100 克，胡萝卜 50 克，植物油 4 克，葱、姜、盐各适量。

做法：

① 莴笋去老皮，洗净，切丝；胡萝卜切丝；葱、姜切末。

② 锅内放油烧热，炒香葱、姜，放莴笋、胡萝卜同炒，加盐调味即可。

营养师建议：胡萝卜含有降糖物质，是糖尿病患者的食疗佳品。

能量知多少：总能量约 67.5 千卡，蛋白质 2.2 克，脂肪 3 克，糖类 7.2 克。

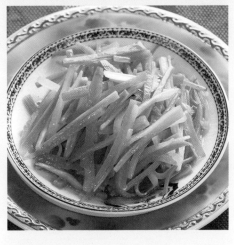

草鱼丝瓜煲

材料：草鱼 80 克，丝瓜 100 克，植物油 4 克，香菇、葱、姜、北豆腐、香菜、香油、胡椒粉、盐各适量。

做法：

① 丝瓜去皮洗净，开边去瓤，切片；豆腐洗净切粒；香菇洗净切片；葱切段、姜切片；香菜洗净切碎。

② 草鱼肉洗净抹干，带皮切片，用香油、胡椒粉、盐和油腌 5 分钟，一片片排在碟上。

③ 锅内放冷水，加葱段、姜片烧开，放下豆腐煮 3 分钟捞起，然后放下香菇煮 5 分钟捞起浸冷，沥干水分。

④ 锅内放油烧热，爆香姜片，放适量水煲开，下豆腐、草菇、丝瓜煮片刻，熟后下盐调味，放下鱼片立即熄火，倒入汤碗内，下香菜即成。

营养师建议：草鱼要新鲜，煮时火候不能太大，以免把鱼肉煮散。

能量知多少：总能量约 154 千卡，蛋白质 10 克，脂肪 10 克，糖类 3.2 克。

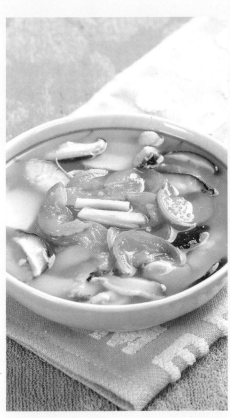

2000~2100 千卡 4 周带量食谱

第1周

周一

早餐	**玉米饼**（玉米面 120 克）、**豆浆** 250 克、**煮鸡蛋** 1 个 **炒空心菜**（空心菜 100 克、植物油 4 克）
午餐	**花卷**（面粉 40 克） **大米饭**（大米 80 克） **火腿烧萝卜**（火腿 20 克、白萝卜 50 克、胡萝卜 20 克、植物油 4 克） **番茄汤**（番茄 100 克、植物油 4 克）
下午加餐	**苹果** 50 克
晚餐	**二合面发糕**（玉米面 35 克、面粉 60 克） **干煸圆白菜**（圆白菜 200 克、植物油 4 克） **豆干萝卜丝**（豆腐干 50 克、白萝卜 80 克、青椒 20 克、植物油 4 克）
睡前加餐	**馒头** 25 克

周二

早餐	**葱花卷**（面粉 120 克）、**豆浆** 250 克、**茶叶蛋** 1 个 **蒜蓉海带丝**（水发海带 100 克、植物油 4 克）
午餐	**二米饭**（大米 80 克、小米 40 克） **熘莴笋肉片**（莴笋 100 克、猪瘦肉 50 克、植物油 4 克） **小白菜汤**（小白菜 150 克、植物油 4 克）
下午加餐	**草莓** 50 克
晚餐	**二合面发糕**（面粉 60 克、玉米面 60 克） **青椒炒肉片**（青椒 150 克、猪瘦肉 50 克、植物油 4 克） **手撕圆白菜**（圆白菜 100 克、植物油 4 克）
睡前加餐	**橙子** 50 克

周三

早餐	**二合面发糕**（面粉 80 克、玉米面 40 克） **豆浆** 250 克、**煮鸡蛋** 1 个 **素炒油菜**（油菜 100 克、香油 4 克）
午餐	**花卷**（面粉 120 克） **五香兔肉**（兔肉 100 克、青椒 30 克、植物油 5 克） **炒西葫芦**（西葫芦 200 克、植物油 3 克）
晚餐	**大米饭**（大米 80 克） **小米粥**（小米 40 克） **清炒莴笋胡萝卜**（莴笋 100 克、胡萝卜 50 克、植物油 4 克） **草鱼丝瓜片**（草鱼 80 克、丝瓜 100 克、植物油 4 克）
睡前加餐	**草莓** 50 克

周四	早餐	**千层饼**（面粉 120 克）、**豆浆** 250 克、**煮鸡蛋** 1 个 **蒜末海带**（水发海带 100 克，植物油 4 克）
	午餐	**大米饭**（大米 80 克） **海带粥**（大米 40 克、海带 20 克） **炒青椒**（青椒 160 克、植物油 4 克） **炖兔肉**（兔肉 100 克、植物油 4 克）
	下午加餐	**猕猴桃** 50 克
	晚餐	**二合面发糕**（大米面 80 克、玉米面 40 克） **素炒西葫芦**（西葫芦 100 克、植物油 4 克） **红烧排骨**（排骨 50 克、植物油 4 克）
	睡前加餐	**柚子** 50 克
周五	早餐	**发糕**（面粉 80 克）、**大米红小豆粥**（红小豆 10 克、大米 30 克） **牛奶** 220 克、**韭菜炒鸡蛋**（韭菜 100 克、鸡蛋 1 个、植物油 4 克）
	午餐	**葱油饼**（面粉 120 克） **肉炒空心菜**（猪瘦肉 25 克、空心菜 200 克、植物油 4 克） **海带瘦肉汤**（猪瘦肉 25 克、海带 100 克、香油 4 克）
	下午加餐	**苹果** 60 克
	晚餐	**馒头**（面粉 120 克） **炒大白菜**（大白菜 100 克、植物油 4 克） **猪肉炖白萝卜**（猪瘦肉 50 克、白萝卜 100 克、植物油 4 克）
周六	早餐	**馒头**（面粉 120 克）、**牛奶** 200 克 **香肠拌海带**（水发海带 100 克、瘦肉香肠 20 克、香油 3 克）
	午餐	**二米饭**（大米 60 克、紫米 60 克） **肉炒莴笋春笋**（猪瘦肉 50 克，莴笋 50 克、春笋 150 克、植物油 4 克） **虾皮海带汤**（紫菜 5 克、海带 100 克、香油 4 克）
	晚餐	**烙饼**（面粉 120 克） **胡萝卜炒丝瓜**（丝瓜 100 克、胡萝卜 50 克、植物油 4 克） **豆腐豆芽汤**（豆芽 50 克、南豆腐 150 克、植物油 4 克）
	睡前加餐	**梨** 50 克
周日	早餐	**二合面馒头**（紫米面粉 80 克、面粉 40 克） **豆浆** 220 克、**煮鸡蛋** 1 个 **洋葱炒扁豆**（洋葱 50 克、扁豆 50 克、水发木耳 10 克、植物油 4 克）
	午餐	**二米饭**（大米 80 克、小米 40 克） **鲤鱼冬瓜汤**（鲤鱼 80 克、冬瓜 100 克、植物油 4 克） **炒茄子**（茄子 100 克、植物油 4 克）
	晚餐	**手擀面**（面粉 120 克） **素烧西蓝花**（西蓝花 150 克、植物油 4 克） **肉片炒豆腐干**（猪瘦肉 25 克、豆腐干 25 克、植物油 4 克）
	睡前加餐	**柚子** 50 克

周一	早餐	**花卷**（面粉 80 克）、**燕麦粥**（燕麦片 40 克） **豆浆** 250 克、**煮鸡蛋** 1 个 **炒西葫芦**（西葫芦 100 克、植物油 4 克）
	午餐	**二米饭**（大米 80 克、小米 40 克） **肉片青椒**（青椒 100 克、猪瘦肉 25 克、植物油 4 克） **肉片炒冬笋**（猪瘦肉 25 克、冬笋 100 克、植物油 4 克）
	下午加餐	**苹果** 50 克
	晚餐	**馒头**（面粉 80 克） **大米粥**（大米 40 克） **油菜薹炒肉片**（油菜薹 150 克、猪瘦肉 20 克、植物油 4 克） **猪血豆芽汤**（猪血 50 克、豆芽 100 克、植物油 4 克）
周二	早餐	**大米饭**（大米 80 克）、**小米粥**（小米 40 克）、**豆浆** 250 克 **蒜薹炒豆干**（蒜薹 100 克、豆腐干 50 克、植物油 4 克）
	午餐	**通心粉**（面粉 120 克） **丝瓜炒肉**（丝瓜 100 克、猪瘦肉 50 克、植物油 4 克） **拌油麦菜**（油麦菜 100 克、植物油 4 克）
	下午加餐	**桃子** 50 克
	晚餐	**葱花卷**（面粉 120 克） **鸡肉炒黄瓜片**（黄瓜 25 克、丝瓜 100 克、植物油 4 克） **烧茄子**（猪瘦肉 25 克、茄子 100 克、植物油 4 克）
周三	早餐	**馄饨**（面粉 85 克、茴香 100 克、猪瘦肉 50 克、香油 4 克） **馒头**（面粉 35 克）、**牛奶** 250 克
	午餐	**二米饭**（大米 80 克，黑米 40 克） **丝瓜排骨汤**（丝瓜 60 克、排骨 50 克、植物油 4 克） **炒茭白**（茭白 100 克、水发木耳 10 克、植物油 4 克）
	晚餐	**大米饭**（大米 80 克） **小米粥**（小米 40 克） **豆腐干炒豆芽**（绿豆芽 100 克、豆腐干 50 克、植物油 4 克） **炒菜花**（菜花 150 克、植物油 4 克）
	睡前加餐	**香蕉** 60 克

周四	早餐	**烙饼**（面粉 120 克）、**牛奶** 250 克、**煮鸡蛋** 1 个 **凉拌海带丝**（水发海带 150 克、香油 4 克）
	午餐	**二合面发糕**（面粉 80 克、玉米面 40 克） **冬瓜鲤鱼汤**（冬瓜 100 克、鲤鱼 50 克、植物油 4 克） **番茄豆腐汤**（番茄 100 克、南豆腐 50 克、植物油 4 克）
	晚餐	**二合面馒头**（面粉 80 克、黑米面 40 克） **苦瓜烧肉**（苦瓜 100 克、猪瘦肉 50 克、植物油 4 克） **炒豆芽**（豆芽 100 克、植物油 4 克）
	睡前加餐	**桃子** 100 克
周五	早餐	**发糕**（面粉 80 克） **紫米粥**（紫米 40 克） **牛奶** 250 克、**茶鸡蛋** 1 个 **凉拌空心菜**（空心菜 100 克、植物油 4 克）
	午餐	**花卷**（面粉 120 克） **肉片炒芹菜**（猪瘦肉 50 克、芹菜 100 克、植物油 4 克） **炝黄瓜**（黄瓜 100 克、香油 4 克）
	晚餐	**手擀面**（面粉 120 克） **肉炒木耳**（猪瘦肉 25 克、水发木耳 10 克、植物油 4 克） **豆芽炒豆腐丝**（豆芽 150 克、豆腐皮 25 克、植物油 4 克）
	睡前加餐	**梨** 100 克
周六	早餐	**炒饼**（面粉 120 克） **豆浆** 250 克 **炝韭菜银牙**（韭菜 100 克、豆芽 50 克、植物油 4 克）
	午餐	**二合面馒头**（面粉 60 克、黑米面 60 克） **红烧鲫鱼**（鲫鱼 80 克、植物油 4 克） **木耳炒芥蓝**（芥蓝 100 克、干木耳 10 克、植物油 4 克）
	晚餐	**饺子**（面粉 120 克、豆芽 150 克、鸡蛋 1 个、植物油 4 克） **肉丝炒洋葱**（猪瘦肉 50 克、洋葱 100 克、植物油 4 克）
	睡前加餐	**番茄** 50 克
周日	早餐	**馒头**（面粉 120 克） **牛奶** 250 克 **茶鸡蛋** 1 个 **炝海带丝**（海带 150 克、植物油 4 克）
	午餐	**二合面发糕**（面粉 60 克、玉米面 60 克） **菜花烧肉**（菜花 100 克、猪瘦肉 50 克、植物油 4 克） **炝西葫芦**（西葫芦 100 克、植物油 4 克）
	晚餐	**二米饭**（大米 80 克、小米 40 克） **牛肉萝卜汤**（白萝卜 100 克、牛肉 50 克、植物油 4 克） **炒茼蒿**（茼蒿 100 克、植物油 4 克）

周一	早餐	花卷（面粉 80 克） 鲜豆浆 250 克 煮鸡蛋 1 个 老醋莲藕（莲藕 80 克、香油 4 克）
	午餐	玉米饼（玉米面 65 克、面粉 30 克） 肉片炒百合（百合 100 克、猪瘦肉 50 克、植物油 4 克） 海带番茄汤（番茄 100 克、水发海带 50 克、香油 4 克）
	下午加餐	梨 100 克
	晚餐	二合面发糕（大米面 100 克、面粉 20 克） 青椒炒笋丝（竹笋 100 克、青椒 50 克、熟火腿 20 克、植物油 4 克） 紫菜海米汤（紫菜 20 克、海米 10 克、香油 4 克）
	睡前加餐	橙子 100 克
周二	早餐	烙饼（面粉 100 克） 牛奶小米粥（牛奶 250 克、小米 20 克） 煮鸡蛋 1 个 凉拌芹菜豆干（芹菜 100 克、豆腐干 25 克、香油 4 克）
	午餐	二合面馒头（大米面 100 克、面粉 20 克） 炒洋葱胡萝卜丝（洋葱 100 克、胡萝卜 20 克、植物油 4 克） 菜花烧鲜蘑（菜花 100 克、鲜蘑菇 50 克、植物油 4 克）
	晚餐	大米饭（大米 120 克） 烧空心菜（空心菜 150 克、番茄 50 克、植物油 4 克） 排骨烧竹笋（带骨排骨 50 克、竹笋 100 克、干香菇 5 克、植物油 4 克）
	睡前加餐	苹果 100 克
周三	早餐	葱油饼（面粉 120 克） 无糖酸奶 200 克 青椒炒胡萝卜（青椒 100 克、胡萝卜 50 克、植物油 4 克）
	午餐	二合面发糕（面粉 80 克、黑米面 40 克） 黄瓜炒豇豆（黄瓜 100 克、豇豆 50 克、植物油 4 克） 韭菜炒鱿鱼（韭菜 100 克、鲜鱿鱼 100 克、植物油 4 克）
	下午加餐	西瓜 100 克
	晚餐	花卷（面粉 100 克） 土豆炖牛肉（牛肉 50 克、土豆 45 克、植物油 4 克） 清炒西蓝花（西蓝花 100 克、植物油 4 克）
	睡前加餐	橙子 50 克

周四	早餐	**二合面发糕**（面粉 80 克、玉米面 40 克） **豆浆** 250 克、**鸡蛋炒茼蒿**（茼蒿 100 克、鸡蛋 1 个、植物油 3 克）
	午餐	**玉米饼**（面粉 40 克、玉米面 80 克） **肉炖大白菜**（大白菜 100 克、猪瘦肉 50 克、植物油 4 克） **瓜片汤**（西葫芦 100 克、海米 5 克、植物油 4 克）
	晚餐	**蒸饺**（面粉 100 克、肉末 25 克、虾仁 50 克、植物油 3 克） **肉末豆腐**（猪肉末 25 克、豆腐 100 克、植物油 4 克） **炝海带萝卜丝**（水发海带 100 克、白萝卜 100 克、香油 4 克）
	睡前加餐	**香蕉** 50 克
周五	早餐	**千层饼**（面粉 120 克）、**牛奶** 250 克、**煮鸡蛋** 1 个 **清炒蒜薹**（蒜薹 150 克、植物油 4 克）
	午餐	**二合面发糕**（面粉 60 克、黑米面 60 克） **爆炒双萝卜**（火腿 20 克、白萝卜 100 克、胡萝卜 20 克、植物油 4 克） **小油菜豆腐汤**（小油菜 100 克、豆腐 50 克，海米 5 克，植物油 4 克）
	下午加餐	**苹果** 50 克
	晚餐	**二米饭**（大米 80 克、小米 40 克） **肉末香菇**（猪瘦肉 50 克、鲜香菇 100 克、青椒 50 克、植物油 4 克） **魔芋烧青椒**（魔芋 100 克、青椒 50 克、胡萝卜 20 克、植物油 4 克）
周六	早餐	**二米饭**（大米 60 克、黑米 60 克） **荷包蛋** 1 个、**鲜牛奶** 250 克 **凉拌菠菜**（菠菜 100 克、香油 4 克）
	午餐	**花卷**（面粉 120 克） **炒苋菜**（苋菜 100 克、植物油 4 克） **肉末茄子**（猪瘦肉 50 克、茄子 100 克、植物油 4 克）
	下午加餐	**猕猴桃** 50 克
	晚餐	**大米饭**（大米 120 克） **烧鲈鱼**（鲈鱼 80 克、植物油 4 克） **莴笋拌韭菜**（莴笋 100 克、韭菜 50 克、香油 4 克）
	睡前加餐	**桃子** 50 克
周日	早餐	**手擀面**（面粉 120 克）、**牛奶** 250 克、**煮鸡蛋** 1 个 **冬瓜炒海米**（冬瓜 100 克、海米 5 克、香油 4 克）
	午餐	**蒸饺**（面粉 75 克、肉末 25 克、韭菜 100 克、香油 4 克） **土豆炒肉**（土豆 100 克、猪瘦肉 25 克、植物油 4 克）
	下午加餐	**番茄** 50 克
	晚餐	**烙饼**（面粉 120 克） **鸡片熘青椒**（鸡肉 50 克、青椒 100 克、干香菇 5 克、植物油 4 克） **素烧空心菜**（空心菜 100 克、植物油 4 克）
	睡前加餐	**草莓** 50 克

周一	早餐	**烙饼**（面粉 120 克） **牛奶** 250 克 **煮鸡蛋** 1 个 **炒西蓝花**（西蓝花 100 克、植物油 4 克）
	午餐	**二米饭**（大米 40 克、黑米 60 克） **熘肉片**（猪瘦肉 50 克、植物油 3 克） **素炒圆白菜**（圆白菜 100 克、植物油 3 克） **山药茭白菜汤**（茭白 50 克、山药 50 克、香油 2 克）
	下午加餐	**草莓** 50 克
	晚餐	**二合面馒头**（面粉 80 克、紫米面 80 克） **冬笋炒肉**（冬笋 150 克、猪瘦肉 50 克、植物油 4 克） **炒芥蓝**（芥蓝 100 克、香油 4 克）
	睡前加餐	**梨** 50 克
周二	早餐	**花卷**（面粉 120 克）、**鲜豆浆** 250 克 **煮鸡蛋** 1 个 **炒白萝卜丝**（白萝卜 100 克、植物油 2 克）
	午餐	**二合面发糕**（面粉 60 克、黑米面 60 克） **炒胡萝卜肉片**（胡萝卜 150 克、猪瘦肉 100 克、植物油 4 克） **素炒空心菜**（空心菜 100 克、植物油 4 克）
	下午加餐	**苹果** 50 克
	晚餐	**红小豆米饭**（大米 100 克、红小豆 20 克） **肉炒丝瓜**（猪瘦肉 50 克、丝瓜 75 克、植物油 4 克） **拌黄瓜**（黄瓜 100 克、香油 2 克） **海带紫菜汤**（海带 50 克、紫菜 2 克、香油 2 克）
	睡前加餐	**草莓** 100 克
周三	早餐	**二合面发糕**（面粉 80 克、玉米面 40 克） **牛奶** 250 克、**茶鸡蛋** 1 个 **韭菜豆腐丝**（韭菜 100 克、豆腐丝 25 克、香油 4 克）
	午餐	**绿豆大米饭**（大米 80 克、绿豆 40 克） **空心菜炒肉**（空心菜 100 克、猪瘦肉 50 克、植物油 3 克） **菠菜烧香菇**（菠菜 100 克、干香菇 15 克、植物油 3 克） **虾皮紫菜汤**（虾皮 5 克、紫菜 2 克、香油 2 克）
	下午加餐	**桃子** 50 克
	晚餐	**葱花饼**（面粉 120 克） **肉末烧雪里蕻**（雪里蕻 100 克、猪肉末 25 克、植物油 4 克） **素炒茼蒿**（茼蒿 100 克、植物油 4 克）
	睡前加餐	**苹果** 50 克

周四	早餐	**千层饼**（面粉95克）、**奶香燕麦粥**（牛奶250克、燕麦片25克） **拌菠菜**（菠菜100克、香油4克）
	午餐	**二合面发糕**（大米面80克、小米面40克） **肉丝炒萝卜**（白萝卜100克、猪瘦肉25克、植物油4克） **虾仁冬瓜汤**（冬瓜100克、鲜虾仁50克、香油4克）
	下午加餐	**橙子**50克
	晚餐	**馒头**（面粉120克） **锅塌豆腐**（豆腐100克、植物油4克） **炒合菜**（油菜100克、洋葱50克、青椒50克、植物油4克）
	睡前加餐	**柚子**50克
周五	早餐	**馒头**（面粉120克）、**鸡蛋**1个、**豆浆**200克 **凉拌黄瓜**（黄瓜100克、植物油4克）
	上午加餐	**无糖酸奶**100克
	午餐	**烙饼**（面粉80克） **大米粥**（大米40克） **肉烧空心菜**（空心菜100克、猪瘦肉50克、植物油4克） **茄子烧土豆**（土豆50克、茄子100克、植物油4克）
	下午加餐	**苹果**50克
	晚餐	**玉米饼**（玉米面80克） **紫米粥**（紫米40克） **盐水虾**（海虾80克） **清炒鲜蘑海带**（鲜蘑菇100克、水发海带100克、植物油4克）
	睡前加餐	**橙子**50克
周六	早餐	**烧饼**（面粉120克）、**豆浆**100克 **炒油菜豆腐**（油菜100克、北豆腐100克、植物油4克）
	午餐	**二合面发糕**（大米面80克、紫米面40克） **红烧草鱼**（草鱼80克、植物油4克） **蒜香芥蓝**（芥蓝100克、植物油4克）
	下午加餐	**橘子**50克
	晚餐	**二米饭**（大米80克、黑米40克） **黄瓜熘鸡片**（黄瓜100克、鸡胸肉50克、植物油4克） **炝豇豆**（豇豆100克、香油4克）
	睡前加餐	**番茄**100克
周日	早餐	**二米饭**（大米80克、紫米40克）、**豆浆**250克 **豆芽海带**（绿豆芽100克、海带25克、香油2克）
	午餐	**小米饭**（小米120克） **清炖带鱼**（带鱼100克、植物油4克） **炒空心菜**（空心菜200克、植物油4克）
	晚餐	**烙饼**（面粉120克） **西蓝花烧肉片**（西蓝花100克、猪瘦肉50克、植物油4克） **清炒番茄**（番茄100克、植物油4克）
	睡前加餐	**橙子**50克

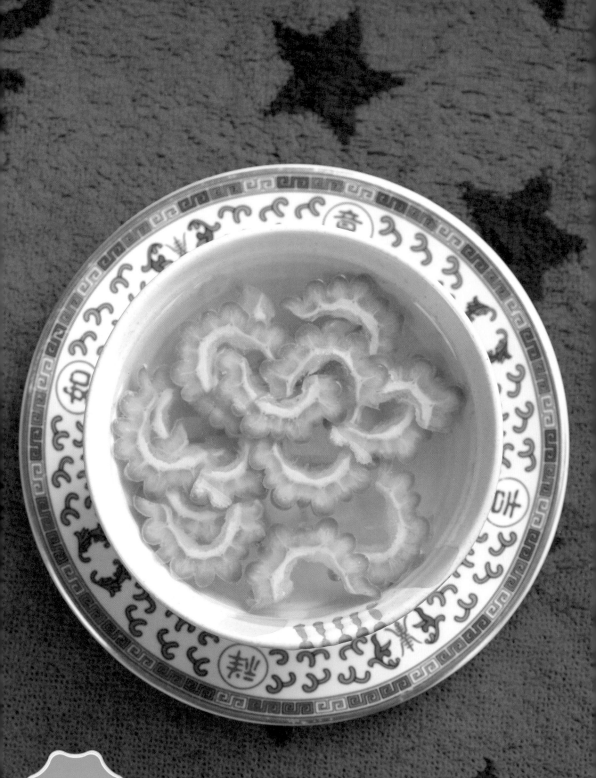

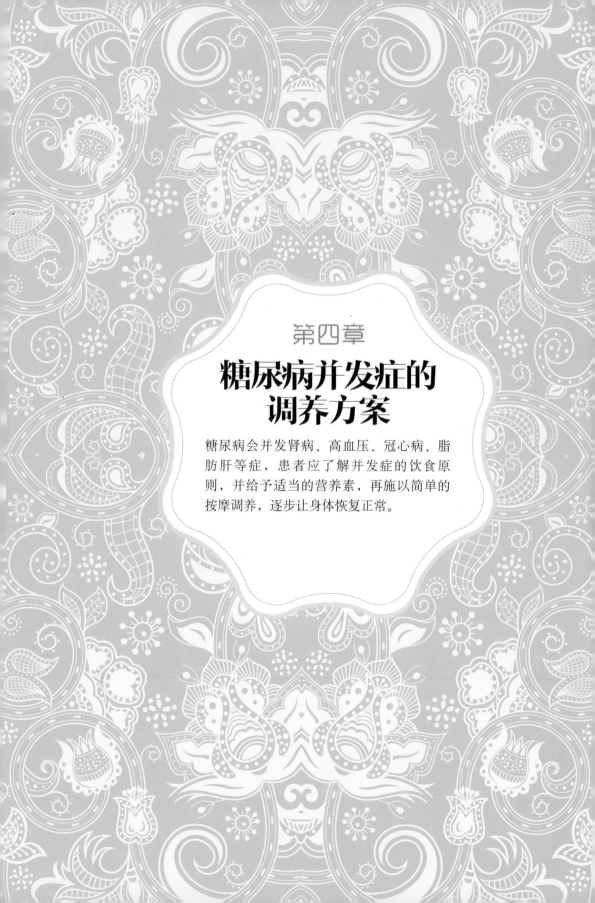

第四章

糖尿病并发症的
调养方案

糖尿病会并发肾病、高血压、冠心病、脂肪肝等症，患者应了解并发症的饮食原则，并给予适当的营养素，再施以简单的按摩调养，逐步让身体恢复正常。

糖尿病合并肾病
调养方案

◉ 牢记饮食原则

● 控制总热量

原则上一般日常基准体重消耗量为 25~30 千卡 / 千克。其中，限制脂肪摄入量为总热量的 25%~30% 以内，碳水化合物的热量不应大于总热量的 70%，蛋白质应控制在每天每千克体重 0.6~0.8 克，植物油日摄入量也应控制在 25 克以下。

● 食盐摄入应有限制

为了保护肾脏，减轻其工作负荷，糖尿病患者的菜肴应尽可能味淡一些，糖尿病合并肾病者食盐的摄入量每日要在 2 克左右。

● 保证摄入优质蛋白质

蛋白质以易消化的鱼类、瘦肉为佳，注意限制主食中植物蛋白的摄入，因为主食中的植物蛋白生物价较低，摄入过多会导致蛋白质的吸收利用率下降，同时会使蛋白质摄入超标。

● 适当限制钾摄入

糖尿病合并肾病患者极易出现酸中毒和高钾血症，一旦出现，将诱发心律紊乱和肝昏迷，因此应节制含钾饮料、含钾蔬菜和水果的摄入。

● 摄入充足维生素、矿物质元素

摄入充足的 B 族维生素、维生素 C 和锌、钙、铁等，可对肾脏起保护作用。维生素 E 可用至每日 11 国际单位，维生素 C 每日 0.3 克，它们的量稍大一些也无妨。

♥ 生活小贴士

注意水分摄入。如果没有尿少、水肿的情况不需控制饮水，保持每日饮水量和尿量在 1500~2000 毫升，以利于代谢废物的排出。发生水肿的患者，饮水量应根据尿量与水肿程度而定。正常情况下，如水肿较明显时，每日摄入水分为 600~800 毫升。但尿路感染之后，需增加饮水量。

严格控制血糖与血压。高血糖、高血压会加重糖尿病肾脏病变的发展。严格控制血压，尽量使血压控制在 130/80 毫米汞柱以下。

禁止吸烟。吸烟是加重糖尿病肾病的重要因素。

加强锻炼。患者应坚持合理的运动锻炼，增强抵抗力，防止感冒。运动也可加强肾脏血液流通，有助于损失修复，防止肾小球硬化。

预防感染。要注意预防感冒、口腔、泌尿系统感染，室内要定期消毒，经常开窗换气，保持空气新鲜，温、湿度适宜，避免与感染性疾病患者接触。注意皮肤护理，保持皮肤清洁，避免皮肤受损。

注：1 毫米汞柱 ≈ 0.13 千帕。

◉ 需重点补充的营养素

维生素 B₆

功效：维生素 B₆ 是人体脂肪和糖代谢的必需物质，维生素 B₆ 能降低糖尿病合并肾病患者的血甘油三酯和血总胆固醇的含量，增加肾小球滤过率，抑制肾脏肾小球提取物（糖基化终末产物）在糖尿病患者肾脏蓄积的作用，有研究显示，每天补充维生素 B₆ 可以降低发生肾结石的风险。

食物来源：在动物性及植物性食物中均含有，酵母中含量最多，米糠或白米含量亦不少，其次是来自于肉类、家禽、鱼，土豆、红薯、蔬菜中。

维生素 B₁

功效：早期发现糖尿病合并肾病是依赖于测定尿中白蛋白的排泄率，维生素 B₁ 有助于减少尿蛋白的排泄，口服维生素 B₁ 可预防 2 型糖尿病患者早期肾脏疾病。

食物来源：粮谷类、豆类、干果、酵母、坚果类，尤其在粮谷类的表皮部分含量更高，在酵母菌中含量也极丰富。动物内脏、蛋类及绿叶菜中含量也较丰富，应当充分利用。

锌

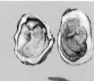

功效：含锌蛋白能影响白细胞的吞噬功能，具有与青霉素相似的抗菌作用。精液中锌的含量高于其他组织近 10 倍，患有肾病时，精液锌的含量明显降低并难以提高。经过治疗后，锌含量会逐渐恢复正常，由此说明锌和肾病的发病及转归有明显的相关性。

食物来源：一般蛋白质含量较高的食物其含锌量都较高，如肉类、猪肝等，在海产品中含量更高，如牡蛎、海蟹等，在田螺、黄鳝中含量也不低。豆类如黄豆、绿豆、红小豆及坚果类中都含有一定量的锌。

叶酸

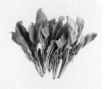

功效：贫血是糖尿病性肾病的主要临床症状之一，而叶酸具有预防贫血的作用。糖尿病慢性肾病合并贫血的患者补充叶酸后，症状会有所缓解。

食物来源：叶酸大量存在于带叶的蔬菜中，如菠菜、小白菜及其他带叶的蔬菜，还有莴笋、圆白菜、菜花、黄豆、玉米、扁豆、豌豆等。水果包括香蕉、葡萄柚、草莓。动物食品如动物的肝脏、肾脏、禽肉及蛋类也含有丰富的叶酸。

海带排骨鲜藕汤

材料： 排骨 200 克，植物油 5 克，藕、海带丝、姜、葱、料酒、盐、香油各适量。

做法：

① 排骨切 1.5 厘米长的段，焯烫后洗净血水，捞出沥干水分；藕削去外皮，切片；海带丝洗净；姜切片、葱切段。

② 锅内放油烧热，加姜片、排骨煸炒至白色，再加料酒和清水，用大火煮开，撇去泡沫，倒入高压锅内，放入葱，加盖压 6 分钟。

③ 拣出姜、葱，放入藕块、海带丝，用中火炖至藕熟、排骨离骨，加入盐、葱段、香油即可。

营养师建议： 秋藕是补养脾胃的好食材，但藕必须熟吃，才有补脾胃的功效，因为藕性寒，甘凉入胃，对肠胃脆弱的糖尿病患者来说，生食藕有一定的刺激作用。

能量知多少： 总能量约 405 千卡，蛋白质 45 克，脂肪 30 克。

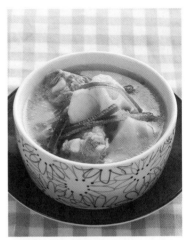

小白菜鸡蛋汤

材料： 小白菜 150 克，鸡蛋 1 个，水发木耳 20 克，胡椒粉、盐各适量。

做法：

① 将小白菜洗净、沥去水分，切丝；水发木耳洗净，切成细丝；鸡蛋磕入碗内搅匀。

② 将锅内放水，待水开后，加入盐、胡椒粉、小白菜丝、木耳丝烧开。淋入鸡蛋液，起锅盛入汤碗内即可。

营养师建议： 用小白菜制作菜肴，炒、熬时间不宜过长，以免损失营养。

能量知多少： 总能量约 54 千卡，蛋白质 2.8 克，脂肪 0.3 克，糖类 12.5 克。

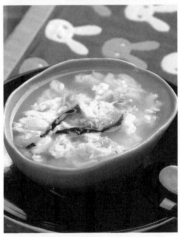

肉炒葱丝

材料： 猪瘦肉 50 克，植物油 3 克，盐、葱、料酒各适量。

做法：

① 葱洗净、切丝；猪瘦肉洗净、切丝，用料酒抓匀。

② 锅里放油烧热，待油温烧至七成热，加猪肉丝滑熟，再放入葱丝翻炒 3 分钟，用盐调味即可。

营养师建议： 葱有刺激机体消化液分泌的作用，能够健脾开胃、增进食欲。

能量知多少： 总能量约 117 千卡，蛋白质 9 克，脂肪 9 克。

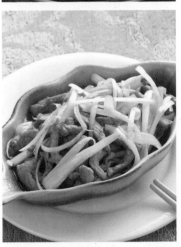

涌泉穴

定位：位于足底部，卷足时足前部凹陷处，约在足底第二、第三趾趾缝纹头端与足跟连线的前 1/3 与后 2/3 交点上。

按摩手法：用右手大拇指按摩左足心，左手大拇指按摩右足心，两侧交替进行，各按摩 80 次，按摩到足心发热为止。

注意事项：按摩时不必拘泥于方法，每次 5 分钟左右便可。

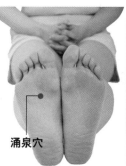
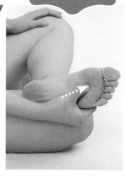

涌泉穴

关元穴

定位：在脐下 3 寸，腹中线上，仰卧取穴。

按摩手法：按摩时，首先把食指按压在关元穴位上，再逆时针和顺时针方向各摩动 3~5 分钟。然后，随呼吸按压关元穴 3 分钟。

功效：按揉关元穴具有补肾壮阳、补虚益损等作用。

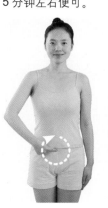
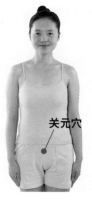

关元穴

肾俞穴

定位：位于腰部，第 2 腰椎棘突下，旁开 1.5 寸处。

按摩手法：用食指按揉肾俞穴，每次 10~15 分钟。两侧交替进行。

功效：可增加肾脏的血流量，改善肾功能。

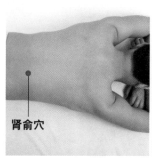
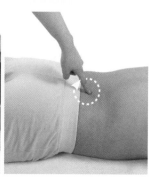

肾俞穴

太溪穴

定位：足内侧，内踝后方，在内踝尖与跟腱之间的凹陷处。

按摩手法：用食指按压，先顺时针按压，再逆时针按压。

注意事项：太溪穴是肾经的原穴，即肾水的源头所在，每天晚上泡脚的时候，分别按揉两脚的太溪穴各 5~10 分钟，具有明显提高肾功能的作用。按摩时速度不宜太快，感觉皮肤微微发热即可。

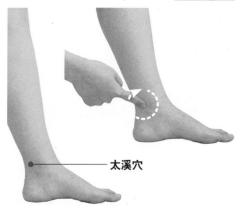

太溪穴

糖尿病合并高血压
调养方案

◉ 牢记饮食原则

糖尿病一旦合并高血压，就会增加发生心、脑、肾血管病变的危险性。

● 严格控制食盐摄入

普通人每天钠盐的摄入量应控制在6克以内，而糖尿病合并高血压患者则最高不应超过3克。

● 合理控制饮食

热量摄入与消耗要平衡，应在营养师的指导下，根据病情、年龄和体力活动等实际情况，确定适合的能量及各类食物量，使摄入和消耗的热量达到平衡。

● 少食多餐

每天至少三餐，并且定时定量。每餐少吃，只吃八分饱。这样可保证餐后血糖不会升得太高。

● 保证营养平衡

每天摄入的碳水化合物占总能量的50%~60%；每天摄入的蛋白质占总能量的12%~18%，其中一半应为优质蛋白，来自于瘦肉、鱼、奶、蛋等；每天烹调用油不超过25克，有条件的可以选用橄榄油、山茶油等油脂。

● 补充膳食纤维、多食蔬菜

每天蔬菜的摄入量不少于500克。多吃富含维生素C的新鲜蔬菜，保证摄入一定量的高钾低钠及高膳食纤维的食物。

● 应戒烟、尽量不喝酒

如果想饮酒，只能少量，每天不超过1瓶啤酒或50克白酒。禁用浓茶、浓咖啡、烈性酒类及刺激性食物。

♥ 生活小贴士

加强血压监测。肾脏发生病变后，控制血压更为重要，其重要性不亚于对血糖的控制。

及时采用降压药物治疗。有研究表明，糖尿病患者合并高血压5年后，往往需要联合应用两种甚至三种降压药物才能有效控制血压。

早睡早起，保证充足的睡眠。充足的睡眠对保持血压的平稳有一定的作用，睡眠质量不高的人如果入睡困难，可在睡前用热水泡脚或喝一杯热牛奶，以帮助入睡。

避免情绪波动。控制情绪激动和精神紧张，保持健康的心理状态。看电视时间不要过长，不要看刺激的电视节目，可以避免血压升高、心率加快、血糖波动。

每天坚持体育锻炼。运动应选择有氧代谢的运动，如慢跑、骑车、打网球、游泳、跳舞等，每次锻炼时间为30~45分钟。用胰岛素或口服降糖药者最好每天定时定量运动。

注意个人卫生。勤修剪手指甲、脚趾甲，不穿过紧的鞋和袜，勤观察足部皮肤，洗浴水温在40℃左右；女性要经常保持外阴清洁等。

维生素C

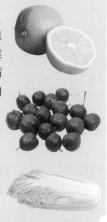

功效：维生素C可增加毛细血管壁的通透性，从而减轻毛细血管壁的压力。血液中维生素C含量越高的人，其血压越低。维生素C还可以提高免疫力，预防心脏病和脑卒中，如果糖尿病合并高血压患者膳食中维生素C的含量较低，可增加脑卒中的发病率。

食物来源：水果和新鲜蔬菜中的维生素C的含量高，如猕猴桃、柠檬、冬枣、草莓、山楂、芒果、橙子、苹果、菠萝、无花果、柚子、白菜、青椒、西蓝花等；此外，豆类食物缺乏维生素C，然而一旦豆子发芽，新芽中维生素C含量就变高了，如绿豆芽、黄豆芽、豌豆苗等。

钙

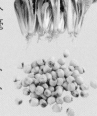

功效：有研究证实，每日钙摄入量多者血压低，少者则反之。人群日均摄钙量每增加100毫克，平均收缩压水平可下降2.5毫米汞柱，舒张压水平可下降1.3毫米汞柱。

食物来源：含钙丰富的食物包括酸奶、奶酪、芥蓝、苋菜、小白菜、西蓝花、小鱼干、海米、虾皮、黑芝麻、白芝麻、莲子、豆腐、豆腐干、黄豆、黑豆等。

钾

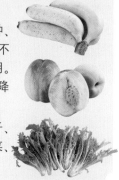

功效：如果体内钠盐过多，会造成水分潴留，进而出现水肿、血液量上升、血压升高等症状，而钾可以对抗钠升高血压的不利作用，能促进体内钠盐的代谢与排泄，起到调节血压的作用。补钾可降低所需降压药的用量，对轻型高血压更具有明显的降压作用。

食物来源：含钾高的食物有胚芽米、糙米、杨桃、香蕉、桃子、橙子、柑橘、番石榴、柚子、龙眼、猕猴桃、南瓜、茼蒿、菠菜、空心菜、香菇、黄豆、杏仁等。

镁

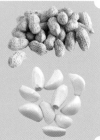

功效：镁可辅助钙与钾的吸收，调节神经细胞，调节细胞渗透压、具有松弛神经的作用。还能调控血压、降低胆固醇、维持人体酸碱平衡、保护心脏机能、协助蛋白质合成、预防酒精中毒。

食物来源：小麦胚芽、燕麦、糙米、紫菜、海带、花生、核桃、杏仁、牛奶、黄豆、鲑鱼、鲤鱼、鳕鱼、大蒜、无花果、柠檬等。

韭菜炒香干

材料：韭菜 250 克，香干 50 克，盐 2 克，料酒 5 克，葱花 5 克，植物油 5 克，香油少许。

做法：

① 韭菜洗净，切成 4 厘米左右的段；香干用清水洗一下，切条。

② 锅内倒油烧热，先爆香葱花，下入韭菜段翻炒几下，再放入香干、料酒、盐拌匀，出锅前淋入香油拌匀即可。

营养师建议：春天应多吃韭菜，春天为阳气上升的季节，此时要注意保护人体的阳气，多吃如韭菜这样的温性食物，不仅能祛阴散寒，还有杀菌防病的功效。

能量知多少：总能量约 180 千卡，蛋白质 11.5 克，脂肪 9 克，糖类 12.5 克。

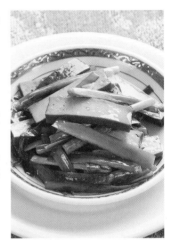

茭白海带汤

材料：茭白 200 克，水发海带 100 克，盐 2 克，醋、清汤、胡椒粉、香菜各适量。

做法：

① 将茭白洗净、去皮、切片；水发海带洗净、切细丝。

② 将锅内倒入适量清汤，放入茭白片、海带丝，烧至茭白、海带入味，出锅前加醋、胡椒粉、盐调味，撒香菜即可。

营养师建议：茭白本身是清鲜之物，所以可与各种材料配伍加工。若是与猪肉、鸡、鸭等相配，烹出的菜肴则是味道各异，营养丰富。

能量知多少：总能量约 63 千卡，蛋白质 3.5 克，脂肪 0 克，糖类 11.7 克。

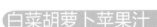
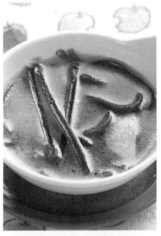

白菜胡萝卜苹果汁

材料：白菜 100 克，胡萝卜 100 克，苹果 1 个（约 100 克）。

做法：

① 将白菜洗净、切小块；胡萝卜洗净，切小丁；苹果洗净、去蒂除核，切小丁。

② 将白菜块、胡萝卜丁、苹果丁分别放入榨汁机中榨汁。

③ 将三种食材所榨的汁混合后调匀即可。

营养师建议：这几种食材合在一起用，对降压有调节作用，最好清晨饮用。

能量知多少：总能量约 108 千卡，蛋白质 4 克，脂肪 0 克，糖类 22.2 克。

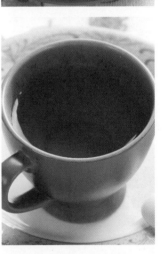

内关穴

定位：内关穴在手腕第一横纹正中直上 2 寸处。

按摩手法：先以右手握住左手腕，以拇指指尖对准内关穴，微用力揉压，有酸胀感，然后左手换右手，用同样的方法按摩。每次连续按摩 3 分钟，早晚各进行 1 次。

注意事项：按摩内关穴时最好使酸、麻、胀的感觉下窜到中指，上窜到肘部。

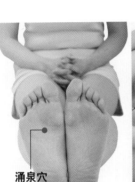

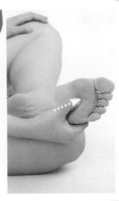

涌泉穴

定位：足底前部凹陷处，第二、三趾趾缝纹头端与足跟连线的前 1/3 与后 2/3 交点上。

按摩手法：先用右手拇指按摩左脚心的涌泉穴，再用左手拇指按摩右脚心的涌泉穴，按揉至发热。

注意事项：最好是睡前用温水洗脚后再按摩，如果早晚各按摩 1 次，效果更好。

足三里穴

定位：位于小腿前外侧，在犊鼻下 3 寸，距胫骨前缘一横指。

按摩手法：用拇指对准左腿足三里穴，用力连续按压，有酸胀感。用同样的方法按摩右腿足三里。每次 3 分钟，早晚各 1 次。

注意事项：按摩的同时可以配合艾灸，点燃艾条熏灼足三里穴，每日 1 次。艾灸时应注意保护皮肤不被灼伤。

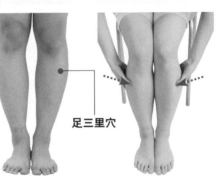

风池穴

定位：颈后枕骨下大筋外侧凹陷处。

按摩手法：用两手拇指按住风池穴，使之有较重的酸胀感，然后用指头揉动数十次。按揉约 2 分钟。

功效：风池穴具有平肝息风、祛风明目的功效，经常按压此穴对调节血压有好处。

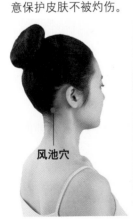

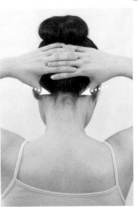

第四章 糖尿病并发症的调养方案

糖尿病合并冠心病
调养方案

◉ 牢记饮食原则

● 控制热量摄入

严格控制每日热量摄入，建议每日三餐热量分配的比例为早餐 30%、午餐 50%、晚餐 20%，以防热量过多而导致肥胖。

● 均衡饮食

总能量中 50%~55% 是碳水化合物，主要由粮食提供；15%~20% 来自蛋白质，20%~25% 来自脂肪。适当多食粗粮。

● 限制脂肪摄入的质和量

一般认为膳食中的多不饱和脂肪酸、饱和脂肪酸、单不饱和脂肪酸之比以 1:1:1 为宜。每日胆固醇摄入量应控制在 300 毫克以下，有助于降低血清胆固醇的含量。

● 限制精制糖类摄入

精制糖类摄入不超过总碳水化合物摄入量的 10%，越少越好。应以含纤维素较多的淀粉类食物为主。

● 增加膳食纤维和维生素的摄入

多吃富含维生素 C、维生素 E 和镁的绿色蔬菜及含糖量低的水果，多吃降血脂的食物，以改善心肌营养代谢，预防血栓发生。

● 少量多餐，定点用餐，不宜吃得过饱、过多

● 避免暴饮暴食，以防止心肌梗死的发生

● 选择低盐食物，盐的每日摄入量应限制在 2~5 克，以减轻心脏负担

● 少用或不用浓茶、咖啡、辣椒、芥末、酒等，减少对神经系统的刺激

♥ 生活小贴士

注意居室环境。居室环境应温度、湿度适宜，向阳。睡眠环境应安静舒适，避免嘈杂，光线宜暗，床上被褥松软适宜。

保证睡眠。有心慌、无力甚至心绞痛者要卧床休息，甚至绝对卧床。病情稳定时，要注意生活起居的规律性。

控制情绪。应避免情绪激动及过度紧张、焦虑，遇事要冷静、沉着。当有较大的精神压力时应设法释放。多听听音乐，闲暇时可养花种草调养身心。

注意保暖。注意随气候变化增减衣物。

注意监护。对心悸较严重者，平时要严密观察脉搏、呼吸、面色、血压的变化。必要时可做心电图检查。血压过高或过低者，应定期测血压。

● 需重点补充的营养素

维生素 E

功效：维生素 E 有增强心肌的功能。维生素 E 可以提高机体对于缺氧的耐受能力，避免冠状动脉因缺氧而导致的疾病，这对心脏病患者极为重要。另外，如果维生素 E 充足，便可以增强血管壁的弹性、减少血凝块的危险，预防心肌缺血。

食物来源：猕猴桃、菠菜、圆白菜、莴笋、甘薯、山药、杏仁、榛子、胡桃、压榨植物油（包括葵花子油、芝麻油、玉米油、橄榄油、花生油、山茶油等）等。此外，红花、大豆、棉籽、小麦胚芽、鱼肝油都含有一定含量的维生素 E，含量最为丰富的是小麦胚芽。

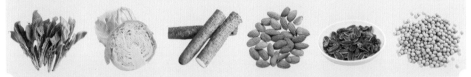

镁

功效：镁是维持心脏正常运作的重要元素，能辅助心脏顺利搏动，将血液运送至全身，如果体内镁的含量不足，会造成血管收缩，进而导致血压上升。研究也显示，血液中镁含量正常者，动脉硬化的发生率较低。

食物来源：小麦胚芽、燕麦、糙米、紫菜、海带、花生、核桃、杏仁、牛奶、黄豆、鲑鱼、鲤鱼、鳕鱼、绿色蔬菜、大蒜、无花果、柠檬、苹果、香蕉、葡萄柚等。

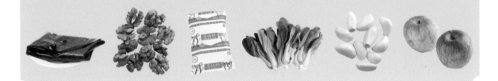

硒

功效：硒是强抗氧化剂，能及时清除体内的有害自由基，防止人体血管老化，预防心肌梗死、脑卒中等心血管疾病的发生。硒可增加冠状血管的血流量，改善微循环，降低心肌耗氧量。硒也有加速受损心肌细胞修复的功效，可让心肌梗死范围减少。

食物来源：猪肉、羊肉、动物内脏、芝麻、蘑菇、金针菇、苋菜、大蒜、啤酒酵母、小麦胚芽、鱼粉、海米、海参、鱿鱼、鲜贝、带鱼、螃蟹、松花鱼、黄鱼、龙虾、黄油、豆油等。

    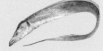

豆芽金针菇汤

材料： 鲜金针菇 200 克，豆芽 100 克，盐 2 克，植物油 5 克，葱适量。

做法：

① 豆芽择洗干净；金针菇去根，洗净，入沸水中焯透，捞出；葱切碎。

② 汤锅置火上，倒入适量植物油，待油温烧至七成热，放入葱花炒香。

③ 加适量水，中火烧沸，放入豆芽和金针菇煮 3 分钟，用盐调味即可。

营养师建议： 金针菇能降血脂，也有抗癌作用，尤其适合气血不足、营养不良的糖尿病患者食用。

能量知多少： 总能量约 135 千卡，蛋白质 2.5 克，脂肪 5 克，糖类 17 克。

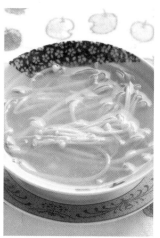

鲤鱼冬瓜汤

材料： 鲤鱼 240 克，冬瓜 100 克，姜、葱、盐各适量。

做法：

① 将冬瓜洗净切块；葱切成小段，姜片切好备用。

② 将鲤鱼、冬瓜、姜片、葱段放入锅中同煮。待鱼煮熟后，加入调料即可。

营养师建议： 用油煎鲤鱼时容易粘锅，可先用生姜将鲤鱼的两面先用生姜将鱼的两面搽一遍，再在烧热的锅内搽一遍。煎鱼时，要等油热了再放鲤鱼，煎时不要急着翻动，等鱼稍微老点再翻，就不会粘鱼皮了。

能量知多少： 总能量约 288 千卡，蛋白质 28 克，脂肪 18 克，糖类 3.4 克。

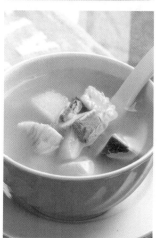

冬瓜海带汤

材料： 冬瓜 150 克，海带 100 克，香油 5 克，盐 2 克，葱花 5 克。

做法：

① 将冬瓜洗净，去瓤，切块；海带泡软洗净，切丝待用。

② 锅置火上，倒适量清水，放入冬瓜、海带煮熟，出锅前撒上葱花，放少许盐调味、淋上香油即可。

营养师建议： 中医认为冬瓜皮有改善糖尿病症状的功效，倘能坚持饮服冬瓜皮汤 3~6 个月，糖尿病症状会有所改善。

能量知多少： 总能量约 90 千卡，蛋白质 2.5 克，脂肪 5 克，糖类 8.5 克。

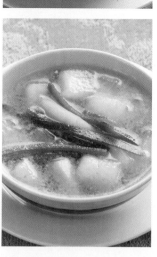

神门穴

定位：位于腕部，腕掌侧横纹尺侧端，尺侧腕屈肌腱的桡侧凹陷处。

按摩手法：右手大拇指按左手神门穴 5~10 次，再用同样的方法以左手按摩右手神门穴 5~10 次。

注意事项：按揉此穴具有安定心神、泻心火的作用。可治疗心脏疾病。刺激神门穴用力不要过重，以有轻微酸胀感为宜。

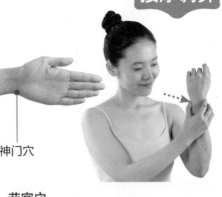

神门穴

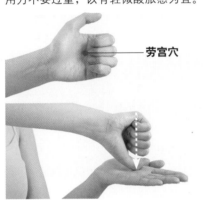

劳宫穴

劳宫穴

定位：位于手掌心，在第二、第三掌骨之间偏于第三掌骨，握拳屈指时中指尖处。

按摩手法：握拳，拇指弯曲，用凸起处按压劳宫穴。

注意事项：劳宫穴具有清心火、安心神的作用，配合脚底的涌泉穴可以治疗失眠、神经衰弱。

膻中穴

定位：位于胸部，前正中线上，平第四肋间，即两乳头连线的中点。

按摩手法：用一手拇指或中指按在膻中穴上，其余四指轻扶体表或握空拳，腕关节轻轻摆动，使着力部分带动该处的皮下组织做回旋揉动。

功效：按摩此穴具有理气活血通络、调节神经功能和消化系统功能等功效。

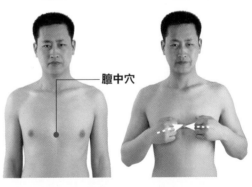

膻中穴

极泉穴

定位：位于腋窝顶点，腋动脉搏动处。

按摩手法：用左手按右腋窝，右手按左腋窝，反复揉压直至出现酸、麻、热的感觉。

注意事项：按摩极泉穴可缓解胸闷、气短。按摩时，力度要均匀温顺。开始时可适当轻缓，稍后再慢慢加大气力，以手臂产生酸麻感为佳。按摩的同时，患者最好能配合做深呼吸的动作。

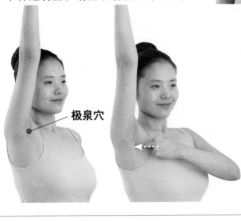

极泉穴

糖尿病合并脂肪肝
调养方案

◉ 牢记饮食原则

● **调整饮食结构，均衡营养供给**

饮食应注意5个原则：低热量、低胆固醇、低脂肪、低糖、高纤维。限制总食量，并持之以恒。

● **限制摄入富含脂肪、胆固醇的食物**

选用低脂食物，如植物油、酸牛奶。增加含维生素、膳食纤维高的食物，如水果、蔬菜、面包和谷类食物。少吃花生，花生中含油脂较多；少吃油煎食物。

胆固醇过高者应少食蛋黄、肉类、动物内脏、鸡皮、鸭皮、虾皮、鱼子、动物脑等胆固醇含量高的食物；甘油三酯过高者要忌糖、忌甜食。

● **少食精制食品**

主食之中应搭配部分粗粮，减少精制食品的摄入，以增加饱腹感，对控制血糖、血脂都有利。

● 副食品以鱼类、瘦肉、豆类及其豆制品、各种新鲜蔬菜、水果为主，少食奶油、巧克力等。

● **忌过量摄食、暴饮暴食**

忌随意摄取零食以及过分追求高营养和味浓的食物；晚饭应少吃，临睡前切忌加餐，以免体内脂肪过度蓄积，加重肝脏的负担。

❛ 生活小贴士

戒烟、限酒。烟草中的尼古丁、一氧化碳会引发或加重动脉粥样硬化的发生和发展。少量饮酒对人体有利，多饮有害。酒的热量高，多喝加重肥胖。

坚持有氧运动。虽然各种运动形式都能够消耗能量，但最有效的方式还属有氧运动。走路、跑步或游泳的能量消耗是静坐的几倍到几十倍。运动消耗的能量是由人体内储备的糖和脂肪氧化供应的，每天进行有氧运动，不仅可降低血脂水平，也可加强骨骼肌肉的脂代谢和糖代谢，稳定血糖和胰岛素水平。患者可根据病情和兴趣选择太极拳、散步、慢跑、游泳、爬山、自行车等中小强度的运动。运动时间应在饭后，以每周4次为宜。

合理饮水。平时每3小时应摄入300~500克水。饮用水的最佳选择是白开水、矿泉水及清淡的绿茶、菊花茶等，忌用各种饮料代替水。也可以每天用山楂30克、决明子15克，加开水冲泡代茶饮。

维生素 C

功效：维生素 C 可促进糖类代谢，有助于维持血糖稳定。维生素 C 可增加肝细胞的抵抗力，促进肝细胞的再生，改善肝脏代谢功能，增加肝脏解毒能力。

食物来源：酸枣、山楂、柑橘、草莓、野蔷薇果、猕猴桃等水果中维生素 C 含量较高；蔬菜中以辣椒含量最多，其他蔬菜如白菜、西蓝花等也含有较多的维生素 C。蔬菜中的叶部比茎部含量高，新叶比老叶含量高。

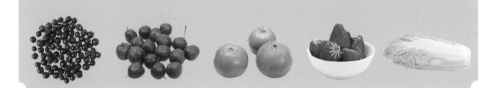

硒

功效：硒元素与维生素联合作用，有调节血脂、阻止脂肪肝形成及提高机体氧化能力的作用，对脂肪代谢紊乱也有一定的防治作用。硒也可促进葡萄糖的运转，降低血糖。

食物来源：芝麻、大蒜、蘑菇、海米、鲜贝、淡菜、黄花菜、海参、鱿鱼、苋菜、小麦、小米、玉米等。

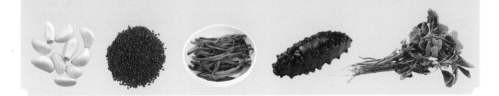

维生素 B$_{12}$

功效：维生素 B$_{12}$ 可参与脂肪的代谢，有助于从肝脏移出脂肪，有防止肝脂肪变性及保护肝脏的作用，在防止脂肪肝形成中起着极为重要的作用。

食物来源：水产品（鱼、虾、蟹类）、牛奶、瘦肉等，鸡蛋、豆豉。

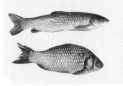   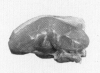

青椒炒蛋

材料： 青椒 200 克，鸡蛋 1 个，植物油 5 克，盐 2 克。

做法：

① 鸡蛋打散，加盐搅匀；青椒洗净，去蒂及子，切菱形片。

② 锅内倒油烧热，倒入鸡蛋液翻炒至熟，盛出。

③ 锅留底油烧热，加入青椒炒至断生，加鸡蛋炒匀，加盐调味即可。

营养师建议： 吃青椒时不要将白色心部扔掉，这里的维生素 C 含量很高。

能量知多少： 总能量约 180 千卡，蛋白质 11.5 克，脂肪 11 克，糖类 8.5 克。

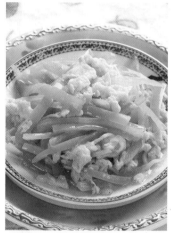

蒜香苋菜

材料： 苋菜 250 克，植物油 5 克，蒜瓣、葱花、盐各适量。

做法：

① 苋菜择洗干净，切段；蒜瓣去皮，洗净，切末。

② 炒锅置火上，倒入适量植物油，待油温烧至七成热，加葱花炒香。

③ 放入苋菜翻炒至熟，用盐和蒜末调味即可。

营养师建议： 苋菜有阻止肝脏脂肪、胆固醇升高的作用，适合糖尿病合并脂肪肝的患者经常食用。

能量知多少： 总能量约 90 千卡，蛋白质 2.5 克，脂肪 5 克，糖类 8.5 克。

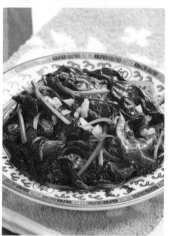

口蘑烧菜花

材料： 菜花 350 克，鲜口蘑 100 克，植物油 5 克，葱丝、姜丝、盐各适量。

做法：

① 菜花洗净，掰成小朵；口蘑洗净切片。

② 炒锅倒油烧热，爆香葱丝、姜丝，加入菜花、少许水烧开，放入口蘑、盐翻炒至熟即可。

营养师建议： 菜花易消化，常食可防癌、降低血液胆固醇、减少心脏病与脑卒中的危险，且菜花中维生素 C 含量较高，尤其适合脂肪肝患者食用。

能量知多少： 总能量约 153 千卡，蛋白质 6 克，脂肪 5 克，糖类 20.2 克。

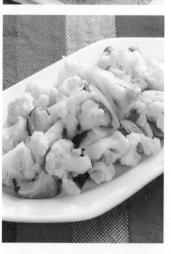

足三里穴

定位：位于小腿前外侧，在犊鼻下 3 寸，距胫骨前缘一横指。

按摩手法：保持坐位，小腿略向前伸，使腿与凳保持约 120 度，两手拇指分别放在足三里穴上按压至有酸胀感，连做 3 分钟。

功效：按压足三里穴有改善肝功能、降低肝脏脂肪的功用。

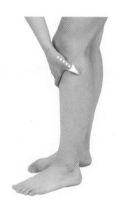

足三里穴

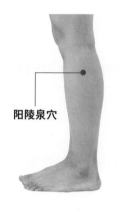

阳陵泉穴

阳陵泉穴

定位：位于小腿外侧，在腓骨头前下方凹陷处。

按摩手法：按摩时用拇指用力按住阳陵泉穴，按揉 3 分钟。两侧交替进行。

功效：阳陵泉穴为脂肪肝治疗的要穴，按摩阳陵泉穴有清热化湿、疏肝利胆之效。

第四章 糖尿病并发症的调养方案

太冲穴

定位：位于足背侧，在第一跖骨间隙的后方凹陷处。

按摩手法：用拇指指尖对太冲穴进行垂直按压，一次持续 5 秒钟左右，进行到疼痛缓解为止。

注意事项：爱生闷气、郁闷、焦虑、忧愁难解的糖尿病性脂肪肝患者在情绪低落时进行按摩，效果更好。

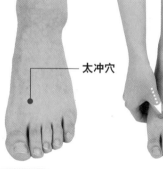

太冲穴

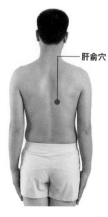

肝俞穴

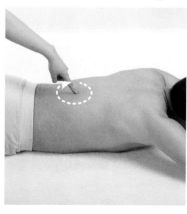

肝俞穴

定位：位于背部，在第九胸椎棘突下，旁开 1.5 寸。

按摩手法：按摩时，食指按压在肝俞穴上，做旋转运动，3~5 分钟。

注意事项：刺激此穴有利于脂肪肝的防治。力道由轻到重至能承受为止。

糖尿病孕妇
调养方案

◉ 牢记饮食原则

● 合理控制总能量

妊娠初期不需要特别增加热量，中、后期必须依照孕前所需的热量，再适当增加。在 28 周后，孕妇每周体重增长应控制在 0.5 千克左右，一个月最好不超过 2 千克。

● 保证优质蛋白质摄入

孕后期每日摄入 85~90 克的蛋白质，且保证其中的 1/3 以上为优质蛋白。

● 适量摄入脂肪

每日脂肪摄入占总能量的 30% 以下。忌动物性油脂；坚果类食品应酌量摄入，如花生、瓜子、核桃仁、松子仁等；少用煎炸的烹调方式，多选用蒸、煮、炖等烹调方式。

● 正确吃糖

应尽量避免含糖饮料及甜食。妊娠糖尿病孕妇早晨的血糖值较高，因此早餐要少摄入淀粉类食物，尽量选择纤维含量较高的粗食为主食，如以糙米或五谷饭取代白米饭，选用全谷类面包或馒头等。

● 水果根据病情食用

水果应在全天碳水化合物的总量范围内食用，或在两次正餐之间作为加餐食用。草莓、柚子和猕猴桃应优先选用，香蕉、甘蔗、龙眼和葡萄等水果含糖量较高，不宜多吃。

● 少食多餐

为维持血糖值平稳及避免酮症酸中毒的发生，餐次的分配非常重要。因为一次进食大量食物会造成血糖快速上升，且母体空腹太久时，容易产生酮体，所以建议少量多餐，将每天应摄取的食物分成 5~6 餐。

● 生活小贴士

及时监测血糖。患者应有自我检验和自我调整的应急能力，学会在应急时适当增加胰岛素剂量，在病情好转时要及时减少胰岛素剂量。当出现头晕、恶心及心慌时，应能分辨是低血糖还是高血糖，用血糖仪及时检查血糖情况，便可对症治疗。

定期产检。应定期到产科高危门诊进行检查，密切监测胎儿在宫内情况。

加强护理。应加强家庭监护，坚持每天数胎动；产前应比正常孕妇提前入院；产后仍要定期到医院检查血糖情况，特别是早晨的空腹血糖。

◉ 需重点补充的营养素

卵磷脂

功效：卵磷脂不足会使胰脏机能下降，无法分泌充分的胰岛素，不能有效地将血液中的葡萄糖运送到细胞中。卵磷脂可以促进胎儿大脑与神经系统发育。人体脑细胞约有 150 亿个，其中 70% 在母体中就已经形成。正常情况下，孕妇体内的羊水中含有大量的卵磷脂。

食物来源：卵磷脂多存在于蛋黄、大豆、鱼头、鳗鱼、动物肝脏、蘑菇、山药、芝麻、木耳、红花籽油、玉米油、瓜子、谷类等食物中，其中又以蛋黄、大豆和动物肝脏的含量最高。

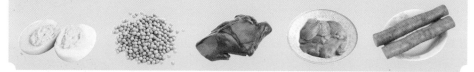

锌

功效：锌是体内多种酶类的辅助因子，是核酸和蛋白质合成的必需物质。若锌严重缺乏，会出现胎儿畸形、神经系统功能改变等。锌也是胰脏制造胰岛素的必要元素，孕妇如缺锌，胰岛素制造量会紊乱，甚至无法制造，进而影响血糖值，引发糖尿病。

食物来源：富含锌的食物主要有瘦肉、动物肝脏、蛋类及牡蛎等，植物中坚果类含锌较高，如花生、核桃等，水果中苹果的含量较高。另外，豆腐皮、黄豆、银耳、白菜等中含量也较丰富。

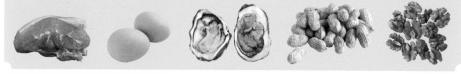

钙

功效：如果母体缺钙严重，可造成肌肉痉挛，引起小腿抽筋以及手足抽搐，还可导致孕妇骨质疏松。钙也可维持胰岛素正常分泌，平衡血糖值。

食物来源：含钙较多的食物有牛奶、虾皮、虾米、芝麻酱、芝麻、奶酪干、全脂奶粉、豆制品、瓜子类、木耳、紫菜等。蔬菜中也有许多高钙的品种，如雪里蕻、小白菜、油菜、茴香、香菜、芹菜等。

  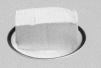 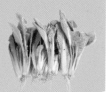

蚝油香菇油菜

材料：油菜 250 克，鲜香菇 250 克，植物油 5 克，盐、葱、鲜汤各适量。

做法：

① 将油菜去老叶，切成 6 厘米长，洗净；香菇洗净、去杂质；葱切末。

② 锅内放油烧热，待油烧至五成热时，加葱末爆香，再将鲜香菇、油菜倒入煸炒。再加鲜汤，至八成热时放盐，再烧 1 分钟后，装盘即成。

营养师建议：这道菜有宽肠通便、解毒消肿、补钙的作用。

能量知多少：总能量约 135 千卡，蛋白质 5 克，脂肪 5 克，糖类 17 克。

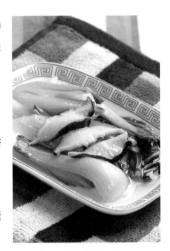

凉拌芹菜时蔬

材料：嫩芹菜 250 克，香油 5 克，胡萝卜、青椒、花生米、盐各适量。

做法：

① 将芹菜梗、叶分开后洗净，切 3 厘米长段，沥干水，入滚水中煮熟，捞出沥水装盘。

② 胡萝卜、青椒分别洗净、切小丁；胡萝卜也用开水焯一下，捞出。

③ 在芹菜、胡萝卜、青椒中加盐、香油，拌匀即可。

营养师建议：适用于习惯性便秘、痔疮、大便干结、孕期贫血等症。

能量知多少：总能量约 90 千卡，蛋白质 2.5 克，脂肪 2.5 克，糖类 8.5 克。

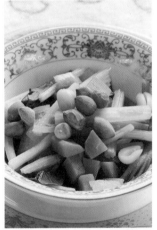

肉末炒丝瓜

材料：丝瓜 250 克，瘦肉末 50 克，橄榄油 3 克，盐、胡椒粉、姜各适量。

做法：

① 将丝瓜洗净，去皮，切片；姜洗净，切末。

② 橄榄油入锅，放入姜末爆出香味。

③ 加入肉末搅拌，然后加入盐、胡椒粉搅拌均匀。

④ 放入丝瓜，加入适量水，焖熟即可食用。

营养师建议：丝瓜与瘦肉一起烹调，有稳定血糖的功效，还可预防糖尿病血管并发症。

能量知多少：总能量约 170 千卡，蛋白质 12.9 克，脂肪 12 克，糖类 12.2 克。

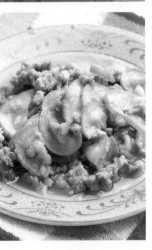

肾俞穴

定位：位于腰部，在第 2 腰椎棘突下，旁开 1.5 寸。

按摩手法：取卧位，露出腰部皮肤，食指置于腰部肾俞穴，顺时针、逆时针各按揉 40 下。

注意事项：清晨起床后及临睡前按摩，以局部感到有温热感为佳。

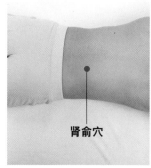

肾俞穴

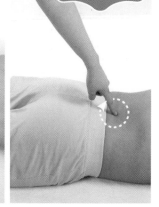

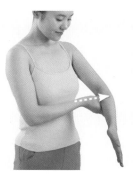
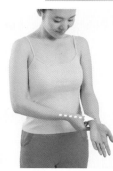

按摩上肢

定位：按摩部位以大肠经、心经为主。

按摩手法：手法以直线做上下或来回擦法为主。

注意事项：还可在手三里、外关、内关、合谷等穴位上各按压、揉动 3 分钟，效果更佳。

按摩下肢

定位：按摩部位以脾经、肾经为主。

按摩手法：手法以直线做上下或来回擦法为主，双手从大腿内侧的根部往下推到脚腕部，再从足后跟部往上回推，每次 5~10 分钟，每分钟 50~80 次。

功效：按摩下肢具有促进血液循环、改善心脏供血、活血化瘀、软化血管等作用。

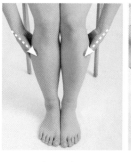
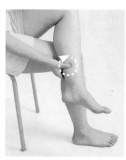

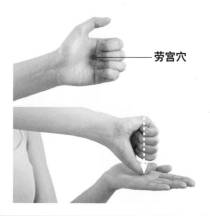

劳宫穴

劳宫穴

定位：位于手掌心，在第二、第三掌骨之间偏于第三掌骨，握拳屈指时中指尖处。

按摩手法：按摩手法采用按压、揉擦等方法，左右手交叉进行，每穴各操作 10 分钟，每天 2~3 次，不受时间、地点限制。

注意事项：按摩此穴也可借助小木棒、笔套等钝性的物体进行按摩。

糖尿病合并痛风
调养方案

◉ 牢记饮食原则

● 注意营养均衡

每天摄入的碳水化合物占总能量的 50%~60%；脂肪摄入占总热量的 20%~25%，其中饱和脂肪酸、单不饱和脂肪酸、多不饱和脂肪酸比例约为 1:1:1，全日脂肪包括食物中的脂肪及烹调油总摄入量在 25 克以内。蛋白质占总能量的 10%~15%，或每千克理想体重给予 0.8~1.0 克蛋白质，并以牛奶、鸡蛋为主。

● 饮水控制

每日喝水在 2000~3000 克为宜，可促进尿酸排出，以普通开水、淡茶水、矿泉水、鲜果汁、菜汁等为宜。不要喝浓茶，浓茶会引起痛风发作。

● 避免食用高嘌呤食品

在痛风急性发作期，应选用嘌呤含量很少或基本不含嘌呤的食品。在痛风缓解期，每日由膳食摄入的嘌呤含量限制在 100~150 毫克以内，膳食应以蔬菜瓜果为主。少喝肉汤、鱼汤、鸡汤等汤类，汤中嘌呤的含量较高。

● 避免暴饮暴食

每日三餐按比例控制，避免过量，也不要过度饥饿，以免血糖难以控制。

● 戒酒

酒精具有抑制尿酸排泄的作用，长期饮酒还可刺激嘌呤合成增加，而且一瓶啤酒就可使尿酸升高一倍。因此，糖尿病合并痛风患者不宜饮酒，更不能空腹饮酒。

● 少吃刺激性食物

辣椒、咖喱、胡椒、花椒、芥末、生姜等调料能兴奋自主神经，诱使痛风发作。

● 多吃碱性食品

碱性物质可促进尿酸排泄，保护肾脏，如蔬菜、土豆、水果等，可以降低血和尿液的酸度。

● 烹调方法要适宜

烹调方法宜用蒸、煮、凉拌等方法，以减少用油量。限制盐的摄入，每天食盐的控制量在 5 克以内。

● 生活小贴士

坚持适当的体育锻炼，防止肥胖，增强体质和抗病能力，以远离痛风。一般不主张痛风患者参加跑步等较强的体育锻炼。

节制过频的性生活。中年男子一般以每周不超过 1 次为度。同时注意性卫生，避免尿路感染。当患者有明显的肾功能损害时则不宜进行性生活。

保持良好轻松的心态，有益于痛风的控制。患者应注意劳逸结合，避免过度劳累及精神紧张。

维生素C

功效：有研究显示，维生素C可降低血液中的尿酸水平，从而降低发生痛风的风险。

食物来源：蔬菜中含丰富的维生素C，如紫甘蓝、韭菜、菠菜、青椒、菜花等，另外，野生的苋菜、苜蓿、刺梨、沙棘、酸枣中维生素C含量尤其丰富。水果中柑橘、猕猴桃、山楂、柚子等也富含维生素C。

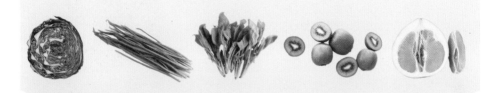

泛酸

功效：泛酸可使尿酸充分转化成尿素和氨，使其快速随尿排出体外，不会变成尿酸盐结晶沉积在体内各处。

食物来源：泛酸最丰富的天然来源是蜂王浆、人奶、牛奶。另外，全谷物也是良好的泛酸来源。蘑菇、鸡蛋、菜花和某些酵母中含泛酸也较丰富。

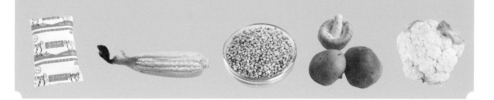

钾

功效：钾可以调节体液的酸碱平衡，也可参与蛋白质、糖类的代谢，不仅能逐渐缓解痛风疼痛，还能促进尿酸结晶溶解，将尿酸水平逐渐降低到正常范围以内。

食物来源：海带、紫菜、菠菜、苋菜、香菜、油菜、紫甘蓝、芹菜、大葱、莴笋、土豆、山药、鲜豌豆中一般含钾较多。粮食类以荞麦面、红薯含钾量较高；水果以香蕉含钾量最丰富。

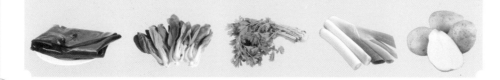

五色蔬

材料： 红椒、青椒各100克，西葫芦、莴笋各100克，水发海带5克，植物油5克，盐、葱、姜各适量。

做法：

① 红椒、青椒洗净去子，切块；水发海带洗净切丝；西葫芦、莴笋切片；葱、姜切末。

② 锅内放油烧热，加入葱、姜爆出香味，将红椒、青椒、水发海带、西葫芦、莴笋一起加入翻炒，加盐调味即可。

营养师建议： 中医认为，青椒有温中下气、散寒除湿的功效，其富含的维生素C对于患者来说是非常有益的。

能量知多少： 总能量约135千卡，蛋白质5克，脂肪5克，糖类17克。

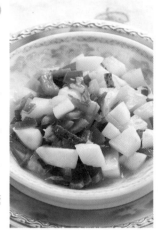

黄瓜炒彩椒

材料： 黄瓜250克，红椒、黄椒各100克，葱花5克，盐2克，植物油3克。

做法：

① 红椒、黄椒洗净，去蒂除子，切片；黄瓜洗净，去蒂，切片。

② 炒锅置火上，倒入适量植物油，待油温烧至六成热时，放入葱花炒香，倒入红椒片、黄椒片和黄瓜片翻炒3分钟，用盐调味即可。

营养师建议： 黄瓜具有清热利尿的解毒功效，糖尿病合并痛风的患者可以多吃一些黄瓜。

能量知多少： 总能量约117千卡，蛋白质5克，脂肪3克，糖类17克。

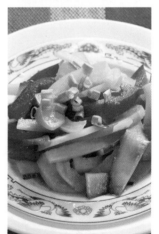

山药炒青椒

材料： 山药150克，青椒200克，植物油5克，葱、姜、盐各适量。

做法：

① 山药去皮，切片；青椒洗净去子，切块；葱、姜切末。

② 锅内放油烧热，爆香葱末、姜末，加山药翻炒片刻，再加青椒、盐翻炒均匀即可。

营养师建议： 山药有较好的降压、利尿作用，也可降低血脂。对糖尿病、高血压等并发肾病患者，运用山药配伍的食疗方法是适宜的，可坚持长期服食。

能量知多少： 总能量约180千卡，蛋白质7.5克，脂肪5克，糖类25.5克。

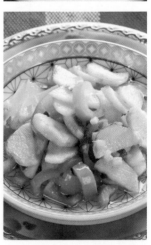

昆仑穴

定位：位于足部外踝后方，在外踝尖与跟腱之间的凹陷处。

按摩手法：按摩时，用右手拇指按揉右脚外侧踝骨后方的昆仑穴，时间 3~5 分钟，然后用左手拇指按揉左侧昆仑穴 3~5 分钟。

功效：昆仑穴属膀胱经，经常按摩有利于尿酸排出，能缓解痛风症状。

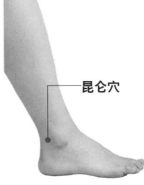
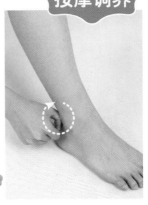

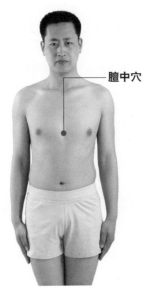
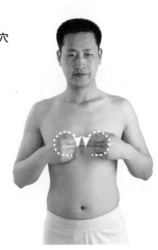

膻中穴

定位：位于胸部，前正中线上，平第四肋间，两乳头连线的中点。

按摩手法：每天用中指或用手掌大鱼际部先顺时针、后逆时针方向按揉膻中穴，反复 10 次。

注意事项：若配合睡前热水加浴盐泡澡 15~20 分钟，能更快缓解痛风。

肩井穴

定位：位于肩上，前直乳中，在大椎穴与肩峰端连线的中点上。

按摩手法：可让旁人帮助按摩，也可用右手中指按揉左侧肩井穴，用左手中指按揉右侧肩井穴。

注意事项：每次按揉大约 2 分钟至有酸胀感，效果会更明显。

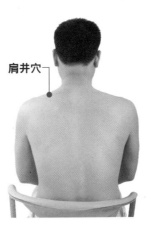
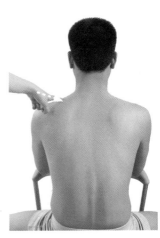

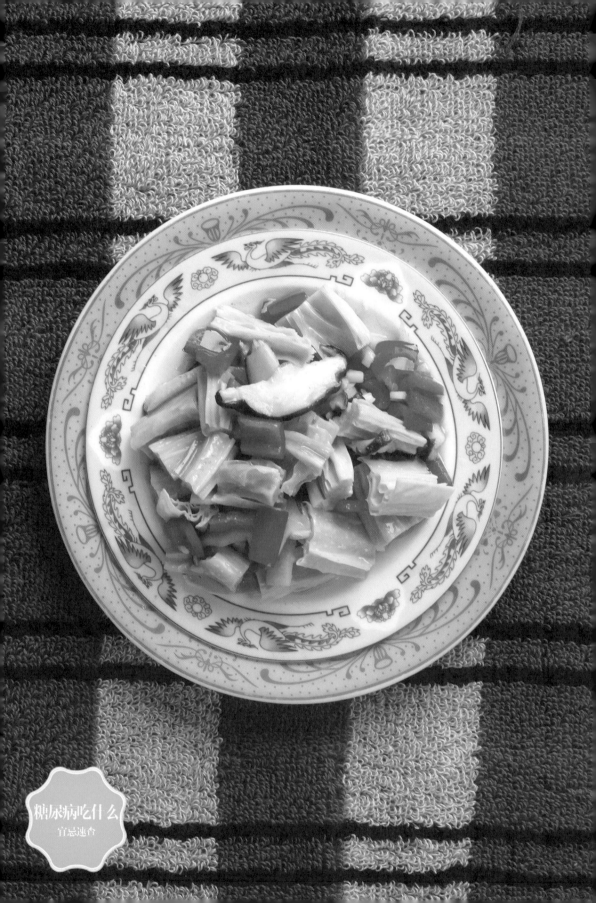

第五章

吃什么降血糖

谁说糖尿病人就没有口福？我们将推荐几十种既能有效辅助控制血糖又美味的食材，并详细讲解搭配宜忌，让糖尿病患者吃得健康又舒心。

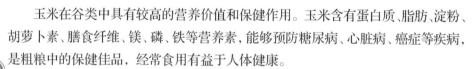

五谷杂粮

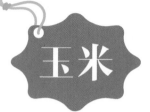

归胃、肾经

性平，味甘淡

一般人均可食用，
三高人群尤为适宜

合理食用降血糖

推荐用量：鲜玉米每天 100 克，玉米面、
玉米糁每天 50~100 克

玉米在谷类中具有较高的营养价值和保健作用。玉米含有蛋白质、脂肪、淀粉、胡萝卜素、膳食纤维、镁、磷、铁等营养素，能够预防糖尿病、心脏病、癌症等疾病，是粗粮中的保健佳品，经常食用有益于人体健康。

● 对血糖调节的好处

玉米中富含膳食纤维，可减缓消化速度和加快胆固醇排泄，使血液中的血糖和胆固醇控制在理想的水平。玉米中含有的镁、谷胱甘肽等具有调节胰岛素分泌的功效，能够对糖尿病患者的血糖起到稳定作用。糖尿病患者宜食用含膳食纤维较多的老玉米，少吃含糖量较高的甜玉米和食用后使血糖升高的糯玉米。

● 搭配与宜忌

✓ 玉米＋豆类

玉米和豆类中含有不同的氨基酸，两者一起烹调可以提高营养价值，让蛋白质中的氨基酸更加丰富。

✓ 玉米＋碱

烹调玉米时加碱有利于保存玉米中的维生素 B_1、维生素 B_2 等营养素，也能释放玉米中更多的烟酸，更有利人体健康。

影响血糖的营养素含量表（以 100 克食物为例）

可食部	热量	三大营养素			膳食纤维
玉米（白、干）100 克	336 千卡	脂肪	糖类	蛋白质	8 克
		3.8 克	74.7 克	8.8 克	

维生素				矿物质		
维生素 C	维生素 B_1	维生素 B_2	维生素 E	钙	镁	锌
—	0.27 毫克	0.07 毫克	8.23 毫克	10 毫克	95 毫克	1.85 毫克

青椒炒玉米粒

原料： 青椒 200 克，玉米粒 100 克，盐 1 克，植物油 3 克，枸杞子、胡椒粉各适量。

做法：

① 玉米粒洗净用沸水焯一下待用；青椒洗净，切成同玉米粒大小的方丁；枸杞子洗净。

② 锅内放油，烧至七成熟时，放入青椒丁翻炒。

③ 锅内留底油，放入玉米粒略炒，下青椒丁翻炒，加入盐、胡椒粉至双丁熟后，下枸杞子炒匀即可。

营养师建议： 青椒不要炒太熟，以免影响口感。

能量知多少： 总能量约 310.6 千卡，蛋白质 11.1 克，脂肪 6.1 克，糖类 62.8 克。

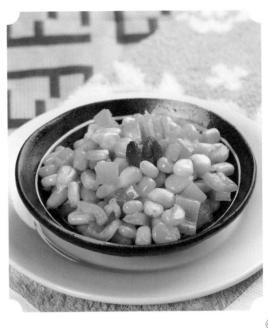

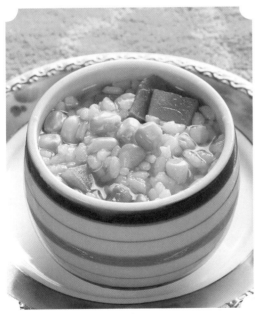

玉米南瓜饭

材料： 玉米粒 100 克，南瓜 200 克，大米 100 克。

做法：

① 玉米粒、大米淘洗干净，加水适量。

② 南瓜切丁，与玉米、大米同蒸。

营养师建议： 南瓜的皮和瓤含有丰富的胡萝卜素和维生素，要尽量利用。

能量知多少： 总能量约 282 千卡，蛋白质 10.4 克，脂肪 2.8 克，糖类 62.1 克。

延伸阅读

　　糖尿病患者怎样选择食用油：食用油的质量对人体健康至关重要，尤其是糖尿病患者更应该精挑细选。食用油中能量和脂肪的含量较高，患者不适宜吃太多，每日不能超过 20 克。炒菜宜选用植物油，如花生油、豆油、橄榄油、茶籽油等。

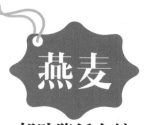

燕麦

归肝、脾、胃经

味甘，性温

一般人均可食用，更适合中老年人

帮助降低血糖

推荐用量：每天 40 克

燕麦的营养价值很高，每百克燕麦中所含有的蛋白质比大米、小麦、玉米高出 1.6~2.2 倍。所含维生素 E 也高于大米和白面。燕麦含有的可溶性膳食纤维是小麦的 10~15 倍，还含有大量矿物质和维生素。将燕麦煮成麦片粥，比较适合糖尿病患者或者肥胖者。

◉ 对血糖调节的好处

燕麦富含膳食纤维，可减缓葡萄糖的吸收，并有降低胰岛素分泌的作用。在吃燕麦食品后，燕麦中的膳食纤维会延缓淀粉分解为葡萄糖，控制餐后血糖升高。燕麦还富含维生素 B_1，能参与糖类及脂肪的代谢，帮助葡萄糖转变成能量。燕麦中的亚麻酸具有调节生理代谢的功能，能够控制血糖量，让血糖变化趋于稳定。燕麦还是高营养、高热量、低淀粉、低糖食品，食用燕麦可达到少食而营养功效不减，对糖尿病患者而言，是极为有益的食品。

◉ 搭配与宜忌

✅ 燕麦 + 大米 + 牛奶

燕麦为粗粮，不易消化，煮粥时加一些大米与牛奶，可以减轻消化系统负担，营养丰富且均衡。粥煮得稠烂一些，营养物质易吸收，是高血糖人群的养生佳品。

✅ 燕麦 + 酸奶

酸奶有助于预防糖尿病患者并发动脉粥样硬化，燕麦可降低胰岛素分泌，控制餐后血糖。二者同食，可先将燕麦煮粥，冷却后加入酸奶中一起食用，有利于营养素的吸收，口感也较好。

❌ 燕麦营养丰富，但吃得过多会造成胃痉挛或者腹部胀气。

影响血糖的营养素含量表 (以 100 克食物为例)

可食部	热量	三大营养素			膳食纤维
100 克	367 千卡	脂肪	糖类	蛋白质	5.3 克
		6.7 克	66.9 克	15 克	

维生素				矿物质		
维生素 C	维生素 B_1	维生素 B_2	维生素 E	钙	镁	锌
—	0.3 毫克	0.13 毫克	3.07 毫克	186 毫克	177 毫克	2.59 毫克

鸡蛋白菜麦片粥

材料:白菜100克,鸡蛋1个,燕麦片25克,香油3克,盐2克。

做法:

①锅内放水烧开,向锅内敲一个鸡蛋,用筷子把鸡蛋搅散。

②把小白菜切碎,放入锅内,等水烧开后,把燕麦片放进去不停搅动,烧开后关火,加盐,淋上少量香油即可。

营养师建议:此粥有降脂、减肥的功效,适用于高血糖肥胖人群,也可作为糖尿病合并高脂血症者的日常保健食品。

能量知多少:总能量约228千卡,蛋白质12克,脂肪9克,糖类23.4克。

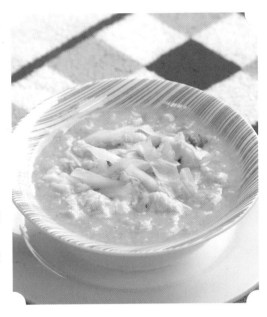

猕猴桃燕麦粥

材料:猕猴桃100克,玉米面25克,燕麦片50克。

做法:

①将猕猴桃洗净、去皮,将其切成小块备用;玉米面用冷水调成糊状;燕麦片倒入适量的开水搅拌均匀。

②锅内放水,放入调好的玉米糊,用小火烧开,再加入燕麦片、猕猴桃,一起调匀即可食用。

营养师建议:燕麦粥有通便的功效,老年人体质虚弱,容易便秘,这时,吃点燕麦粥,能很好地解决便秘问题。对上班族来说,燕麦还可帮助改善血液循环,缓解生活、工作带来的压力。

能量知多少:总能量约315千卡,蛋白质6.5克,糖类71.5克。

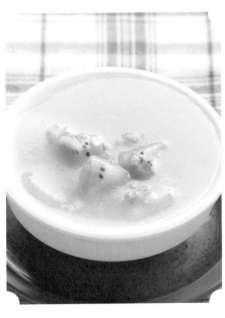

延伸阅读

　　燕麦的膳食纤维含量很高,如一次性食用过多,容易引起腹胀或胃痉挛,尤其对消化功能弱的老人,更不要一次性大量食用燕麦。对于刚开始食用燕麦的人来说,宜先吃一些燕麦片、燕麦粉等加工品,然后在平时煲汤或煮粥的白米中加入少量整粒的燕麦烹煮。避免长时间高温煮,以防营养素流失。

荞麦

归肺、脾、胃经
味甘，性寒
一般人均可食用，尤其适合食欲不振、糖尿病患者

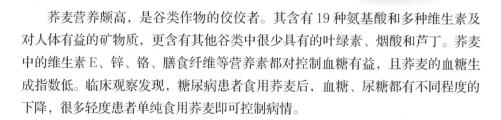

预防糖尿病并发心脑血管病

推荐用量：每天60克

荞麦营养颇高，是谷类作物的佼佼者。其含有19种氨基酸和多种维生素及对人体有益的矿物质，更含有其他谷类中很少具有的叶绿素、烟酸和芦丁。荞麦中的维生素E、锌、铬、膳食纤维等营养素都对控制血糖有益，且荞麦的血糖生成指数低。临床观察发现，糖尿病患者食用荞麦后，血糖、尿糖都有不同程度的下降，很多轻度患者单纯食用荞麦即可控制病情。

◉ 对血糖调节的好处

荞麦富含矿物质铬，可增加胰岛素活性，加速体内糖代谢，也可促进脂肪代谢与蛋白质的合成，对预防与控制糖尿病有利。荞麦中的维生素E、矿物质锌，可改善糖耐量。荞麦的血糖生成指数只有54，轻度糖尿病患者可通过食用荞麦来控制病情。荞麦还富含镁元素，其可软化血管、防止血栓形成。荞麦中的芦丁、烟酸，有软化血管、扩张毛细血管、降低血脂的作用，常食荞麦对预防糖尿病并发高脂血症、高血压很有益处。

◉ 搭配与宜忌

✅ **荞麦 + 黄豆**

二者同食，对预防、治疗、控制糖尿病有益。

✅ **荞麦 + 瘦肉**

一起做面食、粥、汤等，有止咳、平喘的作用。

❌ **荞麦 + 羊肉**

中医认为荞麦性凉，羊肉性热，两者的食性功能相反，两者同食不能发挥各自应有的营养功效。

❌ 有过敏体质的人群应慎食荞麦，因荞麦中含有致敏物质，食用后会引起过敏，或加重过敏反应。

影响血糖的营养素含量表（以100克食物为例）

可食部	热量	三大营养素			膳食纤维
100克	324千卡	脂肪	糖类	蛋白质	6.5克
		2.3克	66.5克	9.3克	

维生素				矿物质		
维生素C	维生素B₁	维生素B₂	维生素E	钙	镁	锌
—	0.28毫克	0.16毫克	4.4毫克	47毫克	258毫克	3.62毫克

◉ **这样吃降血糖**

荞麦胡萝卜汤

材料：荞麦面50克，胡萝卜100克，酱油、料酒、葱各适量。

做法：

① 把胡萝卜洗净、切小丁；葱洗净、切末。

② 锅内加水，再加处理好的胡萝卜、葱一起煮，将近煮开的时候，加料酒、酱油调味。

③ 荞麦面加水调成稠糊状，用汤匙拨入汤中，煮开即可。

营养师建议：荞麦的食疗功效适用于糖尿病诸症。用荞麦加工成荞麦面粉，食用方便，只要用水调和，配以新鲜蔬菜和各种作料，即可制成荞麦汤、米果、蒸饺、发糕、面条等。

能量知多少：总能量约225千卡，蛋白质6.5克，糖类28.5克。

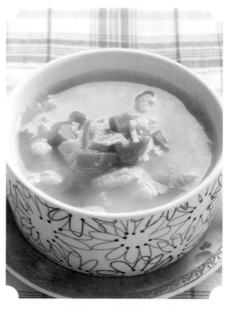

荞麦饼

材料：荞麦面粉100克，鸡蛋1个，植物油5克，芝麻、酵母、小苏打各适量。

做法：

① 把荞麦面粉和成面团，加入酵母发酵；鸡蛋放碗中搅匀；面团发酵后放入小苏打液，揉成光润面团，擀成圆饼坯。

② 在平底锅中放入适量植物油，油热后把饼坯两面刷上蛋液，粘一层芝麻，放入平底锅中，加盖后用小火烙，烙至饼两面均呈金黄色时出锅。

营养师建议：吃荞麦时，不要吃肥肉。肥肉脂肪多，属于难以消化的食物。荞麦性寒又是粗粮，也不易消化。二者同食，会引起消化不良，无法实现营养的全面吸收。

能量知多少：总能量约540千卡，蛋白质17克，脂肪11克，糖类80克。

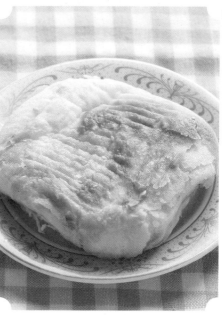

延伸阅读

　　食用荞麦要注意方法：因荞麦具有清理肠道沉积废物的作用，所以在民间，荞麦被称为"净肠草"。对于大多数人而言，荞麦不宜长时间单独食用，否则会造成消化不良。最好能与其他谷物搭配食用，如平时在做主食馒头时加一点荞麦，对身体很有好处。另外，荞麦一次食用太多，也容易造成消化不良。

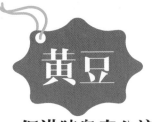

黄豆

归脾、肾经
味甘，性平
一般人均可食用

促进胰岛素分泌
推荐用量： 每天 50 克

黄豆有"豆中之王"之称，干黄豆中含高品质的蛋白质约 40%，为其他粮食之冠。此外，还含有维生素 A、B 族维生素、维生素 D、维生素 E 及钙、磷、铁等矿物质。黄豆加工后的各种豆制品，不但蛋白质含量高，而且比黄豆本身更加容易消化，如豆腐的蛋白质消化率高达 95%。另外，黄豆的血糖生成指数低，是糖尿病患者理想的补益食品。

● 对血糖调节的好处

黄豆中含有一种抑制胰酶的物质，它对糖尿病有一定的疗效。且黄豆的碳水化合物含量低，特别适合糖尿病患者食用。黄豆中不含胆固醇，还可以降低人体胆固醇，减少动脉硬化的发生，可预防糖尿病并发心血管病。黄豆被营养学家推荐为防治冠心病、高血压、动脉粥样硬化等疾病的理想保健品。

● 搭配与宜忌

✓ 黄豆＋茄子

黄豆有益气养血的作用，可通气、润肠、润燥消肿；茄子有保护血管的作用，可降低毛细血管的脆性和渗透性。同食，能强身健体，适合糖尿病眼底病变的患者。

✓ 黄豆＋萝卜

二者同食，营养成分相互补充，并有消食、补脑益智的功效。

✓ 黄豆＋糯米

二者同食有健脾暖胃、行滞的功效，对胃溃疡、慢性胃炎有辅助治疗作用。

影响血糖的营养素含量表（以 100 克食物为例）

可食部	热量	三大营养素			膳食纤维
		脂肪	糖类	蛋白质	
100 克	359 千卡	16 克	34.2 克	35 克	9 克

维生素				矿物质		
维生素 C	维生素 B₁	维生素 B₂	维生素 E	钙	镁	锌
—	0.41 毫克	0.2 毫克	18.9 毫克	191 毫克	199 毫克	3.34 毫克

萝卜炒黄豆

材料： 黄豆 50 克，白萝卜 100 克，植物油 4 克，香油 3 克，盐 2 克，白醋少许。

做法：

① 白萝卜洗净，切成丁备用；黄豆洗净，沥干水分。

② 锅内放油，待油热后下黄豆翻炒，然后倒入白萝卜煸炒。

③ 加入少许清水、盐，用中火煮 2 分钟，淋香油即可。

营养师建议： 黄豆制品含有异黄酮，被称为"植物雌激素"，对防治骨质疏松症有良好的作用。豆腐还有抑制乳腺癌、前列腺癌的功能，其中的植物固醇是抑癌的有效成分。

能量知多少： 总能量约 227.5 千卡，蛋白质 18.4 克，脂肪 11.1 克，糖类 22.1 克。

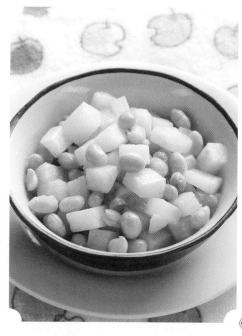

芹菜黄豆拌胡萝卜

材料： 芹菜 100 克，黄豆 25 克，胡萝卜 100 克，香油 3 克，盐 2 克，白醋、花椒、大料各少许。

做法：

① 黄豆提前泡一晚，泡好的黄豆放在锅里加盐、花椒、大料煮熟，备用。

② 芹菜择去叶子、切丁，入热水锅焯透，捞出沥干水分。

③ 胡萝卜洗净、切小丁，用开水焯一下，捞出备用。

④ 将三种菜拌在一起，加盐、香油、白醋拌匀即可。

营养师建议： 糖尿病患者应该经常食用豆制品。但是如果合并有肾病，则应控制摄入量。

能量知多少： 总能量约 268 千卡，蛋白质 37.5 克，脂肪 3 克，糖类 63.5 克。

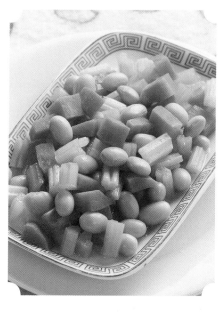

延伸阅读

醋泡黄豆降血脂：取新鲜黄豆 250 克，以醋浸泡 15 日后，每日取 10 粒左右嚼食，醋豆含有磷脂及多种氨基酸，能促进皮肤细胞的新陈代谢，并有降低胆固醇、改善肝功能及延缓衰老的作用。

绿豆

归心、胃经

味甘，性寒

一般人均可食用，更适合高血压、眼病、中毒者

稳定血糖，保护肝脏

推荐用量：每天 50 克

绿豆营养丰富，用途较多，被称为"济世之良谷"。绿豆中含有丰富的蛋白质、鞣质和黄酮类化合物，这些物质可与体内有机磷农药、汞、砷、铅化合物结合形成沉淀物，使之减少或失去毒性，并不易被胃肠道吸收。绿豆含丰富的 B 族维生素、低聚糖，对糖尿病有益。

◉ 对血糖调节的好处

绿豆中 B 族维生素、矿物质含量丰富，脂肪含量很低，故适用于糖尿病患者。另外，绿豆还有保肝护肝、抑制脂肪吸收的功效，对糖尿病并发脂肪肝有益。

绿豆淀粉中含有相当数量的低聚糖（戊聚糖、半乳聚糖等），这些低聚糖因人体胃肠道没有相应的水解酶系统而很难被消化吸收，所以绿豆提供的热量比其他谷物低，同时对糖尿病患者的空腹血糖、餐后血糖的降低有一定作用，对肥胖者和糖尿病患者、肥胖型糖尿病患者有辅助治疗的作用。

◉ 搭配与宜忌

✓ 绿豆 + 粳米

二者同食，有生津液、消水肿、清暑热的功效，非常适合糖尿病患者。

✓ 绿豆 + 莲藕

莲藕有清热凉血、健脾开胃的作用，二者同食，可养心降压、健脾胃，对糖尿病并发肝病、高血压有一定的辅助治疗作用。

✓ 绿豆 + 南瓜

二者的降血糖效果都很明显，搭配食用，降糖效果更好，而且还有清热解毒的作用。

影响血糖的营养素含量表（以 100 克食物为例）

可食部	热量	三大营养素			膳食纤维
		脂肪	糖类	蛋白质	
100 克	316 千卡	0.8 克	62 克	21.6 克	6.4 克

维生素				矿物质		
维生素 C	维生素 B$_1$	维生素 B$_2$	维生素 E	钙	镁	锌
—	0.25 毫克	0.11 毫克	10.95 毫克	81 毫克	125 毫克	2.1 毫克

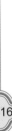

糖尿病吃什么宜忌速查

绿豆莴笋汤

材料： 莴笋 200 克，绿豆 25 克，香油 3 克，葱花 3 克，盐 1 克。

做法：

① 莴笋洗净、去皮、切丁；将绿豆淘洗干净，用清水浸泡 20 ～ 30 分钟。

② 将绿豆置入沸水中煮至开花，随即下入莴笋丁，煮至莴笋熟透后，撒入盐、葱花，略煮片刻，加香油即可出锅。

营养师建议： 绿豆性寒，脾胃虚寒、肾气不足的人不宜多吃，或者需要与其他食物合理搭配才可经常食用。另外，绿豆具有解毒消药性的功效，所以正在吃中药的人不要多喝绿豆汤。

能量知多少： 总能量约 153 千卡，蛋白质 4 克，脂肪 3 克，糖类 26.8 克。

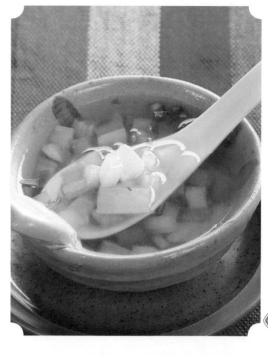

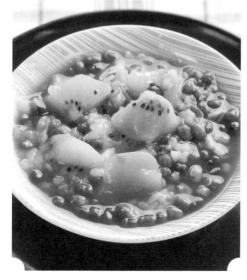

绿豆猕猴桃粥

材料： 大米 50 克，绿豆 25 克，猕猴桃 100 克。

做法：

① 绿豆挑去杂质，淘洗干净，用清水浸泡 4 小时；猕猴桃去皮，切小块。

② 大米与泡好的绿豆一并放入锅内，加入适量清水，用旺火烧沸后，转微火煮至米粒开花、绿豆酥烂，加入猕猴桃搅匀，稍煮一会儿即成。

营养师建议： 绿豆可用于治疗暑热烦渴、水肿、泻痢、丹毒、痈肿等病症。夏天喝绿豆汤不仅能补充水分，还能补充无机盐，维持水电解质的平衡，消暑益气、止渴利尿。

能量知多少： 总能量约 315 千卡，蛋白质 6.5 克，糖类 71.5 克。

延伸阅读

绿豆性质偏凉，因此体质虚寒或正在服用温补类食物的人应避免食用。煮绿豆时不要加碱，否则会破坏绿豆中的维生素，使其营养价值降低。也不要用铁锅煮绿豆，因铁锅容易导致绿豆发生氧化、变黑。

黑米

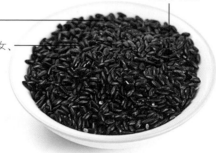

味甘，性平

少年白发、产后妇女、贫血者适宜

归脾、胃经

预防糖尿病眼底病变

推荐用量：每餐 50 克左右

黑米所含锰、锌、铜等矿物质大都比大米高 1~3 倍；还含有大米所缺乏的叶绿素、花青素、胡萝卜素及强心苷等特殊成分。黑米含膳食纤维较多，淀粉消化速度比较慢，血糖生成指数低，因此，吃黑米可以起到稳定血糖的作用。此外，黑米中的钾、镁等矿物质还有利于控制血压，减少患心脑血管疾病的风险。

● 对血糖调节的好处

黑米含有水溶性黄酮类化合物以及生物碱、植物固醇等药用成分。黄酮类化合物的主要生理功能是维持血管的正常渗透压，减低血管的脆性，防止血管破裂。常吃黑米可预防糖尿病患者眼底病变。黄酮类化合物也有良好的抗氧化性能和清除自由基的作用。

黑米还富含人体必需的矿物质元素如硒、锌、铁和铜等。硒是人体必需的营养素，是一种强抗氧化剂，可促进人体的能量代谢、血液循环，改善新陈代谢，能够有效地控制体重，平稳血糖。

● 搭配与宜忌

✓ 黑米 + 大米

二者搭配食用，可减轻消化系统负担，又可控制血糖，也可为人体提供优质蛋白质。

✓ 黑米 + 黑芝麻

有补血、益智、补脑、乌发、美肤的功效，适合须发早白、头昏目眩及贫血患者食用。

✓ 黑米 + 莲子

二者搭配能滋阴养心、补肾健脾，适合孕妇、老人、病后体虚者食用。

❌ 淘洗黑米次数过多会导致黑米中的营养随水流失，所以淘洗干净即可，不要反复淘洗。

影响血糖的营养素含量表 (以 100 克食物为例)

可食部	热量	三大营养素			膳食纤维
		脂肪	糖类	蛋白质	
100 克	333 千卡	2.5 克	72.2 克	9.4 克	3.9 克

维生素				矿物质		
维生素 C	维生素 B$_1$	维生素 B$_2$	维生素 E	钙	镁	锌
—	0.33 毫克	0.13 毫克	0.22 毫克	12 毫克	147 毫克	3.8 毫克

黑米红枣粥

材料： 黑米 50 克，红枣 10 克，枸杞子 5 克。

做法：

① 黑米淘洗干净，用清水浸泡 12 小时左右；红枣、枸杞子洗净。

② 将黑米放入锅中，加入适量水，大火煮沸，加入红枣，改用小火熬煮 30 分钟至黏稠，最后放入枸杞子煮 5 分钟即可。

营养师建议： 淘洗黑米时切忌用力揉搓，否则容易使黑米表皮的色素溶于水中，导致营养素的流失。挑选黑米时，可将米粒外面皮层全部刮掉，观察米粒是否呈白色，若是呈白色，则极有可能是人为染色黑米。

能量知多少： 总能量约 205 千卡，蛋白质 5.6 克，脂肪 1.4 克，糖类 46.4 克。

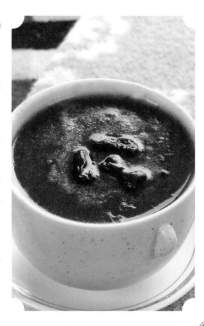

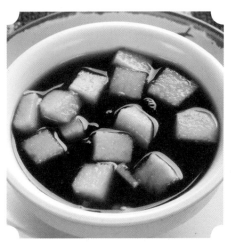

二米苹果粥

材料： 黑米 50 克，大米 25 克，苹果 100 克。

做法：

① 黑米淘洗干净，用清水浸泡 4 小时；大米淘洗干净；苹果洗干净、切小丁。

② 将黑米、大米一并放入锅内，加入适量清水，用旺火烧沸后，转微火煮至米粒开花，加入苹果丁搅匀，稍煮一会儿即成。

营养师建议： 消化不良的人不要吃未煮烂的黑米，以免食后引起急性肠胃炎。

能量知多少： 总能量约 315 千卡，蛋白质 6.5 克，糖类 71.5 克。

八味香粥

材料： 黑米、大米、薏米各 25 克，枸杞子、白果、核桃仁、银耳、百合各少许。

做法：

① 将黑米、薏米分别淘洗干净，放入清水中浸泡 4 小时；大米洗净；银耳泡发，去蒂，洗干净，再放入沸水锅中蒸熟；白果、核桃仁、百合、枸杞子分别洗净，备用。

② 锅中加入适量清水，先放入薏米、黑米，小火煮至米粒柔软。

③ 再加入大米、枸杞子、百合、白果、核桃仁、银耳，用小火煮至粥汁稍稠，即可出锅。

营养师建议： 食用黑米前，一定要浸泡，否则，黑米不易熟透，营养成分不能完全析出，而且吃半生的黑米会造成消化不良。

能量知多少： 总能量约 270 千卡，蛋白质 6 克，糖类 60 克。

薏米

归脾、肺、胃经

味甘淡，性微寒

一般人均可食用，尤其适宜癌症患者、水肿、皮肤粗糙者

维持正常的胰岛素分泌

推荐用量： 每餐 50~100 克

薏米含有蛋白质、维生素 B_2、薏苡仁酯、豆固醇、谷固醇，还有钙、镁等矿物质和亮氨酸、精氨酸、赖氨酸等多种氨基酸，薏米水提取物能显著降低血糖，可制成保健品食用。

◉ 对血糖调节的好处

薏米含有植物多糖，可有效降低血糖浓度。薏米中含微量元素硒，这是一种类似维生素 C 的强抗氧化剂，可平稳血糖，修复胰岛 β 细胞，维持正常的胰岛素分泌，也有促进人体的血液循环、能量代谢，加速新陈代谢，降低血脂与胆固醇的功效。

◉ 搭配与宜忌

✅ 薏米 + 大米

大米具有补中养胃、和五脏、止烦渴的功效。薏米可健脾，渗湿。二者同食，可养胃健脾、祛湿。

✅ 薏米 + 冬瓜

冬瓜中的膳食纤维可降低胆固醇、稳定血糖水平。薏米也含大量降低血糖物质。一起煮汤，降糖功效增强，又能清暑利湿。

✅ 薏米 + 牛奶

二者一起做粥，常食可保持皮肤光泽细腻，消除粉刺、雀斑、老年斑。

✅ 薏米 + 羊肉

羊肉可温补气血、益肾气、开胃健力。二者一起煲汤，可益气补虚、健脾补肾，辅助治疗病后体弱、贫血、食欲不振。

✅ 薏米 + 百合

百合有清心、润肺、养胃的功效。薏米具有排毒、养颜、美白之功效。二者一起做粥，可排毒、美白。

影响血糖的营养素含量表（以 100 克食物为例）

可食部	热量	三大营养素			膳食纤维
		脂肪	糖类	蛋白质	
100 克	357 千卡	3.3 克	71.1 克	12.8 克	2 克

维生素				矿物质		
维生素 C	维生素 B_1	维生素 B_2	维生素 E	钙	镁	锌
—	0.22 毫克	0.15 毫克	2.08 毫克	42 毫克	88 毫克	1.68 毫克

薏米冬瓜排骨汤

材料：薏米 25 克，排骨 150 克，冬瓜 100 克，盐 2 克，冬菇、姜适量。

做法：

① 薏米、排骨洗净；薏米用水泡 3 个小时；冬瓜洗净、切块；姜切片；冬菇泡发、去杂质，切片。

② 将排骨先用水煮一下，滤去血水。

③ 砂锅放入水，下入排骨、薏米、冬瓜、姜，盖上煲盖，水开后关小火，煲 50 分钟左右，加入盐调味即可。

营养师建议：薏米较难煮熟，在煮之前需以温水浸泡 2~3 小时，让它充分吸收水分，在吸收了水分后再与其他食材一起煮就容易熟了。

能量知多少：总能量约 378 千卡，蛋白质 30 克，脂肪 18 克，糖类 23.4 克。

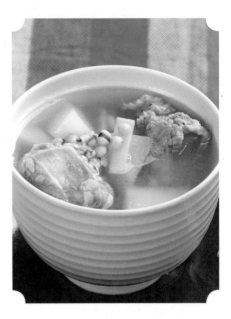

薏米红小豆粥

材料：薏米、红小豆、大米各 25 克，百合、枸杞子、核桃仁、银耳各少许。

做法：

① 红小豆、薏米分别淘洗干净，放入清水中浸泡 3 小时；大米洗净；银耳泡发，洗净，撕成小块，再放入沸水锅中煮熟；百合、核桃仁、枸杞子分别洗净备用。

② 锅中加入适量清水，放入薏米、红小豆，小火煮至米粒变软。

③ 加入大米、枸杞子、百合、核桃仁，用小火煮至熟，放入银耳搅匀，即可出锅。

营养师建议：煮薏米粥应煮软一些，这样有助于人体对营养物质的吸收，能够有效缓解疲劳，而且在补充能量的同时还不会增加过多热量或脂肪，很适合糖尿病人群食用。

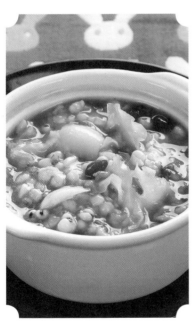

能量知多少：总能量约 270 千卡，蛋白质 6 克，脂肪 1 克，糖类 60 克。

延伸阅读

薏米的多种营养功效：薏米对紫外线有吸收能力，其提炼物加入化妆品中还可达到防晒和防紫外线的效果。薏米含有丰富的蛋白质分解酶素，能使皮肤角质软化，皮肤粗糙不光滑者长期服用也有效果。薏米还具有抗癌的功效。

西葫芦

味甘，性寒

归肺、胃、肾经

一般人均可食用

促进胰岛素分泌

推荐用量： 每天 80 克

西葫芦含有较多的维生素 A、维生素 C 和矿物质，它的功效与营养素成分都较适合糖尿病患者。另外，西葫芦含有一种干扰素的诱生剂，可刺激机体产生干扰素，从而提高免疫力，发挥抗病毒的作用。

● 对血糖调节的好处

西葫芦中维生素 C 含量较高，可增强胰岛素的作用，有调节血糖、预防糖尿病的功效。西葫芦中还含有天冬氨酸、瓜氨酸、胡芦巴碱等营养成分，这些物质可促进胰岛细胞分泌胰岛素，进而起到控制血糖的作用。西葫芦含有较多的膳食纤维等，这些物质不能被人体消化酶水解，但可促进肠道蠕动，有利于粪便排出，对糖尿病患者控制血脂升高也有益处。

● 搭配与宜忌

✅ 西葫芦 + 猪肉

二者同食，可利水泻火、软坚化痰，降低血压。

✅ 西葫芦 + 鸡蛋

可以补充鸡蛋中维生素 C 含量低的不足，使营养更全面。

✅ 西葫芦 + 黄瓜

二者都富含多种维生素，具有美容养颜的功效。

影响血糖的营养素含量表 （以 100 克食物为例）

可食部	热量	三大营养素			膳食纤维
73 克	18 千卡	脂肪	糖类	蛋白质	0.6 克
		0.2 克	3.8 克	0.8 克	

维生素				矿物质		
维生素 C	维生素 B₁	维生素 B₂	维生素 E	钙	镁	锌
6 毫克	0.01 毫克	0.03 毫克	0.34 毫克	15 毫克	9 毫克	0.12 毫克

清炒西葫芦

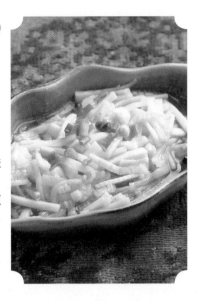

材料： 西葫芦 400 克，植物油 4 克，盐 2 克，葱 5 克，花椒 10 粒。

做法：

① 西葫芦洗净、去瓤后切成丝；葱洗净、切末。

② 将炒锅烧热，倒入植物油，放入花椒炸香，捞出花椒，再下入葱末煸炒出香味。

③ 然后放入西葫芦片翻炒，翻炒至快熟时，加入盐调味即可。

营养师建议： 储存西葫芦时应挑选外皮没有损坏的，放在屋内阴凉通风处，不要沾水，不要随意移动和磕碰，一般能将西葫芦保存很久。

能量知多少： 总能量约 108 千卡，蛋白质 4 克，脂肪 4 克，糖类 13.6 克。

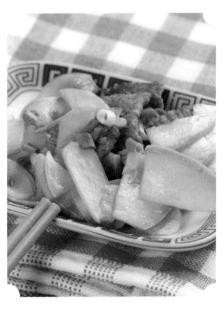

西葫芦炒肉

材料： 西葫芦 100 克，猪瘦肉 50 克，植物油 3 克，盐、葱、蒜各适量。

做法：

① 西葫芦洗净、切片；葱洗净，切成葱花；蒜切片；猪瘦肉洗净，切成片。

② 炒锅烧热放油，油七成热时放入葱花、蒜片爆香，然后放入肉片翻炒。

③ 翻炒至肉片变色，加入西葫芦片，沥少许水，加入适量盐，翻炒均匀即可。

营养师建议： 西葫芦烹调时间不宜过久，以免营养成分损失。

能量知多少： 总能量约 116.5 千卡，蛋白质 10.9 克，脂肪 6.3 克，糖类 4.6 克。

延伸阅读

　　采用胰岛素治疗时饮食切记要定时定量：采用胰岛素治疗时，通常胰岛素的用量是固定的。吃多了，胰岛素就会不够用而出现餐后高血糖；吃少了，胰岛素用量可能过多，容易在胰岛素作用达到高峰时发生低血糖。如果饮食不定量，就会造成血糖波动。另一方面，采用胰岛素治疗者在注射胰岛素后，不论是否进食，胰岛素都会被积极吸收和发挥作用，一旦进食不及时，就有可能发生严重的低血糖；相反，如果进食过早，当血糖上升时，胰岛的作用还没有得到发展，就会产生高血糖。

莴笋

一般人均可食用　　味甘，性凉、苦　　归大肠、胃经

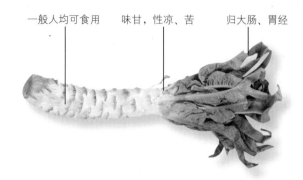

促进体内糖代谢

推荐用量： 每餐 80 克

　　莴笋为春初和秋末的时令蔬菜，其中含有多种维生素和无机盐，铁的含量较丰富，铁在有机酸和酶的作用下易为人体吸收，有利于防治缺铁性贫血。莴笋中的烟酸含量也很丰富，可促进胰岛素分泌，提高糖尿病患者对糖的代谢功能。

◉ 对血糖调节的好处

　　莴笋中烟酸含量丰富，这种物质是胰岛素的激活剂，可促进人体内的糖代谢，常吃莴笋能改善血糖代谢功能。莴笋中的碳水化合物含量较低，而矿物质、维生素含量较丰富，符合糖尿病患者的饮食结构需求。另外，莴笋中矿物质钾含量较高，有利于调节人体内的钠平衡，具有利尿、降血压的作用，可预防糖尿病并发症的发生。

◉ 搭配与宜忌

✅ 莴笋 + 木耳

二者同食，对糖尿病、高血脂、高血压等有防治作用。

✅ 莴笋 + 香菇

香菇和莴笋都含 B 族维生素、胡萝卜素等多种营养素。莴笋有利五脏、通经脉、解毒的功效，香菇有益气健身的功效。一起炒食，清新可口，利于吸收，有清热化痰、理气宽胸的功效，且二者的香味可增进糖尿病患者的食欲。

✅ 莴笋 + 蒜苗

莴笋可促进食欲，并能改善肝脏功能。蒜苗可解毒杀菌，二者同食，可防治高血压。

✅ 莴笋 + 红枣

红枣可补气养血，莴笋可治疗乳汁不通等症，并且二者含铁都非常丰富，对女性孕期补铁、坐月子时下乳都很有益处。

影响血糖的营养素含量表（以100克食物为例）

可食部	热量	三大营养素			膳食纤维
		脂肪	糖类	蛋白质	
62 克	14 千卡	0.1 克	2.8 克	1 克	0.6 克

维生素				矿物质		
维生素 C	维生素 B$_1$	维生素 B$_2$	维生素 E	钙	镁	锌
4 毫克	0.02 毫克	0.02 毫克	0.19 毫克	23 毫克	37 毫克	0.33 毫克

清炒莴笋

材料：莴笋 400 克，葱 5 克，植物油 4 克，盐 2 克，花椒 10 粒。

做法：

① 莴笋削皮后，切薄片备用；葱洗净，切末。

② 炒锅置火上，倒油烧热，放入花椒炸香后捞出，下入葱末煸炒出香味，然后放入莴笋片翻炒，快熟时，加盐调味即可。

营养师建议：莴笋叶的营养价值很高，建议不要丢弃。

能量知多少：总能量约 108 千卡，蛋白质 4 克，脂肪 4 克，糖类 13.6 克。

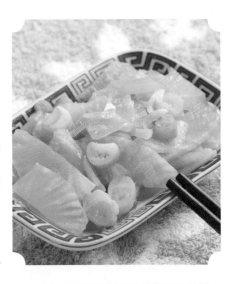

肉片炒莴笋

材料：莴笋 200 克，猪瘦肉 50 克，葱花 3 克，盐 2 克，香油 2 克，植物油 3 克，料酒、水淀粉、胡椒粉各少许。

做法：

① 将猪瘦肉洗净、切丝，用水淀粉、料酒抓匀；莴笋洗净、切小片。

② 锅里放油烧热，先下葱花爆出香味，再下肉丝，快速滑开，翻炒至肉丝变白。

③ 倒入莴笋，加盐翻炒片刻，加胡椒粉翻炒，快出锅时放香油即可。

营养师建议：莴笋不要炒时间太长，不然就不脆爽了。

能量知多少：总能量约 144.5 千卡，蛋白质 13 克，脂肪 8 克，糖类 6.4 克。

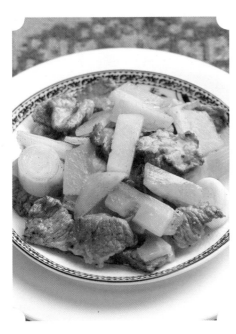

延伸阅读

　　糖尿病患者怎么吃盐：在糖尿病饮食中，低盐饮食是一个基本原则。如果盐摄入过多，淀粉酶的活性增加，就会促进淀粉消化，也会使小肠吸收葡萄糖的速度加快，可引起血糖浓度增高，导致病情加重。因此，糖尿病患者应限盐。糖尿病非高血压患者每日盐摄入量应控制在 5 克。盐会加重高血压与肾病病情，糖尿病合并高血压或肾病患者，每日食盐量不应超过 3 克，如病情加重则每日盐摄入量不应超过 1 克。低盐饮食除限制食盐的摄入外，还应减少含盐食品的摄入，如黄酱、甜面酱、酱油等。

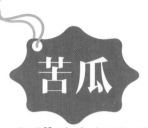

苦瓜

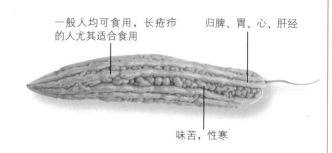

一般人均可食用，长疮疖的人尤其适合食用

归脾、胃、心、肝经

味苦，性寒

促进胰岛细胞健康

推荐用量：每天 80 克

　　苦瓜的果实中含有苦瓜苷及多种氨基酸和果胶等活性成分，这些成分都有调节人体血糖的功效。尤其是苦瓜苷，对糖尿病具有多种治疗功效。糖尿病患者可常吃苦瓜，既可补充营养素，又可改善糖尿病症状。

● 对血糖调节的好处

　　苦瓜中含有苦瓜苷，它对糖尿病有多重功效：一是可促进肌肉细胞和脂肪组织对血液中糖分的吸收与利用，从而起到降低血糖的作用；二是可增强肝脏和肌肉中糖原的合成，起到稳定血糖的作用；三是可保护胰腺细胞，促进胰岛素分泌，提高血糖利用率；四是预防糖尿病并发症，如糖尿病引起的酸中毒；五是能降低血脂（甘油三酯、胆固醇等），提高低密度脂蛋白，降低血黏度，从而达到降血脂、抗击糖尿病的功效。

● 搭配与宜忌

✅ **苦瓜 + 茄子**

二者同食具有延缓衰老、解除疲劳、清心明目、祛痛活血、降压止咳的功效。

✅ **苦瓜 + 洋葱**

二者结合有提高机体免疫力的功效。

✅ **苦瓜 + 猪肉**

猪肉可降低苦瓜中苦瓜素的苦味，使口感更好。苦瓜素有抑制脂肪吸收的功效。苦瓜富含的维生素 C 可促进人体对瘦肉中铁的吸收和利用，增强各自的食物功效。

✅ **苦瓜 + 鸡蛋**

二者同食可减轻苦瓜的苦味，并有利于人体骨骼、牙齿及血管的健康。

影响血糖的营养素含量表（以 100 克食物为例）

可食部	热量	三大营养素			膳食纤维
81 克	19 千卡	脂肪	糖类	蛋白质	1.4 克
		0.1 克	4.9 克	1 克	

维生素				矿物质		
维生素 C	维生素 B₁	维生素 B₂	维生素 E	钙	镁	锌
56 毫克	0.03 毫克	0.03 毫克	0.85 毫克	14 毫克	18 毫克	0.36 毫克

苦瓜炒木耳

材料：水发木耳100克，苦瓜150克，红椒100克，葱花3克，盐2克，植物油5克，花椒粉适量。

做法：

① 苦瓜洗净，去子，剖成两瓣，切片；红椒洗净，切成丝；木耳洗净，撕成小块。

② 锅里放油烧热，加入葱花，先爆出香味，然后把苦瓜、红椒和木耳放进去，大火爆炒。

③ 加入盐、花椒粉调味，翻炒片刻即可。

营养师建议：清洗苦瓜时，一定要清除白囊及焯水，以减少苦味。

能量知多少：总能量约112.5千卡，蛋白质3.7克，脂肪5克，糖类12.8克。

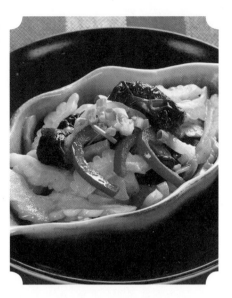

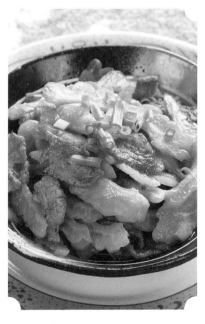

肉片炒苦瓜

材料：苦瓜250克，猪瘦肉50克，葱、辣椒各10克，植物油5克，盐2克，酱油、花椒粉各适量。

做法：

① 将猪肉洗净，切成片；辣椒洗净，切丝；葱洗净，切末；苦瓜洗净、去瓤，切成片，下开水锅烫开，捞出后用冷水洗几遍。

② 锅中放油，烧至七成热，放入葱末爆出香味，再放肉片炒到肉片变白。

③ 加入苦瓜、辣椒丝翻炒数下，再加少许水、盐、花椒粉及酱油，改小火焖2分钟即可。

营养师建议：不要吃没用沸水焯过的苦瓜，苦瓜中的草酸会妨碍食物中的钙吸收。在吃之前应先把苦瓜放在沸水中焯一下，去除草酸。

能量知多少：总能量约213千卡，蛋白质11克，脂肪13克，糖类5.6克。

延伸阅读

　　糖尿病患者喝适量咖啡是可以的。因为咖啡中含有丰富的抗氧化物质——绿原酸，这是一种有机酸，可以通过抑制α—葡萄糖苷酶，减少肠道对糖的吸收。另外，它还可促进葡萄糖的转运和氧化，加强葡萄糖在体内的代谢，控制血糖浓度，预防高血糖。同时，绿原酸还有利于保护血管内皮，预防动脉粥样硬化和心血管疾病。但糖尿病合并高血压者应禁止喝浓咖啡，糖尿病合并冠心病者不能喝咖啡。

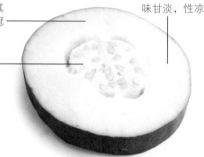

一般人均可食用，尤其适合肾病、糖尿病、冠心病、高血压患者

味甘淡，性凉

归肺、大肠、小肠、膀胱经

缓解糖尿病并发症
推荐用量：每天 60 克

冬瓜味甘、淡，性凉，具有润肺生津、化痰止渴、利尿消肿、清热祛暑、解毒排脓的功效。冬瓜营养全面，含有人体需要的大部分维生素与矿物质，包括钙、铁、硒以及维生素 C、维生素 B_1、维生素 B_2 等。并且冬瓜的血糖生成指数特别低，对血糖的影响非常小，因此糖尿病患者可经常食用。

◉ 对血糖调节的好处

冬瓜含维生素 C 较多，且钾盐含量高，钠盐含量较低，有利尿排湿的功效，可达到消肿而不伤正气的作用，非常适合糖尿病肾病、水肿患者食用。冬瓜中所含的丙醇二酸具有利尿祛湿的功效，还能有效地抑制糖类转化为脂肪，加之冬瓜本身几乎不含脂肪，热量不高，尤其适合肥胖型糖尿病患者食用。

冬瓜中的膳食纤维含量较高，可改善血糖水平。另外，膳食纤维还能降低体内胆固醇，防止动脉粥样硬化。

◉ 搭配与宜忌

✅ 冬瓜 + 海带

二者同食，非常适合糖尿病肾病、高血压、肥胖患者。

✅ 冬瓜 + 平菇

二者同食，适合糖尿病合并肝病患者。

✅ 冬瓜 + 芦笋

二者营养丰富，且芦笋脂肪含量低，冬瓜又有降脂的作用，适合高脂血人群，也可预防糖尿病高脂血症。

✅ 冬瓜 + 鸡肉

二者同食，能清热排毒、美容养颜。

影响血糖的营养素含量表 （以 100 克食物为例）

可食部	热量	三大营养素			膳食纤维
80 克	11 千卡	脂肪	糖类	蛋白质	0.7 克
		0.2 克	2.6 克	0.4 克	

维生素				矿物质		
维生素 C	维生素 B_1	维生素 B_2	维生素 E	钙	镁	锌
18 毫克	0.01 毫克	0.01 毫克	0.08 毫克	19 毫克	15 毫克	0.07 毫克

鸡丝炒冬瓜

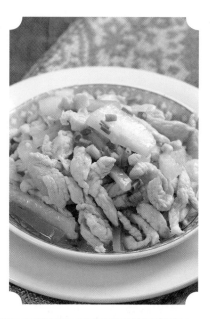

材料： 冬瓜 250 克，鸡腿肉 50 克，青椒 100 克，葱花 3 克，盐 2 克，香油 2 克，植物油 3 克，料酒、淀粉、胡椒粉各少许。

做法：

① 将鸡腿肉洗净、切成丝，用淀粉、料酒抓匀；青椒洗净，切丝；冬瓜洗净，切小片。

② 锅里放油烧热，先下葱花爆出香味，再下鸡丝，快速滑开，避免粘成一团。

③ 然后下青椒、冬瓜，加盐翻炒片刻，加胡椒粉翻炒片刻，快出锅时放香油即可。

营养师建议： 冬瓜有祛湿、解暑的功效，夏季多吃冬瓜不但解渴消暑、利尿祛湿，还可防止上火、生疮。

能量知多少： 总能量约 202.5 千卡，蛋白质 12.7 克，脂肪 11 克，糖类 13.6 克。

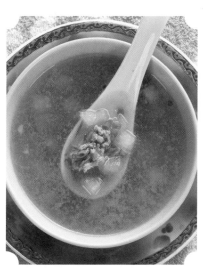

冬瓜瘦肉汤

材料： 冬瓜 250 克，猪瘦肉 150 克，盐 2 克，香油 2 克，植物油 3 克，淀粉、葱、胡椒粉各少许。

做法：

① 冬瓜去皮、瓤，洗净，切小粒；猪瘦肉洗净，抹干剁细，加淀粉、胡椒粉腌 10 分钟；葱洗净，切末。

② 锅内加入适量水烧开，放入冬瓜烧滚，下瘦肉搅匀，肉熟后加盐、胡椒粉、香油、葱末调味即成。

营养师建议： 选购时用指甲掐一下，皮较硬、肉质致密、种子已成熟变成黄褐色的冬瓜口感最好。同时，好的冬瓜皮色青绿、带白霜、形状端正、表皮无斑点和外伤。

能量知多少： 总能量约 360 千卡，蛋白质 29.5 克，脂肪 24 克，糖类 8.5 克。

延伸阅读

糖尿病患者可以吃海鲜：海鲜主要指鱼、虾、蟹、贝类、牡蛎、章鱼、乌贼等水产动物，其蛋白质含量丰富，含量在 15%~22%，尤其鱼类蛋白质的氨基酸组成一般较为平衡，与人体需要接近，利用率较高，是非常好的优质蛋白质。深海鱼类（如金枪鱼）中含有丰富的多不饱和脂肪酸，可降低甘油三酯和低密度脂蛋白，降低心血管疾病发病风险，是各类海鲜的首选。如果对海鲜不过敏，而且肝肾功能正常，完全可以放心食用。在食用海鲜时，应避免一次性大量摄入，同时不要食用高胆固醇的食物。

绿豆芽

一般人均可食用，更适合便秘、产后乳汁不足的女性

味甘，性凉

归脾、大肠经

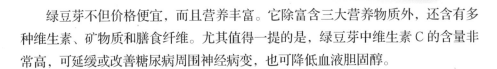

预防糖尿病眼底病变

推荐用量：每餐 100 克

绿豆芽不但价格便宜，而且营养丰富。它除富含三大营养物质外，还含有多种维生素、矿物质和膳食纤维。尤其值得一提的是，绿豆芽中维生素 C 的含量非常高，可延缓或改善糖尿病周围神经病变，也可降低血液胆固醇。

● 对血糖调节的好处

绿豆发芽过程中，维生素 C 含量激增。维生素 C 是一种抗氧化剂，它可抑制醛糖还原酶发生作用，减少糖尿病眼底病变的发生率。绿豆芽中的膳食纤维可减缓葡萄糖吸收，避免血糖上升太快，并能降低血中胆固醇含量。另外，绿豆芽含热量低，便于糖尿病患者控制体重。吃豆芽还能减少体内乳酸堆积，消除疲劳，并可清热解毒、延缓衰老。

● 搭配与宜忌

✔ 绿豆芽＋韭菜

韭菜可温阳解毒、下气活血。绿豆芽有解毒、清热的功效。且二者都是很好的稳定血糖食材，同食，可解除人体内的热毒，并有补虚通便作用，有利于控制血糖与减肥。

✔ 绿豆芽＋香菇

香菇中的香菇多糖可调节糖类代谢、促进肝糖原合成，起到降低血糖的作用。绿豆芽含大量维生素 C、膳食纤维，有助于餐后血糖稳定。二者同食，功效更强。

✔ 绿豆芽＋鸡肉

鸡肉中富含大量优质蛋白质，绿豆芽含维生素 C 丰富，二者同食，营养相互补充，并有利于控制血糖。

✔ 绿豆芽＋鲫鱼

鲫鱼含有丰富的优质蛋白质和钙、磷、铁、维生素等，与绿豆芽同食，可为人体提供多种营养，还可治疗产后乳汁不下。

影响血糖的营养素含量表（以 100 克食物为例）

可食部	热量	三大营养素			膳食纤维
		脂肪	糖类	蛋白质	
100 克	18 千卡	0.1 克	2.9 克	2.1 克	0.8 克

维生素				矿物质		
维生素 C	维生素 B₁	维生素 B₂	维生素 E	钙	镁	锌
6 毫克	0.05 毫克	0.06 毫克	0.19 毫克	9 毫克	18 毫克	0.35 毫克

绿豆芽豆腐汤

材料：绿豆芽200克，豆腐150克，料酒10克，香油5克，葱花3克，盐2克。

做法：

① 将豆腐切成大小适中的厚片，用开水焯一下捞出；绿豆芽洗净。

② 锅置旺火上，放入油烧热，加葱花爆出香味，再加入适量水，加入豆腐烧沸。

③ 再加入绿豆芽、盐烧片刻，起锅盛入汤碗内即成。

营养师建议：绿豆芽性寒凉，且含粗纤维，多吃容易损伤胃气，引起腹泻。因此，患有慢性肠炎、慢性胃炎及消化不良的人不能多吃。

能量知多少：总能量约171千卡，蛋白质11克，脂肪9克，糖类10.8克。

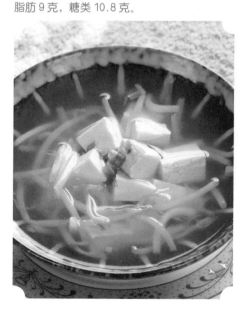

凉拌绿豆芽

材料：绿豆芽400克，蒜5克，盐2克，植物油4克，花椒2粒，醋、香油各适量。

做法：

① 绿豆芽洗净后放沸水锅中，放盐煮约3分钟至熟，捞出后用凉水投凉；蒜剁末。

② 将花椒在热油中炸一下，弃去不用，留底油。将花椒油、醋、盐、香油同放一个碗里调成味汁。

③ 将绿豆芽盛盘中，放盐拌匀，上桌前放入调味汁、蒜末，拌匀后即可上桌。

营养师建议：烹煮绿豆芽不能加碱，因为碱可破坏绿豆芽中的胡萝卜素等营养成分。也不要去掉绿豆皮，绿豆皮中医叫绿豆衣，具有比绿豆更强的清热解毒作用。

能量知多少：总能量约108千卡，蛋白质4克，脂肪4克，糖类13.6克。

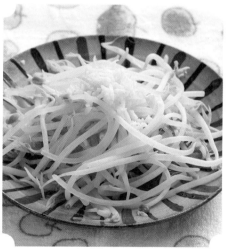

延伸阅读

糖尿病患者出现低血糖时吃什么：当由于没有正点进餐、活动量过大或注射胰岛素后进餐不及时出现低血糖症状时，应首选糖块、果汁等甜食，这些食物都是单糖，吃进去后可很快被肠道吸收入血，可迅速纠正低血糖症状。其次才应选择吃馒头等淀粉类食物，因为淀粉属于多糖，在体内经过逐级代谢分解才能变成单糖，方被人体吸收，纠正低血糖的速度相对较慢。一般来说，一杯果汁或可乐（约300毫升）、1~2汤匙蜂蜜、6颗糖块或2块饼干（约重30克）即可缓解糖尿病低血糖症状。

菠菜

降低血糖浓度
推荐用量： 每天 80 克

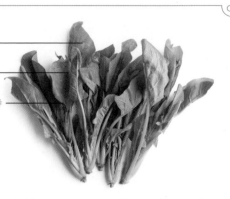

归大肠、胃经

味甘，性凉

一般人均可食用，特别适合老、幼、病、弱者食用

菠菜是人们餐桌上的常见菜，它富含多种营养素，如对心血管疾病有预防作用的叶酸，可强筋健骨的钙质，另外，菠菜中的类黄酮可以防止老年性黄斑变性和老化。中医认为，菠菜具有补血止血、利五脏、通血脉、助消化的功效。对高血糖人群来说，菠菜所含活性物质对胃和胰腺的分泌功能有良好的作用，尤其适合糖尿病患者。

◉ 对血糖调节的好处

菠菜叶中含有铬和一种类似胰岛素的物质，对控制血糖有益处。菠菜中的皂苷为降血糖因子，能降低糖尿病患者的血糖浓度。菠菜中的膳食纤维含量也很高，有利于调节糖尿病患者的脂类代谢。另外，菠菜中含有大量胡萝卜素，在人体内转变成维生素 A，能维护正常视力和上皮细胞的健康，对预防糖尿病眼底病变有积极意义。菠菜也是维生素 B_6、叶酸、铁和钾的极佳来源，对维持血糖稳定可起到一定作用。

◉ 搭配与宜忌

✅ 菠菜 + 鸡蛋

二者同食营养互补，可为人体提供丰富的维生素、矿物质与蛋白质，适宜高血糖、久病体虚、贫血、营养不良者。

✅ 菠菜 + 大米

二者同食，有养血润燥的功效，适合高血糖、高血压、年老体弱者。

✅ 菠菜 + 胡萝卜

菠菜中的营养物质可促进胡萝卜中的胡萝卜素转化为维生素 A，其可强化葡萄糖的耐受性，对糖尿病人群有益，也有利于保持血管畅通。

影响血糖的营养素含量表（以 100 克食物为例）

可食部	热量	三大营养素			膳食纤维
		脂肪	糖类	蛋白质	
89 克	24 千卡	0.3 克	4.5 克	2.6 克	1.7 克

维生素				矿物质		
维生素 C	维生素 B_1	维生素 B_2	维生素 E	钙	镁	锌
32 毫克	0.04 毫克	0.11 毫克	1.74 毫克	66 毫克	58 毫克	0.85 毫克

蒜泥菠菜

材料：菠菜250克，银耳5克，蒜10克，植物油5克，盐2克，葱、姜各适量。

做法：

① 将菠菜洗净；银耳泡发；蒜去皮，切末备用。

② 锅内放水烧开，下菠菜，焯烫后捞出，沥干水分。

③ 另起锅烧热油，放入银耳、葱、姜、蒜末略炒，再下菠菜，炒匀后，调入盐，拌炒均匀即可。

营养师建议：视网膜退化在中年人中十分普遍，尤其是65岁以上的老年人，而菠菜中含有丰富的类胡萝卜素，可以有效预防过强太阳光对视网膜的损伤。

能量知多少：总能量约90千卡，蛋白质2.5克，脂肪5克，糖类8.5克。

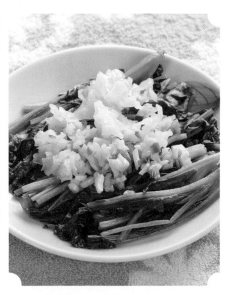

菠菜炒鸡蛋

材料：菠菜400克，鸡蛋1个，盐2克，植物油5克，料酒、葱花、姜末各适量。

做法：

① 菠菜洗净后切成3~4厘米长的段，放入开水中烫一下，捞出后用凉水浸一下待用；将鸡蛋加盐在碗中打散。

② 炒锅置旺火上，将油烧热，倒入鸡蛋炒熟，盛出待用。

③ 炒锅再烧热，放油，下葱花、姜末爆香，烹入料酒，下菠菜、盐，煸炒至菠菜断生，然后放入炒好的鸡蛋，翻炒均匀即可出锅。

营养师建议：菠菜别烫得太老，如果有微波炉，可以将菠菜放入，用高火加热约1分钟，就不用过凉水了。

能量知多少：总能量约207千卡，蛋白质13克，脂肪11克，糖类13.6克。

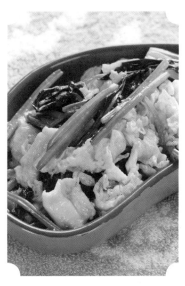

延伸阅读

　　糖尿病患者吃汤圆时应与蔬菜搭配食用：汤圆的主要原料为糯米，本身黏腻、热量高，即使内馅不放糖分高的豆沙、水果、黑芝麻，也容易使糖尿病患者血糖升高。对喜欢吃汤圆的糖尿病患者，可以采取和其他食物混合吃的方法，这样比单独进食汤圆对血糖的影响要小很多。如以几个汤圆为主食，搭配吃一些蔬菜。汤圆要选择糖尿病患者专用的，吃汤圆同时减少主食，如在正餐之外额外吃这类汤圆，摄取的热量过大也必然会引起血糖飙升。另外，肠胃不好的糖尿病患者及糖尿病合并腹泻、便秘患者不应食用汤圆。糖尿病合并高血压、高血脂和冠心病患者不宜食用汤圆。

芹菜

一般人均可食用，特别适合高血压、高血糖人群食用

归肺、胃、肝经

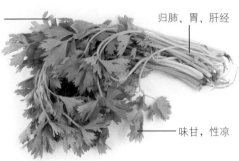

味甘，性凉

提高胰岛素敏感性
推荐用量：每天 100 克

芹菜营养丰富，含有蛋白质、多种维生素和矿物质。有研究发现，芹菜的茎叶中含有芹菜苷、挥发油等成分，有降压利尿、增进食欲和健胃等药理作用。芹菜中的膳食纤维有促进肠蠕动、防治便秘的功效，并可控制餐后血糖升高。

◉ 对血糖调节的好处

芹菜为高膳食纤维食物，能改善糖尿病患者细胞的糖代谢，增加胰岛素受体对胰岛素的敏感性，能使血糖下降，从而可减少患者对胰岛素的用量。另外，芹菜中的粗纤维，可刺激胃肠蠕动并促进排便，是肥胖型糖尿病患者的一种减肥佳品。经常吃芹菜可以减少血脂和尿酸的生成，对防治糖尿病、痛风有较好效果。

◉ 搭配与宜忌

✔ 芹菜＋花生

二者同食，可调血脂、降血压、降血糖。

✔ 芹菜＋番茄

二者同食，营养更丰富，适合糖尿病患者。

✔ 芹菜＋红枣

二者同食，可滋润皮肤、抗衰老、补气养血。

✔ 芹菜＋牛肉

牛肉含蛋白质高，脂肪低，可滋补强身，搭配芹菜中大量的膳食纤维，使人体既能得到更多的营养素，又可增加糖尿病患者的饱腹感，有利于血糖控制。

✔ 芹菜＋木耳

木耳为"肠道清洁夫"，有去脂的功效，芹菜有利于心血管疾病，二者同食，可降低血糖与血脂。

影响血糖的营养素含量表（以 100 克食物为例）

可食部	热量	三大营养素			膳食纤维
		脂肪	糖类	蛋白质	
66 克	14 千卡	0.1 克	3.9 克	0.8 克	1.4 克

维生素				矿物质		
维生素 C	维生素 B_1	维生素 B_2	维生素 E	钙	镁	锌
12 毫克	0.01 毫克	0.08 毫克	2.21 毫克	48 毫克	10 毫克	0.46 毫克

◉ **这样吃降血糖**

芹菜香菇汤

材料：芹菜 150 克，鲜香菇 100 克，植物油 5 克，盐、葱各适量。

做法：

① 芹菜洗净，切小段。

② 香菇洗净，切片；葱切碎。

③ 锅内放油烧热，爆香葱末，加香菇片翻炒，再加入芹菜段略炒，加适量水煮开，用盐调味即可。

营养师建议：此汤清淡适口，鲜香开胃，具有益胃养阴、止血通淋的功效，糖尿病、小便出血、小便淋痛者均可常食。

能量知多少：总能量约 90 千卡，蛋白质 2.5 克，脂肪 5 克，糖类 8.5 克。

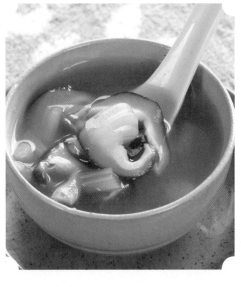

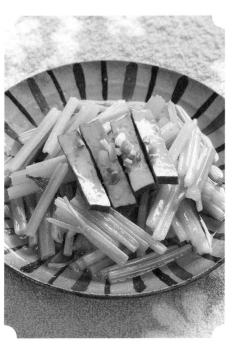

芹菜炒豆腐干

材料：芹菜 250 克，豆腐干 50 克，葱花、姜丝各 3 克，植物油 5 克，盐 2 克，五香粉少许。

做法：

① 芹菜去叶、去根，清洗干净后切成 4 厘米长的斜段；豆腐干洗净，先切成半厘米厚的大片，再切成粗条。

② 锅烧热后倒入油，待油五成热时倒入葱花、姜丝炒出香味。然后放入豆腐干，炒至微微变黄。

③ 倒入芹菜，翻炒几下之后，调入盐、五香粉即可。

营养师建议：选择芹菜时，应选购新鲜、清洁、长短适中、肉厚、质密并且菜心结构完好，分枝脆嫩易折的。

能量知多少：总能量约 180 千卡，蛋白质 11.5 克，脂肪 9 克，糖类 12.5 克。

延伸阅读

控制血糖：鲜芹菜 500 克，洗净捣汁，每日分 3 次分服，连服数日。

缓解头痛：芹菜茎适量洗净捣烂，炒鸡蛋食用，每日 2 次。

缓解失眠：芹菜茎 90 克，酸枣仁 9 克，水煎服，每日 2 次。

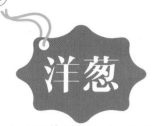

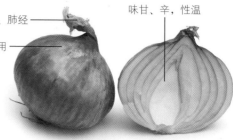

归肝、脾、胃、肺经

一般人均可食用

味甘、辛，性温

洋葱

促进胰岛素分泌与合成

推荐用量： 每天 50 克

洋葱是一种集营养、医疗和保健于一身的特色蔬菜，其所含前列腺素 A 具有明显降压作用，能增加冠状动脉血流量，预防冠心病的发生。对糖尿病患者来说，洋葱所含甲磺丁脲类似物质有一定的辅助降血糖功效。

◉ 对血糖调节的好处

洋葱中含有微量元素硒，可修复胰岛细胞并保护其免受损害，维持正常的胰岛素分泌能力，起到调节血糖的作用。洋葱中还含有一种抗糖尿病的化合物——甲磺丁脲类似物质，具有刺激胰岛素合成及释放的功效，对中老年 2 型糖尿病患者来说，洋葱还有防治糖尿病合并高脂血症的作用。洋葱中可溶性膳食纤维的含量也较高，对于控制血糖和血脂也有良好的作用。

◉ 搭配与宜忌

✅ 洋葱 + 猪肉

二者同食是非常理想的食物组合，并具有化痰利湿、滋阴润燥的功效。

✅ 洋葱 + 鸡蛋

洋葱的活性成分对降低血压、血脂、血糖都有很好的疗效。鸡蛋富含卵磷脂，也有降低血脂的功效。二者同食，可预防糖尿病并发高脂血症。

✅ 洋葱 + 苹果

二者同食，可降压、降糖。

❌ 皮肤瘙痒性疾病以及患有眼疾者忌食洋葱。

影响血糖的营养素含量表（以 100 克食物为例）

可食部	热量	三大营养素			膳食纤维
		脂肪	糖类	蛋白质	
90 克	39 千卡	0.2 克	9 克	1.1 克	0.9 克

维生素				矿物质		
维生素 C	维生素 B₁	维生素 B₂	维生素 E	钙	镁	锌
8 毫克	0.03 毫克	0.03 毫克	0.14 毫克	24 毫克	15 毫克	0.23 毫克

洋葱炒鸡蛋

材料：洋葱 250 克，鸡蛋 1 个，盐 2 克，植物油 5 克，胡椒粉少许。

做法：

① 把鸡蛋磕在一大碗里，加入盐和少许胡椒粉打匀；洋葱去皮、洗净，切成条。

② 锅内倒入油烧热，将鸡蛋快速滑散，盛出装盘。

③ 接着倒入洋葱煸炒稍软，加盐调味，再倒入鸡蛋，煸炒片刻出锅装盘即可。

营养师建议：炒洋葱前应先放置 15 分钟。因为洋葱中对人体有益的含硫化合物在刚切好时不会立刻孕育发生，放置 15 分钟以上再加热烹调，更能施展其效用。

能量知多少：总能量约 225 千卡，蛋白质 14 克，脂肪 11 克，糖类 17 克。

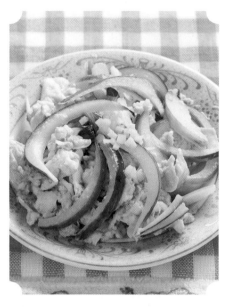

洋葱炒黄瓜

材料：洋葱 250 克，黄瓜 300 克，植物油 5 克，盐 2 克，葱花 4 克。

做法：

① 黄瓜刷净，切片；洋葱洗净、剥去老皮、切片。

② 锅中倒入油，大火至七成热时，放入洋葱片煸炒，炒到洋葱变软，呈现略透明状时，放入黄瓜片，炒均匀后加入盐，再继续翻炒片刻即可。

营养师建议：洋葱特有的黄色色素成分——槲皮酮具有很强的抗氧化能力，能有效地防止因血液黏稠造成的氧化，防止高血压。

能量知多少：总能量约 189 千卡，蛋白质 8 克，脂肪 5 克，糖类 27.2 克。

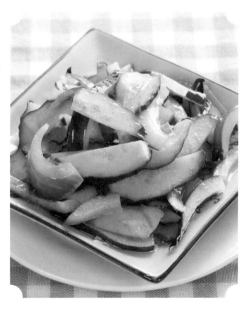

延伸阅读

洋葱是极少数含有前列腺素 A 的蔬菜，前列腺素 A 是一种较强的血管扩张剂，能够软化血管，降低血液黏稠度，增加冠状动脉血流量，从而达到调节血压的目的。这种物质还有降脂和预防血栓形成的作用。洋葱中还含有一种活性物质，不仅可降低胆固醇，改善动脉粥样硬化，还能升高好胆固醇——高密度脂蛋白胆固醇的含量。

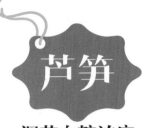

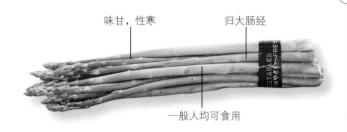

味甘，性寒　　　　　归大肠经

一般人均可食用

芦笋

调节血糖浓度

推荐用量： 每天 70 克左右

芦笋嫩茎中含有丰富的蛋白质、维生素、矿物质等，另外，芦笋中含有大量的其他蔬菜中没有的营养物质，如芦丁等，这些营养元素是防治心脑血管疾病、预防和治疗癌症的有效物质。

◉ 对血糖调节的好处

芦笋所含香豆素等成分有降低血糖的作用，芦笋中的铬含量也较高，这种物质可调节血糖浓度，降低血液中的脂肪含量。

另外，芦笋中的维生素 C、甘露聚糖、胆碱、芸香苷、叶酸等活性成分，有利于维护毛细血管的弹性和生理功能，对高血压、心脑血管疾病有辅助治疗作用。中老年 2 型糖尿病患者经常服食芦笋，不仅可改善糖尿病症状，而且对糖尿病并发高血压、视网膜损害、肥胖等也有较好的防治作用。

◉ 搭配与宜忌

✅ 芦笋＋海参

芦笋的抗癌效果明显，海参同样是抗癌食品，二者同食，抗癌功效增强。

✅ 芦笋＋冬瓜

冬瓜有清热利尿的功效，芦笋可降脂、清热、降压、抗癌，二者同食，对人体有很好的保健作用。

✅ 芦笋＋苦瓜

芦笋富含膳食纤维，可助排泄、降血脂、降血糖，苦瓜同样是降血糖明星食材，二者搭配，降糖作用增强。

❌ 芦笋中含有少量嘌呤，痛风患者不宜多吃。

影响血糖的营养素含量表（以 100 克食物为例）

可食部	热量	三大营养素			膳食纤维
		脂肪	糖类	蛋白质	
90 克	19 千卡	0.1 克	4.9 克	1.4 克	1.9 克

维生素				矿物质		
维生素 C	维生素 B$_1$	维生素 B$_2$	维生素 E	钙	镁	锌
45 毫克	0.04 毫克	0.05 毫克	—	10 毫克	10 毫克	0.41 毫克

冬瓜炒芦笋

材料: 冬瓜 400 克, 芦笋 250 克, 植物油 5 克, 盐 2 克, 葱、姜各适量。

做法:

① 将芦笋洗净, 去皮, 切丁; 冬瓜洗净, 去皮, 去瓤, 切块; 葱洗净, 切末; 姜洗净, 切丝。

② 分别把芦笋丁和冬瓜丁放入沸水中焯一下, 捞出放入冷水中浸凉。

③ 将葱末、姜丝放入油锅中爆香, 然后将芦笋、冬瓜一起放入锅中翻炒, 加盐调味。

营养师建议: 芦笋营养丰富, 尤其是嫩茎的顶部, 各种营养物质含量最为丰富, 加工时切勿弃去。

能量知多少: 总能量约 162 千卡, 蛋白质 6.5 克, 脂肪 5 克, 糖类 22.1 克。

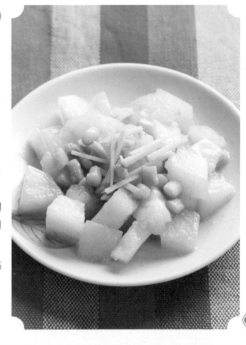

素烧四宝

材料: 芦笋 150 克, 香菇、胡萝卜、鲜百合各 50 克, 植物油 5 克, 盐 2 克, 葱花、姜末各 5 克, 水淀粉适量。

做法:

① 将芦笋洗净去老根, 切片; 香菇去根部, 洗净, 切片; 胡萝卜洗净, 去皮, 切片; 百合洗净, 掰开。

② 将四种原料用开水焯一下备用。

③ 锅内放油烧热, 放入葱花、姜末炒香后, 再放芦笋、香菇、胡萝卜、百合翻炒, 再加盐, 用水淀粉勾芡, 即可装盘食用。

营养师建议: 此菜的特点是色泽鲜艳, 营养合理, 鲜咸味美。但要注意香菇和胡萝卜焯水时, 时间要适当地长一些。

能量知多少: 总能量约 90 千卡, 蛋白质 2.5 克, 脂肪 5 克, 糖类 8.5 克。

延伸阅读

　　芦笋虽好, 但不宜生吃, 也不宜存放 1 周以上才吃, 而且应低温避光保存。芦笋中的叶酸很容易被破坏, 若用来补充叶酸应避免高温烹煮。

韭菜

味辛，性温

归胃、肝、肾经

一般人均可食用，更适合便秘、产后乳汁不足的女性

稳定血糖作用佳

推荐用量：每餐 50 克

现代研究表明，韭菜含粗纤维较多，并含维生素 C、胡萝卜素。韭菜所含的挥发油和含硫化合物，以及钙、镁、硒、锌等矿物质元素，具有促进血液循环及降脂、降糖作用。经常食用韭菜，有助于降低血糖、尿糖，并改善糖尿病的症状。另外，韭菜也是优质高钾食物，对高血压病具有较好的防治作用。

◉ 对血糖调节的好处

韭菜富含膳食纤维，其能减缓葡萄糖吸收，避免血糖上升太快，并能降低胰岛素分泌，也可降低胆固醇含量、促进肠蠕动、抑制肠道有害菌滋生。韭菜中的锌可协助胰脏制造胰岛素，稳定血糖。另外，韭菜含水量高、热量低，并有散血解毒、温补肝肾、温中行气的作用。韭菜的营养结构与药用功效对控制血糖很有益。

◉ 搭配与宜忌

✅ 韭菜 + 豆腐

二者同食，适合大便干燥、阳气不足者。

✅ 韭菜 + 虾仁

韭菜的香味可以掩盖虾仁的腥味，二者同食可温养脾胃、固肾助阳，还有助于缓解便秘。

✅ 韭菜 + 绿豆芽

二者同食，可解除人体内的热毒，并有补虚通便作用，有利于减肥，适合高血糖肥胖患者。

✅ 韭菜 + 茄子

茄子富含钾元素，可降血脂。韭菜富含膳食纤维，可减缓餐后血糖升高。二者同食，可降血糖，保护心血管系统。

❌

多食韭菜会上火且不易消化，因此阴虚火旺、眼屎多和胃肠虚弱的人不宜多食。

影响血糖的营养素含量表（以 100 克食物为例）

可食部	热量	三大营养素			膳食纤维
		脂肪	糖类	蛋白质	
90 克	26 千卡	0.4 克	4.6 克	2.4 克	1.4 克

维生素				矿物质		
维生素 C	维生素 B₁	维生素 B₂	维生素 E	钙	镁	锌
24 毫克	0.02 毫克	0.09 毫克	0.96 毫克	42 毫克	25 毫克	0.43 毫克

这样吃降血糖

韭菜羊肉饺

材料：瘦羊肉、韭菜各 50 克，面粉 100 克，香油 5 克，葱末 10 克，姜末 5 克，盐 2 克，酱油少许。

做法：

① 将面粉用清水和成面团，擀成数张圆形面皮；将新鲜韭菜洗净，剁成碎末。

② 将羊肉洗净，剁成肉末，并与韭菜末、葱末、姜末、盐、香油、酱油一同搅拌均匀，制成馅料。

③ 将备好的面皮包上馅料制成饺子，并将饺子置入沸水中煮熟或入蒸锅中蒸熟即可。

营养师建议：韭菜最好现做现吃，不能久放。如果存放过久，其中大量的硝酸盐会转变成亚硝酸盐，引起毒性反应。另外，消化不良者也不能吃韭菜。

能量知多少：总能量约 495.9 千卡，蛋白质 17.5 克，脂肪 11 克，糖类 81.7 克。

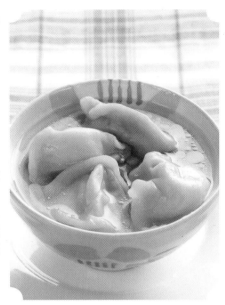

素炒韭菜

材料：韭菜 400 克，植物油 5 克，盐 2 克，葱 5 克，花椒 10 粒。

做法：

① 韭菜洗净，切成段备用；葱洗净，切末。

② 将炒锅烧热，倒入植物油，放入花椒炸香，捞出花椒，再下入葱末煸炒出香味。

③ 放入韭菜段翻炒，翻炒至快熟时，加入盐调味即可。

营养师建议：烹制韭菜时，不宜加热过久，韭菜中含有丰富的维生素，加热过久，维生素被破坏，造成营养损失。

能量知多少：总能量约 117 千卡，蛋白质 4 克，脂肪 5 克，糖类 13.6 克。

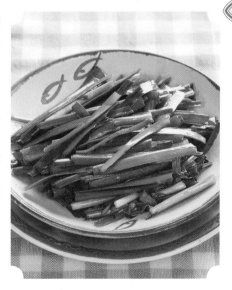

延伸阅读

吃韭菜可增加食欲、抗疲劳：韭菜中独特的气味来源于含硫化合物，它具有增进食欲、稳定情绪、促进发汗等作用。此外，由于这种物质能够加速乳酸（疲劳物质）分解，因此它具有抗疲劳促恢复的作用。但韭菜含粗纤维较多，特别是老韭菜，因此，消化功能较差，尤其是患有胃或十二指肠溃疡的人，应少吃或不吃韭菜。即使吃，也应选鲜嫩韭菜为宜。

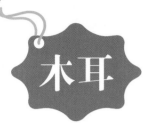

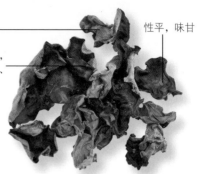

归胃、大肠经

性平，味甘

一般人均可食用，尤其适合脑血栓、肿瘤患者

木耳

预防糖尿病并发心脑血管病

推荐用量： 每天 5~10 克

木耳是一种营养丰富的食用菌，可食、可药、可补，而且有养血驻颜、祛病延年的功效，历来深受广大人民的喜爱。对糖尿病患者来说，木耳中含有丰富的纤维素、矿物质等营养元素，而且其热量较低，不容易引起血糖升高，很适合糖尿病患者食用。

● 对血糖调节的好处

木耳所含甘露聚糖、木糖和食物纤维，对减少人体血糖波动及调节胰岛素分泌有一定的帮助，是糖尿病患者的良好食物。木耳中还含有一种对人体有益的植物胶质，此物质和木耳中丰富的纤维素共同作用可以延缓碳水化合物的吸收，有一定的控制血糖的功效。

另外，木耳中的生物碱能促进消化道及泌尿道的腺体分泌，有益于肾脏健康。木耳也有降低血小板凝集性，防止血栓形成，降低血脂，延缓动脉粥样硬化的功效。常吃木耳，可预防糖尿病并发冠心病、脑卒中和糖尿病肾病。

● 搭配与宜忌

✅ **木耳＋绿豆**

二者同食，特别适合高血糖患者。

✅ **木耳＋银耳**

二者同食，降脂排毒功效增强，高血糖患者常食，可降低血脂、补气润肺。

✅ **木耳＋核桃**

二者同食，可活血、补脑，降低血糖，助排泄。

❌ 木耳有一定的滑肠作用，故脾虚消化不良或大便溏稀者忌食。

❌ 对木耳及相类似真菌过敏者应慎食木耳。

影响血糖的营养素含量表（以 100 克食物为例）

可食部	热量	三大营养素			膳食纤维
木耳（干）100 克	205 千卡	脂肪	糖类	蛋白质	29.9 克
		1.5 克	65.6 克	12.1 克	

维生素				矿物质		
维生素 C	维生素 B_1	维生素 B_2	维生素 E	钙	镁	锌
—	0.17 毫克	0.44 毫克	11.34 毫克	247 毫克	152 毫克	3.18 毫克

炒木耳三色

材料：芹菜、茭白、水发木耳各100克，植物油5克，盐2克，葱、姜各5克。

做法：

① 芹菜洗净，切成段；茭白去皮，切成片；木耳洗净，撕成小块；葱、姜洗净，切末。

② 锅中烧开水，把芹菜和茭白焯过，木耳用沸水淋一下。

③ 锅中放入油，烧热后放入葱、姜爆出香味，再放入芹菜、茭白、木耳翻炒，用盐调味，翻炒均匀出锅即可。

营养师建议：经常食用木耳，有助于降低血脂。

能量知多少：总能量约103.5千卡，蛋白质2.3克，脂肪5克，糖类11克。

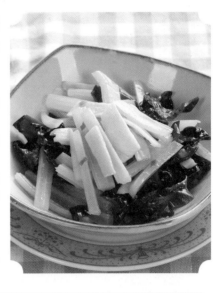

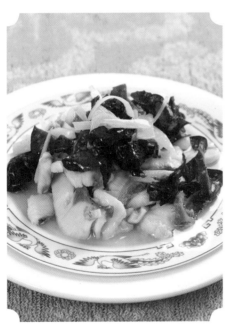

鱼片炒木耳

材料：水发木耳100克，鲤鱼肉240克，植物油5克，盐2克，葱、姜各5克，料酒10克，胡椒粉、水淀粉、汤各适量。

做法：

① 水发木耳洗净，撕成小块；姜切片，葱切碎；鱼肉切成薄片，装入盘内，用料酒、盐将鱼片腌渍片刻，取出，用水淀粉调匀待用。

② 油锅烧至六成热时，将鱼片放入稍炸片刻，捞起，沥去余油。

③ 锅内留油少许，将木耳、料酒、汤倒入烧沸，用水淀粉勾芡，再将鱼片倒入锅内，翻炒几下，很快起锅装盘，撒上胡椒粉即成。

营养师建议：木耳含铁丰富，常吃可补铁补血。

能量知多少：总能量约333千卡，蛋白质28克，脂肪23克，糖类3.4克。

延伸阅读

　　木耳清洗方法：清洗木耳时，应用温水，在水里放少许盐，浸泡半小时可以让木耳快速变软。也可在温水中放入木耳，然后再加入两勺淀粉，之后再进行搅拌。用这种方法可以去除木耳细小的杂质和残留的沙粒。注意不要用热水泡干木耳，凉水可缓慢地浸入，使木耳恢复到生长期的半透明状，这样发制出的木耳量多、嫩脆。

海带

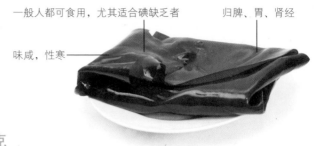

一般人都可食用，尤其适合碘缺乏者

归脾、胃、肾经

味咸，性寒

维护甲状腺功能

推荐用量：每天 15~20 克

海带的营养价值很高，是一种碱性食品，经常食用会增加人体对钙的吸收，在过油腻的食物中掺点海带，可减少脂肪在体内的积存。海带中还富含多种可降低血糖的营养素，如岩藻多糖、有机碘等，且海带的热量低、膳食纤维含量高，食后容易产生饱腹感，特别适合糖尿病患者食用。

◉ 对血糖调节的好处

海带是一种含碘量很高的海藻。其中的碘主要以有机碘形式存在。有机碘的生物活性高于无机碘，有助于保证甲状腺素的正常分泌，进一步促进胰岛素及肾上腺皮质激素的分泌，促进葡萄糖和脂肪酸在肝脏、肌肉组织中的代谢，从而起到降血糖和血脂的作用。海带中的岩藻多糖是极好的食物纤维，糖尿病患者食用后，能延缓胃排空的时间。食用海带后，即使在胰岛素分泌量减少的情况下，血糖也不会大幅上升。

另外，海带的营养丰富，控制饮食的糖尿病患者食用海带，既可减少饥饿感，又能从中摄取多种氨基酸和矿物质，是理想的饱腹食品。

◉ 搭配与宜忌

✅ 海带 + 芝麻

海带有净化血液、降低胆固醇、降低血糖、补血的功效。芝麻富含油脂。二者同食，可抗衰老，助排泄，补脑，降糖、降脂。

✅ 海带 + 猪肉

猪肉含蛋白质丰富，海带含大量膳食纤维、碳水化合物，二者同食，营养互补，有利健康。

✅ 海带 + 紫菜

紫菜有清热利尿的功效，海带可利水祛湿，二者同食，功效增强，适合糖尿病患者食用。

影响血糖的营养素含量表（以 100 克食物为例）

可食部	热量	三大营养素			膳食纤维
海带（干）98 克	77 千卡	脂肪	糖类	蛋白质	6.1 克
		0.1 克	23.4 克	1.8 克	

维生素				矿物质		
维生素 C	维生素 B$_1$	维生素 B$_2$	维生素 E	钙	镁	锌
—	0.01 毫克	0.1 毫克	0.85 毫克	348 毫克	129 毫克	0.65 毫克

海带烧芹菜

材料：海带 300 克,芹菜 100 克,植物油 5 克,陈醋 10 克,盐、葱花、姜片、料酒各少许。

做法：

① 海带洗净,切成细丝,用沸水烫过;芹菜洗净,切成小段,在沸水中烫过。

② 将锅置于火上,加植物油适量,待油烧热后,加入葱花、姜片,炒出香味时倒入海带丝。

③ 加水、盐、陈醋、料酒,烧煮 20 分钟,再倒入芹菜,稍煮片刻即可。

营养师建议：糖尿病患者容易并发骨质疏松症,在治疗糖尿病时,应及时补充钙及适量的维生素 D。而每 I00 克海带中含有人体可吸收利用的结合钙达 348 毫克,因此,对于糖尿病患者,提倡多吃一些海带,既可防治糖尿病并发的骨质疏松症,又可防治心、脑血管病。

能量知多少：总能量约 117 千卡,蛋白质 4 克,脂肪 5 克,糖类 13.6 克。

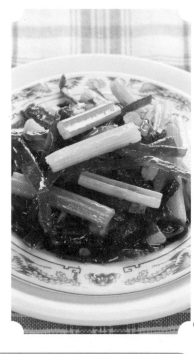

145

海带香菇竹笋汤

材料：水浸海带 100 克,鲜香菇 100 克,竹笋 100 克,香油 5 克,盐 2 克,葱花 3 克。

做法：

① 将鲜香菇洗净,切成片;将竹笋洗净,切成薄片;海带洗净,切丝。

② 锅内倒入香油,待油热后,将鲜香菇、竹笋、海带一同倒入锅中,稍加翻炒,加入适量清水,煮沸后,撒入盐,煮 3~5 分钟,放入葱花,即可出锅。

营养师建议：这道汤有滋阴清热、润燥生津的功效。适用于伴有阴虚火旺型糖尿病患者。但脾胃虚寒、腹泻者不宜多食。

能量知多少：总能量约 99 千卡,蛋白质 3 克,脂肪 5 克,糖类 10.2 克。

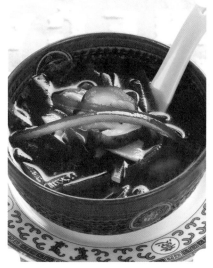

延伸阅读

　　海带的排毒作用很强。因为,海带中的褐藻胶在人体的肠道内形成凝胶状物质,可助排泄,且能促铅、铜等重金属排泄,因此吃海带既防止便秘又可防癌。注意吃海带后不要马上喝茶(茶含鞣酸),也不要立刻吃酸涩的水果(酸涩水果含植物酸),因为海带中含有丰富的铁,以上两种食物都会阻碍铁的吸收。

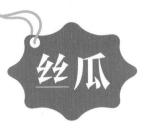

丝瓜

减少胰岛素释放

推荐用量：每天 100~200 克

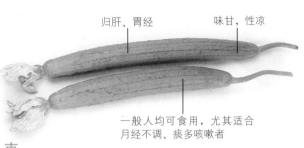

归肝、胃经　　　　味甘，性凉

一般人均可食用，尤其适合
月经不调、痰多咳嗽者

丝瓜翠绿鲜嫩，清香脆甜，是夏秋季节人们爱吃的蔬菜。丝瓜的营养价值很高，它含有蛋白质、脂肪、碳水化合物、粗纤维、钙、磷、铁、B 族维生素、维生素 C，还含有人参中所含的成分——皂苷。中医认为，丝瓜性味甘平，有很高的药用价值，以成熟果实、果络、叶、藤、根及种子入药，具有清凉、利尿、活血、通经、解毒之效。

◉ 对血糖调节的好处

丝瓜含有大量的植物纤维，高纤维饮食可通过延缓胃排空增加人体的饱腹感。丝瓜中的可溶性纤维可在肠内形成凝胶，也能增加胃排空时间，使糖的吸收减慢。另外，膳食纤维也可通过减少胃肠激素如抑胃肽或胰高血糖素的分泌，进而减少对胰岛 B 细胞的刺激，并增加周围组织中胰岛素受体的敏感性，使葡萄糖代谢加强。丝瓜是低脂肪、低热量、低糖的食品，从中医角度来看有润肺生津的功效，可辅助治疗胃燥伤津型糖尿病。

◉ 搭配与宜忌

✅ 丝瓜＋虾米

二者同食，有滋肺阴、补肾阳的功效，常吃对人体健康极为有利。

✅ 丝瓜＋猪肉

猪肉富含优质蛋白，丝瓜含维生素 C、膳食纤维丰富，二者同食，营养更全面，有利健康。

✅ 丝瓜＋菊花

二者同食有清热解毒、祛风化痰、凉血止血的作用，可增强人体免疫力，也有养颜美肤的功效。

影响血糖的营养素含量表（以 100 克食物为例）

可食部	热量	三大营养素			膳食纤维
		脂肪	糖类	蛋白质	
83 克	20 千卡	0.2 克	4.2 克	1 克	0.6 克

维生素				矿物质		
维生素 C	维生素 B$_1$	维生素 B$_2$	维生素 E	钙	镁	锌
5 毫克	0.02 毫克	0.04 毫克	0.22 毫克	14 毫克	11 毫克	0.21 毫克

丝瓜炒肉片

材料： 猪瘦肉 50 克，丝瓜 100 克，盐 2 克，植物油 5 克，葱、姜各 5 克，水淀粉、料酒各适量。

做法：

① 将猪肉洗净，切成 3.5 厘米长的片，加少许盐、水淀粉抓拌上浆；将丝瓜洗净、去皮，切成 4 厘米长的片。

② 锅内放油，烧至六成热，放入肉片煸炒至变色时，再放入丝瓜片略炒片刻。

③ 然后放入料酒、盐，用水淀粉勾芡，翻拌均匀，即可食用。

营养师建议： 丝瓜性寒滑，多食易致泄泻，也不可生食。

能量知多少： 总能量约 153 千卡，蛋白质 10 克，脂肪 6 克，糖类 3.4 克。

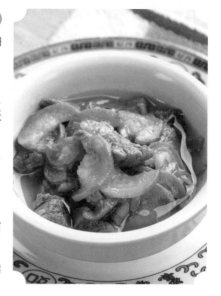

丝瓜炒鸡蛋

材料： 丝瓜 300 克，鸡蛋 1 个，植物油 5 克，葱花适量，盐 2 克，料酒少许。

做法：

① 将鸡蛋加入少量盐、料酒，搅拌均匀备用；将丝瓜去皮，切片或切丁备用。

② 炒锅倒油烧热，倒入鸡蛋炒熟，盛碗备用。

③ 锅内留少许油，倒入丝瓜炒熟，加入已熟鸡蛋同炒，加入盐、葱花翻炒片刻即可起锅。

营养师建议： 丝瓜不宜与菠菜同食，丝瓜有清热泻火、凉血解毒、通经络、行血脉的功效。而菠菜性凉，也有通肠胃、润燥、止渴的功效。若二者同食，对胃寒者会加重症状。

能量知多少： 总能量约 189 千卡，蛋白质 12 克，脂肪 11 克，糖类 13.6 克。

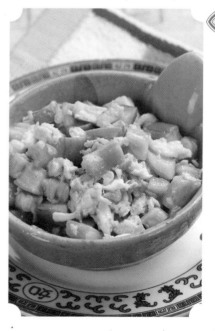

延伸阅读

丝瓜的含水量很大，刚刚采下的丝瓜，一般含水量在 94% 左右，所以新鲜的丝瓜总是硬的，如果丝瓜的新鲜程度差，就会由于失水而变得疲软。所以选购丝瓜时就要挑硬的买。还要注意挑选瓜条匀称、瓜身白毛完整者，这样的丝瓜嫩而新鲜。不要买大肚瓜，肚大的子多。钩状瓜削皮难，即使便宜也不应购买。

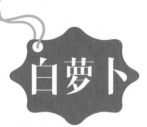

白萝卜

归肺、胃经

味甘辛，性凉

一般人均可食用

稳定血糖

推荐用量： 每天 80 克

白萝卜是我们日常食用的主要蔬菜之一，俗称"土人参"，兼有多种药用保健功效。萝卜还有降胆固醇，预防高血压、冠心病的作用。对于糖尿病患者来说，经常服食萝卜汁及萝卜制作的食物，是大有裨益的。

对血糖调节的好处

白萝卜富含芥子油，有辅助降低血糖的功效。白萝卜中的淀粉酶、氧化酶等物质可分解食物中的脂肪和淀粉，促进脂类代谢，防止血脂沉积，可预防糖尿病并发冠心病。白萝卜中的膳食纤维可降低胃里食物排空时间，增加饱腹感，降低热量摄入。膳食纤维也刺激肠道蠕动，加快机体排毒。

另外，白萝卜热量低，水分多，血糖生成指数低。这些都符合糖尿病患者的饮食营养需求，白萝卜削皮生吃，是糖尿病患者用以代替水果的上选。白萝卜为寒凉蔬菜，阴盛偏寒体质者、脾胃虚寒者不宜多食。

搭配与宜忌

✅ 白萝卜 + 金针菇

白萝卜有清肺化痰、顺气消食的功效，金针菇能降低胆固醇、健胃、益智补脑，二者同食，对减肥很有好处。

✅ 白萝卜 + 豆腐

豆腐多吃易引起消化不良，白萝卜有助消化的功效，且白萝卜可助豆腐中的营养吸收。

✅ 白萝卜 + 牛肉

牛肉可益气补血、强筋健骨，白萝卜可健脾消食、行气补虚，二者同食，可为人体提供丰富的蛋白质、维生素 C 等营养成分，具有利五脏、益气血的功效。

影响血糖的营养素含量表（以 100 克食物为例）

可食部	热量	三大营养素			膳食纤维
95 克	21 千卡	脂肪	糖类	蛋白质	1 克
		0.1 克	5 克	0.9 克	

维生素				矿物质		
维生素 C	维生素 B$_1$	维生素 B$_2$	维生素 E	钙	镁	锌
21 毫克	0.02 毫克	0.03 毫克	0.92 毫克	36 毫克	16 毫克	0.3 毫克

凉拌萝卜青椒丝

材料： 白萝卜300克，青椒100克，香油5克，盐2克，辣椒油、香菜、花椒粉、醋各适量。

做法：

① 分别将白萝卜、青椒洗净，切细丝。

② 醋、辣椒油、香油、花椒粉调成汁，倒入萝卜丝、青椒丝中。

③ 香菜洗净、切碎，和萝卜、青椒丝、调味汁拌匀即可。

营养师建议： 从萝卜顶部往下1/3处的维生素C含量较多，但质地偏硬，生吃时宜切丝或条。

能量知多少： 总能量约135千卡，蛋白质5克，脂肪5克，糖类17克。

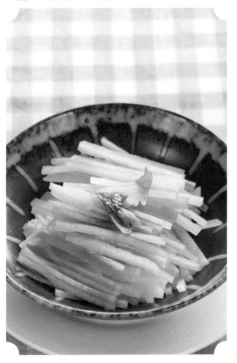

萝卜炒肉片

材料： 白萝卜300克，猪瘦肉50克，青椒100克，植物油5克，盐2克，葱6克，淀粉、鲜汤各少许。

做法：

① 白萝卜洗净，切丝；青椒择洗干净，去子，切丝；猪瘦肉切片，放入碗内，加盐、淀粉拌匀。

② 用盐、淀粉、鲜汤兑成芡汁。

③ 锅内放油烧热，下萝卜丝、青椒丝翻炒至断生盛盘。

④ 锅内留少许油，下肉丝炒散，放青椒丝、萝卜丝炒匀，烹入芡汁，翻炒几下起锅装盘即成。

营养师建议： 每晚睡觉前吃30克白萝卜，能消食化积、清热解毒、延年益寿。

能量知多少： 总能量约225千卡，蛋白质14克，脂肪11克，糖类17克。

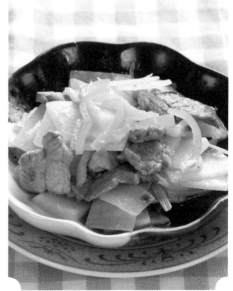

延伸阅读

萝卜冬瓜汁控制血糖：用鲜芹菜、白萝卜、冬瓜各500克，绿豆120克，梨2个，先将芹菜和冬瓜加水煮，用白纱布包住取汁，同绿豆、梨、白萝卜一同煮熟，喝汁，有清热、润肺、健胃、消食、控制血糖的功效。

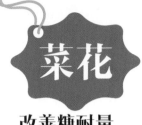

菜花

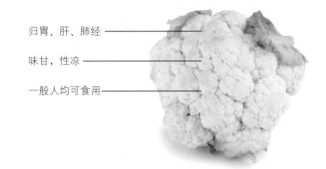

归胃、肝、肺经 ————

味甘，性凉 ————

一般人均可食用 ————

改善糖耐量

推荐用量： 每天 80 克

菜花色白美观，菜肉质细嫩，味甘鲜美，食用后很容易消化吸收。中医认为，其有补肾填精、健脑壮骨、补脾和胃的功效。菜花的维生素 C 含量极高，不但有利于人的生长发育，更重要的是能提高人体免疫功能，促进肝脏解毒，增强抗病能力。

◉ 对血糖调节的好处

菜花中含有对糖尿病患者有益的铬元素。铬可以改善糖耐量，减轻胰岛素抵抗，调节糖尿病患者的血脂。菜花中还含有维生素 K，有保护血管壁的功效，使血管壁不易破裂，这对糖尿病并发视网膜病变有益。菜花中含有丰富的类黄酮，有清理血管、防止胆固醇堆积的作用，可延缓糖尿病并发心脑血管疾病。

◉ 搭配与宜忌

✅ 菜花＋鸡肉

二者同食，可利内脏、益气壮骨，常吃可增强肝脏的解毒作用，提高免疫力。

✅ 菜花＋虾米

二者同食，可提供的营养素更加丰富，保健作用也更强，特别适合消化不良者。

✅ 菜花＋蚝油

二者同食有益气开胃、健脾、壮阳的功效，适用于慢性胃炎、性欲低下及癌症的防治。

✅ 菜花易消化，因此尤其适宜儿童、中老年人以及脾胃虚弱、消化不良者食用。

❌ 患甲状腺疾病者不宜食用。

影响血糖的营养素含量表（以 100 克食物为例）

可食部	热量	三大营养素			膳食纤维
		脂肪	糖类	蛋白质	
82 克	24 千卡	0.2 克	4.6 克	2.1 克	1.2 克

维生素				矿物质		
维生素 C	维生素 B₁	维生素 B₂	维生素 E	钙	镁	锌
61 毫克	0.03 毫克	0.08 毫克	0.43 毫克	23 毫克	18 毫克	0.38 毫克

素炒菜花

材料： 菜花 350 克，植物油 5 克，盐 2 克，葱 5 克，花椒 10 粒。

做法：

① 菜花洗净，切成小块备用；葱洗净，切末。

② 将炒锅烧热，倒入植物油，放入花椒炸香，捞出花椒，再下入葱末煸炒出香味。

③ 放入菜花块翻炒，翻炒至快熟时，加入盐调味即可。

营养师建议： 颜色发黄、茎部皮硬且中空的西蓝花不要购买。

能量知多少： 总能量约 135 千卡，蛋白质 5 克，脂肪 5 克，糖类 17 克。

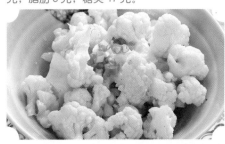

菜花炒蛋

材料： 菜花 200 克，鸡蛋 50 克，盐 2 克，植物油 3 克，葱、姜各适量。

做法：

① 菜花掰成小块；鸡蛋打散；葱、姜切碎。

② 炒锅烧热倒油，将鸡蛋炒成块状，盛出备用。

③ 锅内留底油，烧热，炒香葱、姜末，把菜花倒入翻炒，将熟时加适量盐调味，倒入炒好的鸡蛋块，搅拌均匀即可食用。

营养师建议： 菜花在烹制前先焯水，再采用快炒或短暂焖煮的烹调方式，可保留大部分营养成分。

能量知多少： 总能量约 147 千卡，蛋白质 10.8 克，脂肪 4.8 克，糖类 10.8 克。

菜花炒西红柿

材料： 菜花 250 克，西红柿 100 克，青椒 100 克，植物油 5 克，盐 2 克，番茄酱 1 汤匙，酱油适量。

做法：

① 将菜花去掉底部的叶子，掰成小朵，放入淡盐水中浸泡 10 分钟，用清水冲净备用。

② 西红柿洗净后去蒂，切成大块；青椒洗净，切成块。

③ 汤锅中倒入清水，大火煮开后，先放入菜花，用大火焯 2 分钟后，捞出沥干水分。

④ 锅中倒入油烧热，待油七成热时，放入西红柿、菜花和青椒，翻炒几下后，倒入番茄酱，快速炒匀。

⑤ 加清水、酱油、盐，搅拌均匀后，改中火煮约 1 分钟即可。

营养师建议： 在吃之前，将菜花放在盐水里浸泡几分钟，菜虫就跑出来了，还能去除残留的农药。

能量知多少： 总能量约 148.5 千卡，蛋白质 6 克，脂肪 5 克，糖类 19.4 克。

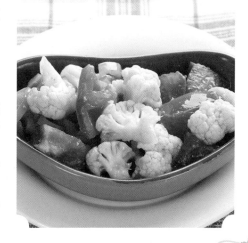

延伸阅读

菜花饮：暑热之际，口干渴，小便呈金黄色，大便硬实或不畅通时，用菜花 30 克煎汤，频频饮服，有清热解渴、利尿通便之功效。

空心菜

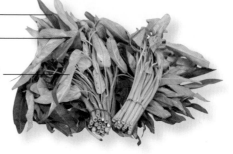

归胃、肠经

味甘，性平

一般人均可食用，适合便血、血尿者

预防糖尿病并发心脑血管病
推荐用量：每天 50 克

空心菜又名蕹菜、无心菜，是春夏时节主要的蔬菜。它味美、营养丰富、生命力极强，无论房前屋后，水、陆地面皆可种植。空心菜富含人体必需的碳水化合物、脂肪、蛋白质三大营养素和多种矿物质、维生素 C、维生素 B$_2$ 等。空心菜还含有丰富的膳食纤维，能加速肠蠕动，促进体内毒素和有毒物质的排泄。

◉ 对血糖调节的好处

空心菜的叶子中含有某种植物功能成分，可以从一定程度上起到类似胰岛素的作用，可以帮助 2 型糖尿病患者控制血糖。空心菜中丰富的膳食纤维可用于辅助治疗糖尿病。

空心菜中的果胶能促进肠蠕动，加速排便，使体内有毒物质加速排泄，阻止胆固醇堆积。膳食纤维也可延缓餐后糖代谢，降低对胰岛素的需要量，起到稳定血糖的作用。

另外，空心菜含有钾等调节血液平衡的元素，可降低肠道的酸度，预防肠道菌群失调，对防癌有益。

◉ 搭配与宜忌

✓ 空心菜＋辣椒

二者都富含矿物质、维生素，同食，有解毒、降压、消脂的功效。

✓ 空心菜＋猪肉

猪肉富含蛋白质，空心菜含纤维丰富，二者同食，营养素相互补充，可降脂、排毒。

✓ 空心菜＋白萝卜

二者一起榨汁饮用，可以治疗肺热、鼻出血。

✓ 空心菜＋鸡肉

可降低人体对胆固醇的吸收，有利于糖尿病患者控制合并高脂血症。

影响血糖的营养素含量表（以 100 克食物为例）

可食部	热量	三大营养素			膳食纤维
		脂肪	糖类	蛋白质	
76 克	20 千卡	0.3 克	3.6 克	2.2 克	1.4 克

维生素				矿物质		
维生素 C	维生素 B$_1$	维生素 B$_2$	维生素 E	钙	镁	锌
25 毫克	0.03 毫克	0.08 毫克	1.09 毫克	99 毫克	29 毫克	0.39 毫克

蒜蓉空心菜

材料： 空心菜400克，植物油5克，蒜10克，盐2克，葱5克，花椒10粒。

做法：

① 空心菜洗净，切成段备用；葱洗净，切末；蒜去皮，切末。

② 锅内放油烧热，放入花椒炸香，捞出花椒，再下入葱末、蒜末煸炒出香味。

③ 然后放入空心菜翻炒，翻炒至快熟时，加入盐调味即可。

营养师建议： 食用空心菜时，最好把茎和嫩叶分开吃。嫩叶适合急火快炒和凉拌，和腐竹、豆腐、鱼、肉末、芝麻酱等一起吃能使营养搭配更为合理。空心菜的茎则可以切成丁，与黄豆、豆渣等一起炒，口感独特，营养丰富。

能量知多少： 总能量约117千卡，蛋白质4克，脂肪5克，糖类13.6克。

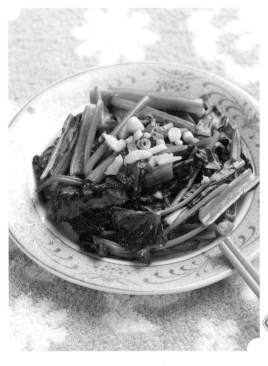

153

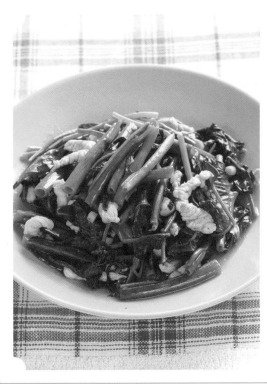

空心菜炒肉丝

材料： 猪瘦肉50克，空心菜300克，盐2克，植物油5克，葱、姜各5克，水淀粉适量。

做法：

① 将猪瘦肉洗净，切成丝，加盐、淀粉抓拌上浆；将空心菜洗净，切成4厘米长的段。

② 锅内放油烧热，放入肉丝煸炒至变色时，再放入空心菜略炒片刻。

③ 最后入盐，用水淀粉勾芡，翻炒均匀，盛入盘内即可食用。

营养师建议： 空心菜遇热容易变黄，烹调时要大火快炒，不等叶片变软即可熄火盛出。

能量知多少： 总能量约189千卡，蛋白质12克，脂肪11克，糖类10.2克。

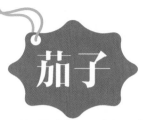

茄子

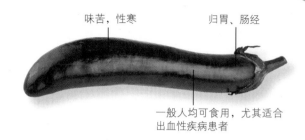

味苦，性寒　　　　归胃、肠经

一般人均可食用，尤其适合
出血性疾病患者

预防糖尿病眼底病变

推荐用量： 每天 100 克

中医认为，茄子具有清热活血、止痛消肿、利尿宽肠之功效。在营养成分上，它含蛋白质、碳水化合物、维生素以及钙、磷、铁等多种营养素。特别是维生素P 的含量很高，每 100 克中即含维生素 P 750 毫克，这是许多蔬菜水果望尘莫及的。维生素 P 能使血管壁保持弹性和生理功能，防止硬化和破裂。茄子还有降低胆固醇的作用，对心脑血管疾病有一定的辅助治疗效果。

◉ 对血糖调节的好处

茄子含有维生素 C、B 族维生素、维生素 P 及多种矿物质和皂苷。其中维生素 C、B 族维生素都有辅助稳定血糖的功效。皂苷降低胆固醇的功效非常明显，可预防糖尿病、高血脂及心脑血管病变。尤其是茄子皮中丰富的维生素 P，能增强细胞间的黏着力，保持毛细血管壁的正常渗透性，对微血管有保护作用，也能提高对疾病的抵抗力，可起到预防糖尿病引起的视网膜出血的功效。另外，茄子的脂肪和热量都极低，适于糖尿病病人食用。

◉ 搭配与宜忌

✅ 茄子 + 猪肉

茄子有降脂的作用，与猪肉同食，可有效降低猪肉中的油脂，避免其在体内堆积，防止动脉硬化。

✅ 茄子 + 苦瓜

二者同食，可预防糖尿病患者的心脑血管病变。

❌ 茄子 + 螃蟹

蟹肉性寒，茄子甘寒滑利，两者的食物药性同属寒性。如果一起吃，肠胃会不舒服，严重的可能导致腹泻，特别是脾胃虚寒的人更应忌食。

影响血糖的营养素含量表 （以 100 克食物为例）

可食部	热量	三大营养素			膳食纤维
93 克	21 千卡	脂肪	糖类	蛋白质	1.3 克
		0.2 克	4.9 克	1.1 克	

维生素				矿物质		
维生素 C	维生素 B₁	维生素 B₂	维生素 E	钙	镁	锌
5 毫克	0.02 毫克	0.04 毫克	1.13 毫克	24 毫克	13 毫克	0.77 毫克

茄子炒青椒

材料： 茄子 300 克，青椒 100 克，蒜 10 克，植物油 5 克，盐 2 克。

做法：

① 将茄子去蒂洗净，切成两段后对半剖开，切十字花刀；青椒洗净，切块备用；蒜去皮，切末。

② 炒锅置于火上，倒入适量油烧热至六成热，放入茄子翻炒片刻，再放入青椒块翻炒。

③ 放入盐、蒜末，翻炒均匀即可出锅。

营养师建议： 辣椒中富含的维生素 C 可增加茄子中类黄酮的吸收率，两者搭配同食，可起到降糖、美白的功效。

能量知多少： 总能量约 121.5 千卡，蛋白质 4.5 克，脂肪 5 克，糖类 13.4 克。

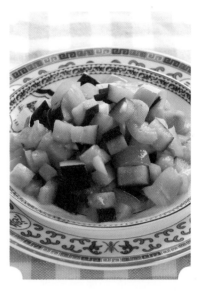

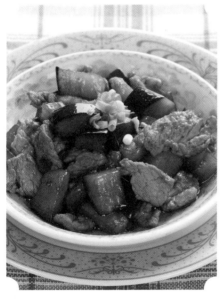

肉片烧茄子

材料： 猪瘦肉 50 克，茄子 300 克，盐 2 克，植物油 5 克，葱、姜各 5 克，水淀粉、胡椒粉、酱油各适量。

做法：

① 将猪瘦肉洗净，切成片，加水淀粉、盐抓拌上浆；将茄子洗净，切成滚刀块。

② 锅内放油烧热，放入肉丝煸炒至变色时，再放入茄子炒至入味。

③ 然后入盐、胡椒粉、酱油，翻炒均匀，即可食用。

营养师建议： 茄科植物都含有一定的茄碱，微量的茄碱对人有益，但茄碱过量则对人有害，因此，老茄子不宜多吃。

能量知多少： 总能量约 189 千卡，蛋白质 12 克，脂肪 11 克，糖类 10.2 克。

茄子拌土豆

材料： 长茄子 250 克，土豆 100 克，香油 3 克，葱花、蒜末、豆瓣酱各适量。

做法：

① 茄子洗净，去蒂，蒸熟，撕成条状。

② 土豆洗净，蒸熟，去皮，捣碎。

③ 把茄子条和土豆泥放入盘中，加入葱花、蒜末、豆瓣酱和香油，拌匀即可食用。

营养师建议： 老茄子含有较多茄碱，对身体有害，不要食用。

能量知多少： 总能量约 144 千卡，蛋白质 4.3 克，脂肪 3.4 克，糖类 29.1 克。

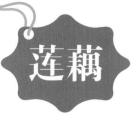

味甘，性寒 ————————

归心、脾、胃经 ————————

一般人均可食用，尤
其适合身体燥热或长
有暗疮者 ————————

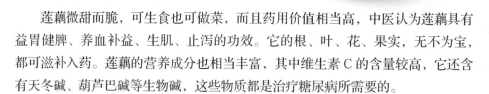

莲藕

延缓糖尿病周围神经病变

推荐用量：每天 80 克

莲藕微甜而脆，可生食也可做菜，而且药用价值相当高，中医认为莲藕具有益胃健脾、养血补益、生肌、止泻的功效。它的根、叶、花、果实，无不为宝，都可滋补入药。莲藕的营养成分也相当丰富，其中维生素 C 的含量较高，它还含有天冬碱、葫芦巴碱等生物碱，这些物质都是治疗糖尿病所需要的。

◉ 对血糖调节的好处

有研究显示，糖尿病患者体内维生素 C 的水平普遍偏低，莲藕中含有大量的维生素 C，有促进糖类代谢的作用，有助于维持血糖值稳定。维生素 C 还有抑制醛糖还原酶的功效，而醛糖还原酶被证实与糖尿病并发症（尤其是周围神经病变）的发生有关，如果每日补充适量的维生素 C，即可延缓或改善糖尿病周围神经病变。

另外，中医认为莲藕性寒，有清热除烦、生津止渴的功效，有益于糖尿病患者。莲藕中还含有丰富的膳食纤维，这也是预防与治疗糖尿病不可或缺的营养素。

◉ 搭配与宜忌

✅ 莲藕 + 核桃仁

莲藕富含的维生素 C 与铁元素，可促进核桃仁中铁的吸收与利用，增强核桃仁的补血功能，对糖尿病贫血患者特别有益。

✅ 莲藕 + 鳝鱼

二者同食，可促进鳝鱼蛋白质的吸收与利用，起到强身健体的作用，并有降血脂、降血糖的功效。

✅ 莲藕 + 猪肉

二者同食，有健脾养胃、滋阴补血的作用。

✅ 莲藕 + 生姜

二者同食，对心烦口渴、呕吐不止有一定的改善作用。

影响血糖的营养素含量表（以 100 克食物为例）

可食部	热量	三大营养素			膳食纤维
		脂肪	糖类	蛋白质	
88 克	70 千卡	0.2 克	16.4 克	1.9 克	1.2 克

维生素				矿物质		
维生素 C	维生素 B₁	维生素 B₂	维生素 E	钙	镁	锌
44 毫克	0.09 毫克	0.03 毫克	0.73 毫克	39 毫克	19 毫克	0.23 毫克

莲藕苦瓜丝

材料： 苦瓜 200 克，莲藕 150 克，植物油 5 克，盐 2 克，姜丝、盐、红椒、白醋各适量。

做法：

① 将苦瓜洗净，去子，切片；莲藕洗净，切片；红椒洗净，切丝。

② 锅放水烧沸，倒入苦瓜略焯，捞出沥干水分。

③ 锅内放油烧热，下姜丝炒香，倒入藕片、苦瓜、红椒丝翻炒，再加盐、白醋，翻炒均匀即可。

营养师建议： 苦瓜不要一次吃得过多；用苦瓜煮水擦洗皮肤，可清热止痒祛痱。食用莲藕，要挑选外皮呈黄褐色、肉肥厚而白的，如果发黑、有异味，则不宜食用。莲藕可生食、烹食、榨汁饮用，或晒干磨粉煮粥。莲藕也适用于炒、炖、炸及做菜肴的配料，如炸藕盒。

能量知多少： 总能量约 171 千卡，蛋白质 7 克，脂肪 5 克，糖类 23.8 克。

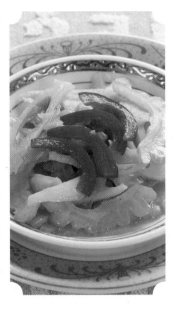

莲藕炒茭白

材料： 莲藕 150 克，青椒、茭白各 50 克，盐 2 克，植物油 5 克，葱 5 克，蒜 5 克。

做法：

① 莲藕洗净，切成片备用；青椒洗净，去子，切片；茭白洗净，切片；葱洗净，切末；蒜去皮，切末。

② 锅内放油烧热，放入葱末、蒜末爆出香味，然后放入莲藕片、茭白片翻炒。

③ 翻炒至快熟时，加入青椒片、盐调味即可。

营养师建议： 没切过的莲藕可在室温中放置一周的时间，但因莲藕容易变黑，切面孔的部分容易腐烂，所以切过的莲藕要在切口处覆以保鲜膜，冷藏保鲜一个星期左右。

能量知多少： 总能量约 157.5 千卡，蛋白质 6.5 克，脂肪 5 克，糖类 21.3 克。

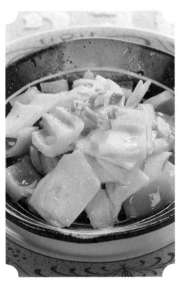

莲藕炒四季豆

材料： 莲藕 200 克，四季豆 100 克，橄榄油、醋、盐各适量。

做法：

① 将莲藕洗净，去皮，切片；四季豆洗净，去老茎，切段备用。

② 锅中烧开水，放入适量橄榄油，加入藕片、四季豆焯熟，捞出，过凉。

③ 把四季豆和藕片盛入盘中，加入醋、盐拌匀即可。

营养师建议： 四季豆和莲藕均富含膳食纤维，能稳定血糖，适合一同制做菜肴。

能量知多少： 总能量约 324 千卡，蛋白质 6.2 克，脂肪 5.8 克，糖类 65.5 克。

苋菜

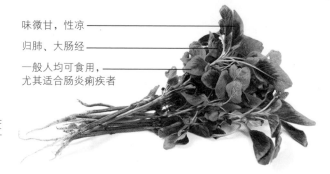

味微甘，性凉——
归肺、大肠经——
一般人均可食用，——
尤其适合肠炎痢疾者

预防糖尿病并发症

推荐用量： 每天 80 克

苋菜原本是一种野菜，近几年才摆上餐桌。有的地区把苋菜称为"长寿菜"，因其富含多种人体必需的维生素和矿物质。最新研究显示，苋菜中丰富的镁、铁、钙和维生素 K，都对糖尿病患者有食疗功效。另外，常食苋菜还有增强体质、提高机体的免疫力、加快骨折愈合、减肥排毒、防止便秘和贫血的作用。

◉ 对血糖调节的好处

苋菜含有丰富的镁，镁元素对维持血糖稳定起着重要作用，补充镁可改善糖耐量，减少胰岛素用量。

另外，有研究显示，血清中镁的含量越低，糖尿病患者的视网膜病变越严重。苋菜中的镁能够帮助减少糖尿病并发眼部病变。苋菜也富含易被人体吸收的钙质，这对防止糖尿病患者骨质疏松症有益。苋菜中含丰富的铁、钙和维生素 K，可以减肥轻身，促进排毒，防治便秘，对肥胖型糖尿病患者有很好的效果。

◉ 搭配与宜忌

✓ 苋菜＋猪瘦肉

二者一同炒食或做汤，可为糖尿病患者增加营养，并有助于慢性尿路感染的治疗。

✓ 苋菜＋鸡蛋（去蛋黄）

二者同食可滋阴润燥、清热解毒、补血。对妊娠糖尿病患者还有养血安胎的作用。

✓ 苋菜＋豆腐

二者同食可增强营养，是糖尿病骨质疏松症患者很好的补钙、补血食品。

✓ 苋菜＋粳米

一起做粥，有清热止痢的功效。

影响血糖的营养素含量表 （以 100 克食物为例）

可食部	热量	三大营养素			膳食纤维
		脂肪	糖类	蛋白质	
74 克	25 千卡	0.3 克	5 克	2.8 克	2.2 克

维生素				矿物质		
维生素 C	维生素 B$_1$	维生素 B$_2$	维生素 E	钙	镁	锌
47 毫克	0.03 毫克	0.12 毫克	0.36 毫克	187 毫克	119 毫克	0.8 毫克

苋菜豆腐汤

材料：苋菜250克，豆腐100克，植物油5克，盐2克，蒜5克。

做法：

① 苋菜洗净，切段，放入沸水中焯一下，捞出沥干；豆腐切成小块；蒜捣成泥。

② 炒锅放火上，加入植物油，油热后下蒜泥，煸出香味后下豆腐块，加少许盐，焖1分钟，再加水。

③ 将汤烧开，下苋菜一滚即离火装碗。

营养师建议：苋菜具有清热解毒、生津润燥的功效，对于肝胆火旺、目赤咽肿的糖尿病患者有辅助治疗作用。在夏季食用苋菜对于清热解毒、治疗肠炎痢疾以及大便干结和小便赤涩有显著作用。但苋菜微寒，脾胃虚寒者忌食，平素胃肠有寒气、易腹泻的人也不宜多食。

能量知多少：总能量约180千卡，蛋白质11.5克，脂肪9克，糖类12.5克。

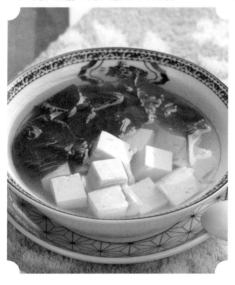

凉拌苋菜

材料：苋菜500克，香油5克，蒜5克，盐2克。

做法：

① 将苋菜洗净，放入沸水中焯一下，捞出；蒜去皮，捣成泥状。

② 将焯好的苋菜放入盘中，放蒜泥、盐、香油，拌匀即可。

营养师建议：苋菜常用烹调方法包括炒、炝、拌、做汤、下面和制馅。但是烹调时间不宜过长。

能量知多少：总能量约135千卡，蛋白质5克，脂肪5克，糖类17克。

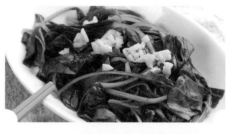

上汤苋菜

材料：苋菜300克，植物油2克，姜、蒜、盐各适量。

做法：

① 苋菜洗净；姜切丝；蒜切成两半备用。

② 烧开水，放入苋菜烫至变色，迅速捞出沥干水分，放入盘中备用。

③ 炒锅中的油至六成热时，投入蒜瓣和姜丝煸炒出香味。加适量水烧开，调入盐调味。把煮好的汤水淋入焯烫过的苋菜即可。

营养师建议：上汤苋菜也可以用高汤来代替清水，口味更佳。

能量知多少：总能量约93千卡，蛋白质8.4克，脂肪2.9克，糖类15克。

延伸阅读

　　蔬菜中的新贵：苋菜是越来越被人们重视的优质蔬菜。因为苋菜中富含蛋白质、维生素、矿物质和膳食纤维。蛋白质在绿叶蔬菜中也属于含量高的。苋菜中胡萝卜素比茄果类高2倍以上，铁和钙的含量在蔬菜中也是佼佼者。

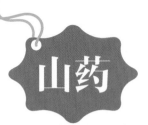

山药

控制餐后血糖升高

推荐用量：每天60克

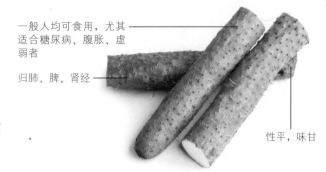

一般人均可食用，尤其适合糖尿病、腹胀、虚弱者

归肺、脾、肾经

性平，味甘

山药又称淮山，自古便是四季皆宜的滋补佳品，有健脾、厚肠胃、补肺、益肾的功效。它含有碘、钙、铁、磷等人体不可缺少的矿物质元素，也含有蛋白质、糖类、维生素、脂肪、胆碱、淀粉酶等成分，山药中的黏液蛋白有降低血糖、防止血脂沉积、预防心血管系统疾病的功效，对人体有特殊的保健作用。

◉ 对血糖调节的好处

山药含有可溶性纤维，吸水后能膨胀80~100倍，容易产生饱腹感，从而控制进食欲望，也有控制餐后血糖升高的功效。山药中含有黏液蛋白，有降血糖的作用，并可防止脂肪在血管内沉积，保持血管的弹性，预防动脉硬化。

山药具有益五脏、固肾益精的作用，而糖尿病的根源就是五脏功能失调。另外，与其他蔬菜相比，山药的碳水化合物含量较高，而血糖生成指数很低，因此，糖尿病患者可将山药作为主食食用，可配以白面制成山药饼，也可直接蒸熟食用。

◉ 搭配与宜忌

✅ 山药 + 苦瓜

二者都有降脂、降糖、排毒的功效，同食可增强其食物功效，且热量低，适合糖尿病患者。

✅ 山药 + 羊肉

一起食用可为糖尿病患者提供丰富的营养素，有增强体质的作用。

✅ 山药 + 薏米

山药的血糖生成指数低，且含热量相对较高，而薏米中富含微量元素硒，有益于胰岛B细胞，也有利水消肿、健脾去湿的功效。二者搭配可作为糖尿病患者的日常主食。

影响血糖的营养素含量表 （以100克食物为例）

可食部	热量	三大营养素			膳食纤维
		脂肪	糖类	蛋白质	
83克	56千卡	0.2克	12.4克	1.9克	0.8克

维生素				矿物质		
维生素C	维生素B₁	维生素B₂	维生素E	钙	镁	锌
5 毫克	0.05 毫克	0.02 毫克	0.24 毫克	16 毫克	20 毫克	0.27 毫克

山药炒青椒

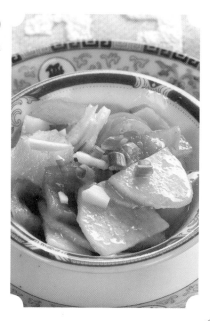

材料：山药150克，青椒100克，植物油5克，蒜10克，盐2克，葱5克，花椒1粒。

做法：

① 山药洗净，切成片备用；青椒洗净，去子，切片；葱洗净，切末；蒜去皮，切末。

② 锅内放油烧热，放入花椒、葱末、蒜末爆出香味。

③ 然后放入山药片翻炒，翻炒至快熟时，加入青椒片、盐调味即可。

营养师建议：山药的切口处容易氧化，储存山药时，可以先用米酒泡一泡，然后用吹风机吹干，再用餐巾纸包好，外围包几层报纸，放在阴凉墙角处即可。

能量知多少：总能量约157.5千卡，蛋白质6.5克，脂肪5克，糖类21.3克。

山药炒木耳

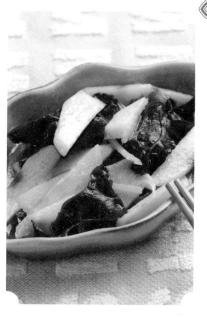

材料：山药150克，水发木耳100克，植物油5克，蒜10克，盐2克，姜适量。

做法：

① 山药去皮洗净，然后切片备用；木耳洗净，撕小朵备用；把蒜剁碎成末；姜切丝。

② 烧开一锅水，将山药片放入焯30秒后捞出备用。

③ 热锅放油，放入蒜末、姜丝爆香，再加入焯好的山药片，炒半分钟后加入木耳一起炒至熟，加盐调味即可。

营养师建议：新鲜山药遇空气容易氧化，去皮后要立即烹饪，熟的山药不用担心氧化问题。山药与铁或其他金属接触也会形成褐化现象，所以切山药最好用竹刀或塑料刀片。

能量知多少：总能量约153千卡，蛋白质6克，脂肪5克，糖类20.4克。

延伸阅读

挑选山药的方法：挑选山药时应注意，一是表面有异常斑点的山药绝对不能买，这种山药可能已经感染过病害。二是山药的外皮应无损伤，断面应带有黏液。三是山药怕冻、怕热，如在冬季买山药，可用手将其握10分钟左右，若山药"出汗"就是受过冻了。或者将山药掰开，冻过的山药横断面黏液会化成水，有硬心且肉色发红，质量差。

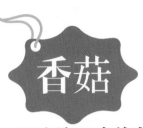

香菇

归肝、胃经

味甘，性平

一般人均可食用

预防糖尿病并发症

推荐用量：每天约4朵

香菇是一种生长在木材上，具有高蛋白、低脂肪、多糖和多种维生素的菌类食物。在食疗作用上，香菇可提高机体免疫功能、延缓衰老、防癌抗癌。香菇中还含有嘌呤、胆碱、氧化酶以及某些核酸物质，能起到降血糖、降血压、降血脂的作用。

◉ 对血糖调节的好处

香菇中含有微量元素硒，硒有与胰岛素相似的调节糖代谢的生理活性，也具有抗氧化、保护机体组织的功能。香菇中还含有香菇多糖，它能改善糖代谢和脂代谢，防治糖尿病并发症的发生发展。另外，香菇含B族维生素，不仅有利于减缓糖尿病并发症的进程，并对糖尿病视网膜病变、肾病的治疗有利。

香菇中也含大量膳食纤维，可协助机体排出毒素、脂肪，对防止糖尿病心脑血管病变及肥胖均有益。常吃香菇，可以预防糖尿病以及改善糖尿病症状。

◉ 搭配与宜忌

✅ **香菇＋莴笋**

二者同食有利湿通便、降脂降压的功效。

✅ **香菇＋豆腐**

二者同食对降低血脂、保护血管细胞、预防心血管疾病有好处。

✅ **香菇＋薏米**

一同煮粥或蒸饭，有健脾利湿、理气化痰、益气补气的功效，是肝病患者的理想食品。

✅ 高血压、高脂血症患者，癌症患者，易感冒者，肥胖者宜食用香菇。

❌ 患有顽固性皮肤瘙痒者，脾胃虚寒者不宜食用香菇。

影响血糖的营养素含量表（以100克食物为例）

可食部	热量	三大营养素			膳食纤维
		脂肪	糖类	蛋白质	
100克	19千卡	0.3克	5.2克	2.2克	3.3克

维生素				矿物质		
维生素C	维生素B₁	维生素B₂	维生素E	钙	镁	锌
1毫克	—	0.08毫克	—	2毫克	11毫克	0.66毫克

香菇茭白烧肉片

材料： 干香菇 50 克，茭白 100 克，猪瘦肉 50 克，植物油 5 克，盐 2 克，葱 5 克。

做法：

① 将猪瘦肉洗净，切成片；茭白洗净，切片，用开水焯一下，沥干备用；干香菇用水泡发，去杂质，切成片；葱洗净、切末。

② 锅中放油，油烧热时，放入葱末爆出香味，再放肉片炒到肉片变白。

③ 加入香菇、茭白翻炒，再加盐，翻炒几下即可。

营养师建议： 中医认为香菇为发物，性腻滞，中寒有滞者慎食。生痘后、产后、病后者也应慎食香菇。

能量知多少： 总能量约 202.5 千卡，蛋白质 15.5 克，脂肪 11 克，糖类 21.3 克。

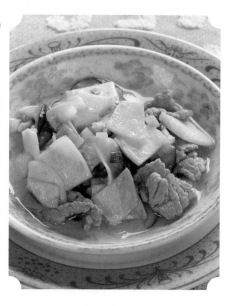

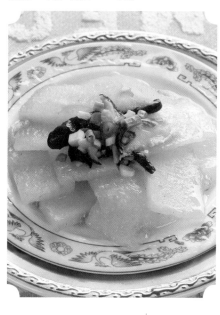

香菇烧冬瓜

材料： 冬瓜 400 克，干香菇 50 克，植物油 5 克，盐 2 克，葱花 3 克，黄豆芽汤少许，水淀粉适量。

做法：

① 干香菇用水泡发，去杂质，洗净，切片；将冬瓜洗净，去皮、子，切片，入沸水锅中焯透捞出，捞出沥干水分备用。

② 将炒锅内放油烧热，再加入香菇和冬瓜，翻炒片刻，放盐、黄豆芽汤，见汤汁浓稠时用水淀粉勾芡，拌匀即可出锅。

营养师建议： 香菇在烹煮之前先用热水浸泡，可使鲜度提高，泡香菇的水也可以加入菜肴中一起烹调，味道更好。

能量知多少： 总能量约 207 千卡，蛋白质 9 克，脂肪 5 克，糖类 30.6 克。

香菇拌豆腐丝

材料： 鲜香菇 100 克，豆腐丝 100 克，香油 3 克，盐、香菜末各适量。

做法：

① 鲜香菇洗净，去蒂，切成细丝，放入沸水中焯熟；豆腐丝洗净，放入沸水中焯透，取出，晾凉，切段。

② 把香菇丝和豆腐丝放入盘中，加入香油、盐、香菜末，搅拌均匀即可食用。

营养师建议： 长得特别大的鲜香菇不要吃，这样的香菇多是用激素催肥的，大量食用对身体不利。

能量知多少： 总能量约 247 千卡，蛋白质 23.7 克，脂肪 13.8 克，糖类 11.4 克。

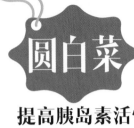

圆白菜

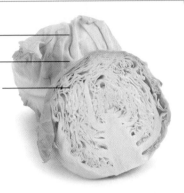

归胃经

味甘，性平

一般人均可食用，特别适合动脉硬化、孕妇及消化溃疡者食用

提高胰岛素活性

推荐用量： 每天 100 克

圆白菜含有大量的维生素 C、膳食纤维及各种矿物质，对高脂血症、癌症、心脑血管病等很多现代生活疾病有预防功能。圆白菜还含有铬，这种矿物质可提高胰岛素的活力，协助胰岛素调节体内血糖浓度。

◉ 对血糖调节的好处

铬是一种微量矿物质，对于脂肪、蛋白质的形成非常重要，与葡萄糖的代谢亦有密切关系，它可协助胰岛素将血液中的糖分转化为机体细胞需要的热量，并能协助身体充分利用糖分或将它储存起来。在糖尿病及低血糖患者体内，铬可通过控制胰岛素以维持适度的血浓度。

圆白菜还含有维生素 C，能够清除自由基，预防糖尿病并发神经和血管病变。圆白菜内所含的碳水化合物和脂肪非常低，且主要是葡萄糖，淀粉含量也极低，因此常吃圆白菜对糖尿病患者有益。

◉ 搭配与宜忌

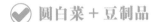

✅ 圆白菜 + 豆制品

二者同食能起到降低血脂的作用。

✅ 圆白菜 + 木耳

二者同食，对消化道溃疡患者有益，并对久病体虚、痿软乏力、耳鸣健忘、小儿生长迟缓大有裨益。

✅ 圆白菜 + 海产品

海产品含碘丰富，而圆白菜中含有的营养素可干扰甲状腺对碘的利用，二者同食，可保证营养的合理利用。

✅ 圆白菜宜放入冰箱或者放入装有纸巾的塑料袋冷藏。

❌ 烹饪时间太长会使营养成分流失，所以圆白菜不宜炒太久。

影响血糖的营养素含量表（以 100 克食物为例）

可食部	热量	三大营养素			膳食纤维
		脂肪	糖类	蛋白质	
86 克	22 千卡	0.2 克	4.6 克	1.5 克	1 克

维生素				矿物质		
维生素 C	维生素 B₁	维生素 B₂	维生素 E	钙	镁	锌
40 毫克	0.03 毫克	0.03 毫克	0.5 毫克	49 毫克	12 毫克	0.25 毫克

豆腐干炒圆白菜

材料： 圆白菜 250 克，豆腐干 50 克，植物油 5 克，盐 2 克，葱花、姜丝各 5 克，五香粉少许。

做法：

① 将圆白菜外面的叶子择去，清洗后切成 4 厘米长的丝；豆腐干洗净，切成粗条。

② 锅烧热后倒入油，待油烧热时加入葱花、姜丝炒出香味。然后放入豆腐干，炒至微微变黄。

③ 加入圆白菜翻炒，再加入盐、五香粉，翻炒片刻即可出锅。

营养师建议： 高血压患者应常食。圆白菜是钾的良好来源，有助于将多余的钠排出体外。

能量知多少： 总能量约 180 千卡，蛋白质 11.5 克，脂肪 9 克，糖类 12.5 克。

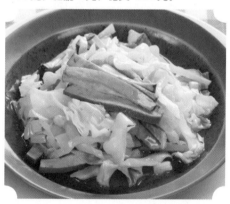

素炒圆白菜

材料： 圆白菜 400 克，植物油 5 克，盐 2 克，葱、姜各 5 克，花椒 1 粒，白醋少许。

做法：

① 圆白菜洗净，切成丝备用；姜洗净，切末；葱洗净，切末。

② 将炒锅烧热，倒入植物油，先放花椒炸香，再加葱末、姜末爆炒。

③ 最后放入圆白菜片翻炒，加白醋，翻炒至快熟时，加入盐调味即可。

营养师建议： 从中医角度来讲，脾胃虚寒或腹泻的人不应过多地食用圆白菜。

能量知多少： 总能量约 117 千卡，蛋白质 4 克，脂肪 5 克，糖类 13.6 克。

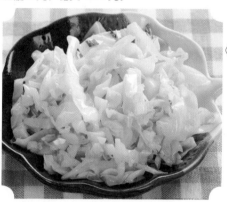

番茄炒圆白菜

材料： 圆白菜 300 克，番茄 100 克，盐 2 克，植物油 3 克，蒜、葱各适量。

做法：

① 圆白菜清洗后切丝；番茄底部划 2 刀后放开水里烫一会，剥皮切薄片；蒜拍扁；葱切碎。

② 热油锅，爆香蒜头、葱碎，放进圆白菜爆炒至软。

③ 圆白菜扒到一边，放进番茄爆炒几下。

④ 把番茄和圆白菜混在一起爆炒，翻炒至全部材料软熟，放盐调味即可。

营养师建议： 炒的过程中不要加水，因为圆白菜自身会炒出很多水分。

能量知多少： 总能量约 112 千卡，蛋白质 5.4 克，脂肪 3.8 克，糖 17.8 克。

延伸阅读

圆白菜中含有称为"溃疡愈合因子"的物质，对溃疡有着很好的治疗作用，能加速创面愈合，是胃溃疡患者的有益食品，因此，胃溃疡患者应多食圆白菜。

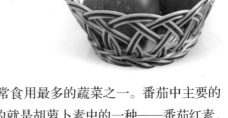

番茄

归肝、胃、肺经

味酸、微甘，性平

一般人均可食用，尤其适合肾虚、贫血者

促进糖类代谢与转化

推荐用量： 每天 100 克

番茄色泽艳丽，酸甜可口，是我们日常食用最多的蔬菜之一。番茄中主要的营养素是维生素，其中，最重要、含量最多的就是胡萝卜素中的一种——番茄红素，它可降血脂，预防心血管疾病的发生。另外，番茄中的维生素C、钙可协助稳定血糖。

◉ 对血糖调节的好处

番茄富含番茄红素，它清除自由基的功效远胜于其他类胡萝卜素和维生素E，可预防糖尿病并发心血管病症。番茄中大量的维生素C可促进糖类代谢与转化，有稳定血糖的功效。另外，番茄还有生津养血、消烦止渴的功效。常吃番茄，能帮助糖尿病患者稳定血糖。

◉ 搭配与宜忌

✅ 番茄＋鸡蛋

鸡蛋可补肺养血、滋阴润燥，用于气血不足、热病烦渴等症。番茄也有止渴生津、消烦止渴的功效。二者同食，既能提供丰富的营养，又有利于糖尿病患者控制血糖。

✅ 番茄＋酸奶

酸奶富含钙质，并含大量乳酸菌，有利于维持肠道菌群平衡。番茄有稳定血糖的功效。二者同食，可帮助糖尿病患者控制血糖，防止便秘。

✅ 番茄＋山楂

山楂可开胃消食，有降脂、扩张冠状动脉血管、增加冠脉血流量的功效。番茄有健脾消食、稳定血糖的作用。二者同食，能消食导滞、通脉散瘀，降压调脂，对预防糖尿病并发高脂血症有益。

✅ 烹调食用，营养更高。油脂也能帮助番茄将番茄红素等脂溶性抗氧化剂自然释放出来，充分发挥抗氧化作用。

❌ 慢性肠胃炎的患者不应吃生西红柿，以免新鲜西红柿生冷伤了肠胃。

影响血糖的营养素含量表（以 100 克食物为例）

可食部	热量	三大营养素			膳食纤维
		脂肪	糖类	蛋白质	
97 克	19 千卡	0.2 克	4 克	0.9 克	0.5 克

维生素				矿物质		
维生素 C	维生素 B$_1$	维生素 B$_2$	维生素 E	钙	镁	锌
19 毫克	0.03 毫克	0.03 毫克	0.57 毫克	10 毫克	9 毫克	0.13 毫克

番茄鸡蛋汤

材料：番茄400克，鸡蛋1个，香油5克，盐2克，葱花、紫菜、姜粉、盐、胡椒粉各少许。

做法：

① 半锅清水煮沸；鸡蛋打散，加葱花少许；番茄洗净，切成片或切成小块。

② 水沸腾后，先将打好的鸡蛋倒入锅内，略搅拌，再将切好的番茄倒入，水再沸腾后关小火，焖3分钟左右。

③ 加入紫菜、姜粉、盐、胡椒粉，淋香油，大火使汤沸腾，关火即可。

营养师建议：不要空腹或餐前吃番茄，最好在餐后再吃。这样可使胃酸和食物混合大大降低酸度，避免产生腹痛、胃部不适等症状。

能量知多少：总能量约207千卡，蛋白质13克，脂肪11克，糖类13.6克。

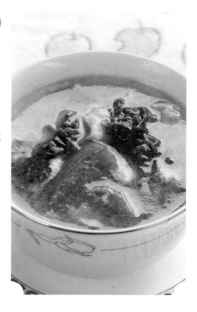

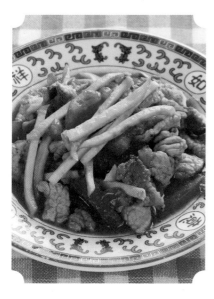

番茄茭白炒肉片

材料：番茄300克，茭白100克，猪瘦肉50克，植物油5克，盐2克，葱5克，酱油、花椒粉各少许。

做法：

① 将猪肉洗净，切成片；茭白洗净，切丝；葱洗净、切末；番茄洗净，切成块。

② 锅中放油，油烧热时，放入葱末爆出香味，再放肉片炒到肉片变白。

③ 加入茭白略炒，然后放番茄翻炒，再加盐、酱油、花椒粉，翻炒几下即可。

营养师建议：番茄颜色越红，番茄红素含量越高，未成熟和半成熟的青色番茄番茄红素含量相对较低。

能量知多少：总能量约211.5千卡，蛋白质13.3克，脂肪11克，糖类13.6克。

延伸阅读

对血糖影响最小的大米饭的做法：一是做大米饭时适量加些小米，做成二米饭。小米属于粗粮，富含膳食纤维，能增加饱腹感、延长对食物的消化吸收时间，有益于血糖的稳定。二是焖大米饭时要刚刚熟透，却不黏糊。因为这样能延长胃肠道消化吸收的时间，一定程度上能减少血糖的波动。如果用电饭锅焖大米饭，要控制好用水量，或者可先将大米浸泡0.5~1小时，让米粒充分吸收水分，蒸出来的米饭会粒粒饱满。注意洗米不要超过3次，否则米里的营养就会流失，蒸出来的米饭香味也会减少。

西蓝花

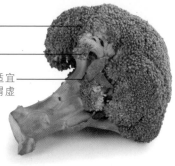

味甘，性凉

归胃、肝、肺经

一般人均可食用，尤其适宜于中老年人、小孩和脾胃虚弱、消化功能不强者

防治2型糖尿病

推荐用量： 每天100克

西蓝花的食用部分为绿色幼嫩花茎和花蕾，营养丰富，它含的矿物质种类比其他蔬菜更全面，另外还含有类黄酮物质，对高血压、心脏病有调节和预防作用，同时，西蓝花属于高纤维蔬菜，能有效降低肠胃对葡萄糖的吸收，进而降低血糖，有效控制糖尿病的病情。

● 对血糖调节的好处

西蓝花中的膳食纤维有促进肠蠕动、助排泄，降低胃肠对葡萄糖的吸收，起到稳定餐后血糖的功效。西蓝花含有大量铬元素，可提高胰岛素的敏感性。有研究显示，增加铬的摄入量，可以预防和控制2型糖尿病。西蓝花对因高血糖引起的心血管疾病有很好的食疗作用。

● 搭配与宜忌

✅ 西蓝花 + 香菇

香菇可促进糖类代谢、促进肝糖原合成，并可降低血脂。西蓝花也含多种控制血糖的物质。二者同食，对糖尿病患者有益。

✅ 西蓝花 + 虾

虾肉含镁丰富，有保护心血管系统的功效，并可减少血液中的胆固醇含量。西蓝花富含阻止胆固醇氧化的黄酮类物质，二者同食，降血脂功效增强。

✅ 西蓝花 + 猪肉

猪肉富含优质蛋白质，且有补虚强身、滋阴润燥的功效。西蓝花富含多种维生素与有益降血糖的微量元素。二者搭配食用，适合高血糖、高血脂患者。

✅ 西蓝花 + 胡萝卜

二者都富含维生素C与胡萝卜素，且胡萝卜中的槲皮素、山奈酚等物质还有降低血脂，促进肾上腺素的合成的功效，二者同食，降压、降脂的功效增强。

影响血糖的营养素含量表（以100克食物为例）

可食部	热量	三大营养素			膳食纤维
		脂肪	糖类	蛋白质	
83克	33千卡	4.1克	4.3克	0.6克	1.6克

维生素				矿物质		
维生素C	维生素B$_1$	维生素B$_2$	维生素E	钙	镁	锌
51 毫克	0.09 毫克	0.13 毫克	0.91 毫克	67 毫克	17 毫克	0.78 毫克

胡萝卜炒西蓝花

材料： 西蓝花 100 克，胡萝卜 50 克，植物油 3 克，盐 1 克，葱适量。

做法：

① 西蓝花掰成小朵；胡萝卜切小片；葱切末。

② 锅热后加少许油，油热至六成，下葱末爆出香味，放入西蓝花翻炒。

③ 再放入胡萝卜片一起翻炒，加水转小火炒至西蓝花断生，收汤后加盐调味即可。

营养师建议： 西蓝花烹调时不要炒得太烂，以免营养成分损失。

能量知多少： 总能量约 81.5 千卡，蛋白质 4.8 克，脂肪 0.7 克，糖类 9.4 克。

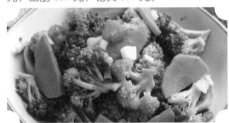

西蓝花炒肉

材料： 西蓝花 200 克，猪瘦肉 50 克，植物油 3 克，盐 2 克，葱、姜、蒜各适量。

做法：

① 西蓝花掰成小朵；猪瘦肉切片；葱、姜洗净，切丝，蒜切末。

② 炒锅烧热倒油，油热时倒入葱、姜、蒜爆出香味。倒入猪瘦肉，炒至变色，然后倒入西蓝花翻炒均匀，将熟时加入盐调味即可。

营养师建议： 洗西蓝花时在盐水中泡一会儿，可泡出菜里的小虫，洗掉残留的农药。

能量知多少： 总能量约 164 千卡，蛋白质 18.3 克，脂肪 7.3 克，糖类 9.4 克。

蒜香西蓝花

材料： 西蓝花 350 克，植物油 5 克，蒜、盐各适量。

做法：

① 西蓝花洗净，切成小朵，焯水至变色，捞出泡在冷水中，降温后捞起，沥干水；蒜切小丁。

② 热锅放油，放入蒜丁用小火炒至稍微呈褐色，倒入西蓝花拌炒均匀，改中小火煮至西蓝花熟软，下盐调味即可食用。

营养师建议： 这道菜可健脾养胃，有利于控制血糖、血脂。从中医养生角度看，西蓝花也是难得的食疗佳品，有强肾壮骨、补脑填髓、健脾养胃、清肺润喉作用。

能量知多少： 总能量约 135 千卡，蛋白质 5 克，脂肪 5 克，糖类 17 克。

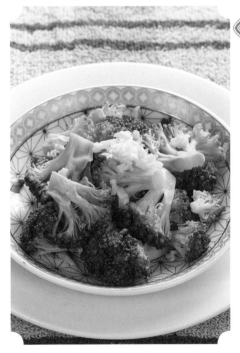

延伸阅读

煮西蓝花时间不宜过长：西蓝花煮后颜色会变得更加鲜艳，西蓝花焯水后，应放入凉开水中过凉，捞出沥净水再用。但要注意，在烫西蓝花时，时间不宜太长，否则失去脆感，拌出的菜也会大打折扣，导致丧失防癌抗癌的营养成分。

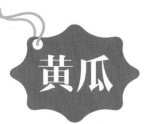

黄瓜

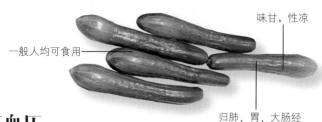

味甘，性凉

一般人均可食用

归肺、胃、大肠经

防治糖尿病并发高血压

推荐用量：每天 100 克

黄瓜中的胡萝卜素和钾的含量都很高，这些都是有益稳定血糖的营养素。另外，中医认为，黄瓜有清热利水、解毒消肿、生津止渴的功效。且黄瓜中所含的葡萄糖苷、果糖等不参与糖代谢。因此，糖尿病患者可将黄瓜作为水果的替代品食用。

◉ 对血糖调节的好处

新鲜黄瓜中含有的丙醇二酸能有效地抑制糖类物质在体内转变为脂肪，而脂肪在体内堆积过多便会形成肥胖症，肥胖更不利于血糖控制。中老年糖尿病患者经常适量服食黄瓜及其制品，不仅可改善临床症状，还有助于防治糖尿病并发高血压、高血脂以及预防肥胖症等。

◉ 搭配与宜忌

✅ 黄瓜 + 木耳

木耳富含铁质，有补血的功效，还可清除体内有害物质。黄瓜有降脂、减肥的功效。二者同食，能平衡营养，减肥消脂，能帮助糖尿病患者预防血脂升高、肥胖。

✅ 黄瓜 + 蒜

二者同食可抑制糖类转变为脂肪，降低胆固醇。

✅ 肝脏病患者，肥胖者，心血管病患者宜食黄瓜。

❌ 吃黄瓜时不宜弃汁制馅食用，黄瓜大部分营养存在于汁液中，弃汁制馅，会丢失大量水溶性维生素，降低其营养价值。

影响血糖的营养素含量表（以 100 克食物为例）

可食部	热量	三大营养素			膳食纤维
		脂肪	糖类	蛋白质	
92 克	15 千卡	0.2 克	2.9 克	0.8 克	0.5 克

维生素				矿物质		
维生素 C	维生素 B_1	维生素 B_2	维生素 E	钙	镁	锌
9 毫克	0.02 毫克	0.03 毫克	0.49 毫克	24 毫克	15 毫克	0.18 毫克

黄瓜炒鸡蛋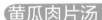

材料： 黄瓜 250 克，鸡蛋 1 个，植物油 5 克，盐、葱、香油、姜各适量。

做法：

① 黄瓜切片备用；鸡蛋打匀，打的时候里面稍微放点水淀粉，这样炒出来会更嫩；葱、姜切丝。

② 锅内放油，油烧至八成热，将鸡蛋液下锅翻炒，熟后盛出备用。

③ 锅内留底油烧热，下蒜、姜丝爆炒，炒出香味，下黄瓜翻炒，黄瓜要熟的时候把炒好的鸡蛋下锅一起炒，加盐，熟后淋上香油，出锅装盘。

营养师建议： 黄瓜本身是美容减肥食品，配上营养的鸡蛋更能为减肥带来效果。

能量知多少： 总能量约 180 千卡，蛋白质 11.5 克，脂肪 11 克，糖类 8.5 克。

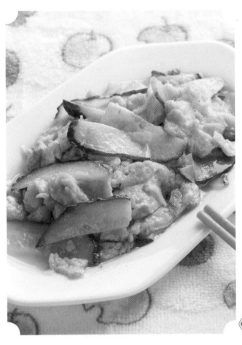

黄瓜肉片汤

材料： 猪瘦肉 50 克，黄瓜 100 克，盐 1 克，香油 2 克，香菜、淀粉、鲜汤、料酒、葱各适量。

做法：

① 猪肉切薄片，猪肉片盛碗内，加料酒、淀粉拌匀；黄瓜切片；葱切末；香菜洗净、切段。

② 锅内入鲜汤烧沸，放入猪肉片煮熟，下黄瓜片略煮，最后放入香菜、盐、葱末、香油调好味即成。

营养师建议： 黄瓜皮和子营养丰富，烹调时不要削皮去子。

能量知多少： 总能量约 88.5 千卡，蛋白质 11 克，脂肪 5.3 克，糖类 3.7 克。

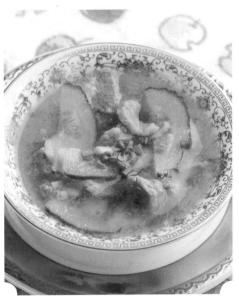

延伸阅读

喝黄瓜汁可防止脱发：研究发现，每天饮用一杯黄瓜汁可以防止头发脱落，增强人的记忆力。可将新鲜的黄瓜直接加冷开水，榨汁。早晨喝一杯，能起到清爽润肠的作用。

胡萝卜

味甘，性平 ————————

归脾、胃、肺经 ————————

一般人均可食用，更
适宜夜盲症、高血压
等患者食用

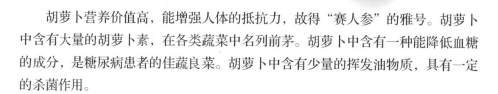

防治糖尿病并发视网膜病变
推荐用量： 每天 30~50 克

胡萝卜营养价值高，能增强人体的抵抗力，故得"赛人参"的雅号。胡萝卜中含有大量的胡萝卜素，在各类蔬菜中名列前茅。胡萝卜中含有一种能降低血糖的成分，是糖尿病患者的佳蔬良菜。胡萝卜中含有少量的挥发油物质，具有一定的杀菌作用。

◉ 对血糖调节的好处

胡萝卜中的膳食纤维可延缓餐后血糖上升，并有促进肠蠕动、加速排毒的功效。胡萝卜素在人体内转化为维生素 A，有防治糖尿病并发视网膜病变的功效。另外，胡萝卜素可有效对抗人体内的自由基，具有降血糖、血脂等功效。有研究表明，糖尿病患者血液中胡萝卜素的含量低于健康人。常吃胡萝卜或富含胡萝卜素的蔬菜，对防治糖尿病非常有益。

◉ 搭配与宜忌

✅ **胡萝卜 + 菠菜**

二者同食可降低血脂，并保持脑血管畅通，降低脑卒中的发生率。

✅ **胡萝卜 + 菊花**

二者都含有丰富的胡萝卜素，同食有滋肝、养血、明目的功效。

✅ **胡萝卜 + 羊肉**

二者同食，有健脾消食、补肝明目、清热解毒、降气止咳的功效。

✅ 胡萝卜所含维生素 A 为脂溶性维生素，最好是油炒肉炖，以便于人体吸收。

影响血糖的营养素含量表（以 100 克食物为例）

可食部	热量	三大营养素			膳食纤维
96 克	37 千卡	脂肪	糖类	蛋白质	1.1 克
		0.2 克	8.8 克	1 克	

维生素				矿物质		
维生素 C	维生素 B$_1$	维生素 B$_2$	维生素 E	钙	镁	锌
13 毫克	0.04 毫克	0.03 毫克	0.41 毫克	32 毫克	14 毫克	0.23 毫克

香菜胡萝卜丝

材料：胡萝卜 200 克，香油 5 克，香菜、姜、盐各适量。

做法：

① 将胡萝卜洗净，去皮，切细丝，晾干待用；姜去皮切丝；香菜择去黄叶，洗净切段。

② 将胡萝卜丝放在温开水中泡软，取出挤干水分，同姜丝拌匀装盘，上面放香菜。

③ 取小碗一个，放盐、香油调成汁，浇在胡萝卜丝上即成。

营养师建议：红绿相间，味甜香适口，可降血脂、益心气。

能量知多少：总能量约 135 千卡，蛋白质 5 克，脂肪 5 克，糖类 17 克。

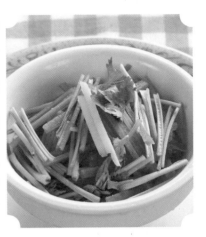

胡萝卜菠菜汁

材料：胡萝卜 200 克，菠菜 250 克，柠檬适量。

做法：

① 胡萝卜洗净，切成块；菠菜洗净，切段；柠檬去皮，果肉切块。

② 将胡萝卜块、菠菜段、柠檬块放入榨汁机中，搅打成汁后倒入杯中；倒入凉开水，即可直接饮用。

营养师建议：短时间内大量食用胡萝卜可引起高胡萝卜血症，使面部和手部皮肤变成橙黄色，出现食欲缺乏、精神状态不稳定、烦躁不安，甚至睡眠不踏实。

能量知多少：总能量约 180 千卡，蛋白质 10 克，脂肪 1.2 克，糖类 34 克。

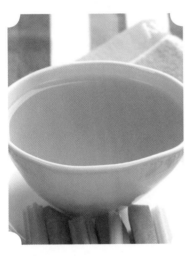

胡萝卜土豆丝

材料：胡萝卜 200 克，土豆 200 克，植物油 3 克，葱、盐各适量。

做法：

① 胡萝卜洗净，切丝；土豆洗净，削皮，切丝，放入清水中过水，捞出，沥干水分；葱洗净，切末。

② 炒锅烧热倒油，油七成热时放入葱末爆出香味。

③ 放入土豆丝、胡萝卜丝煸炒。

④ 放盐调味，即可食用。

营养师建议：土豆与胡萝卜都属于碳水化合物含量较高的蔬菜，特别是土豆。所以糖尿病病人如果吃较多的土豆需相应减少主食的摄入量。

能量知多少：总能量约 253 千卡，蛋白质 6 克，脂肪 3.8 克，糖 54 克。

延伸阅读

胡萝卜连皮吃营养更好：胡萝卜素主要存在于皮下，如果削了皮吃胡萝卜，等于人为地浪费了胡萝卜素。因此，胡萝卜最好连皮一起吃，清洗时不必削皮，只要轻轻擦拭即可。

魔芋

归心、脾经

味辛，性温

一般人均可食用

有效降低餐后血糖

推荐用量： 每餐 80 克左右

魔芋中所含的葡萄甘露聚糖对降低糖尿病患者的血糖有较好的效果，能延缓葡萄糖的吸收，有效降低餐后血糖，从而减轻胰岛的负担。另外，魔芋还具有补钙、降脂、平衡盐分、洁胃、整肠、排毒等作用。近年来，魔芋食品以它奇特的保健和医疗功效而风靡全球，被称为"魔力食品"。

174

◉ 对血糖调节的好处

魔芋中含有丰富的魔芋多糖。这是一种高分子多糖，属于可溶性膳食纤维，因其分子量大、黏性高，食用后进入人体，容易和水结合成溶胶。这种溶胶吸水膨胀率大，可增大至原体积的30~100倍，食用后消化吸收慢，容易给人吃饱的感觉，延缓了葡萄糖和脂肪的吸收，可以帮助糖尿病患者控制饮食。魔芋热量低，是理想的低热、低脂的保健食物。同时，魔芋对预防和治疗便秘、改善脂质代谢、降低血中胆固醇水平、改善糖的代谢、预防和治疗肥胖等有非常好的效果。

◉ 搭配与宜忌

✅ 魔芋 + 黄瓜

二者都是低热量食品，搭配食用适合糖尿病患者。

✅ 魔芋 + 鸡肉

魔芋含有人体所需的多种营养成分和对降血糖有益的膳食纤维，与鸡肉做菜，具有温中补气、补虚去损、降糖的功效。

✅ 魔芋 + 口蘑

二者都具有降低胆固醇、通便的功效，搭配食用，营养效果更佳，适合高脂血症患者及肥胖的人食用。

影响血糖的营养素含量表 (以 100 克食物为例)

可食部	热量	三大营养素			膳食纤维
		脂肪	糖类	蛋白质	
100 克	37 千卡	0.1 克	3.3 克	0.1 克	60 克

维生素				矿物质		
维生素 C	维生素 B_1	维生素 B_2	维生素 E	钙	镁	锌
—	—	0.1 毫克	—	45 毫克	66 毫克	2.05 毫克

黄瓜拌魔芋

材料：魔芋 70 克，黄瓜 200 克，香油 5 克，盐 2 克，白醋 5 克，干辣椒少许。

做法：

① 魔芋洗净、切片，放开水入锅煮 5 分钟，去味，用凉开水过凉。

② 黄瓜洗净、切片，用盐拌匀，腌 5 分钟后，沥去水分；干红椒切丝。

③ 将黄瓜、魔芋、红椒丝摆盘，调好白醋、盐、香油，拌匀后浇在黄瓜魔芋上即可。

营养师建议：魔芋能使小肠酶分泌增加，加快清除肠壁上沉积物，使其尽快排出体外。所以魔芋既能开胃化食，又能清除肠道垃圾。

能量知多少：总能量约 261 千卡，蛋白质 6 克，脂肪 5 克，糖类 46.8 克。

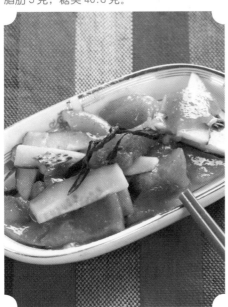

魔芋鸡翅

材料：去皮鸡翅中 150 克，魔芋 70 克，胡萝卜 100 克，植物油 5 克，盐 2 克，葱、料酒、酱油、胡椒粉、水淀粉各少许。

做法：

① 鸡翅洗净、拭干，拌入酱油、料酒腌 20 分钟；魔芋洗净、切块；葱洗净、切小段；胡萝卜洗净，去皮后煮熟，切片。

② 锅内放油烧热，放入鸡翅炸上色后捞出，再放入葱段、胡萝卜片和魔芋，并加入料酒、胡椒粉、清水烧开，改小火，放入鸡翅烧入味。

③ 待汤稍收干时，淋入少许水淀粉勾芡，即可盛出。

营养师建议：魔芋口感爽脆，吸收了鸡翅的汤汁变得滑嫩，比直接烧好吃。翅中较整齐，肉质也佳，可在菜市场买到，但是价格稍贵，若自己买全翅剁，中段部分要超过关节少许剁断，烧好才不会使肉层往中间缩而露出鸡骨，其他切下的两段可用来烧汤。

能量知多少：总能量约 540 千卡，蛋白质 33.5 克，脂肪 33 克，糖类 48.5 克。

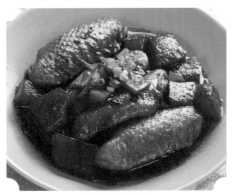

延伸阅读

　　魔芋的制作方法：把魔芋的球形根茎磨成粉末后加入水，做成质地如胶的胶态形状，然后再加上消石灰等碱性物质，使它凝固即可。烹饪之前，先用盐搓一搓，可去掉魔芋表面的石灰粉。炖菜的时候，可用勺子将魔芋捣碎再进行烹饪，这样可增加魔芋表面受热面积，同时味道也容易渗透进去。蒸或清炒可减少魔芋表面的水分，使魔芋吃起来很有嚼头。

肉类

鸭肉

味甘，性凉　　归脾、胃、肺、肾经

一般人均可食用，尤其
适合上火、内热者

防治糖尿病周围神经病变

推荐用量：每天 60 克

　　鸭肉的营养价值与鸡肉相仿。但鸭子吃的食物多为水生生物，因此，中医认为，鸭肉性味甘寒，有滋补、养胃、补肾、消水肿的功效，特别适合体内有热、有湿的人食用。在营养学上，鸭肉的脂肪熔点低，脂肪中的成分接近鱼油，有利于降低胆固醇。常食鸭肉，可减少糖尿病患者患高脂血症、心血管疾病的机会。

◉ 对血糖调节的好处

　　鸭肉含脂肪低，且分布均匀，主要为可降低胆固醇的不饱和脂肪酸。另外，鸭肉脂肪的组成接近鱼油，这对降血脂也有益。常吃鸭肉，可减少糖尿病患者并发高脂血症的机会。鸭肉中还含 B 族维生素，具有抗脚气病、神经炎的功效，对糖尿病和高血糖引起的周围神经病变有益。

◉ 搭配与宜忌

✅ **鸭肉 + 冬瓜**

二者同食，可滋阴、养胃、祛火，并可预防糖尿病患者贫血。

✅ **鸭肉 + 生姜**

二者同食，有益血液循环，对糖尿病患者的血管健康有益。

✅ 凡体内有热者适宜食鸭肉，体质虚弱、大便干燥和水肿的人食之更为有益。

影响血糖的营养素含量表（以 100 克食物为例）

可食部	热量	三大营养素			膳食纤维
68 克	240 千卡	脂肪	糖类	蛋白质	—
		19.7 克	0.2 克	15.5 克	

维生素				矿物质		
维生素 C	维生素 B$_1$	维生素 B$_2$	维生素 E	钙	镁	锌
—	0.08 毫克	0.22 毫克	0.27 毫克	6 毫克	14 毫克	1.33 毫克

银芽鸭丝

材料：鸭胸肉50克，绿豆芽100克，植物油5克，姜、料酒、淀粉、酱油、盐、青椒、红椒各适量。

做法：

① 鸭胸肉洗净，切成粗丝，加入料酒、酱油、少量淀粉、油，抓拌均匀；姜切丝；青椒、红椒洗净，切丝；绿豆芽冲洗干净，沥干水分。

② 锅内放油烧热，放入姜丝、肉丝炒散，炒至肉丝八成熟时，放入绿豆芽、青椒丝、红椒丝炒至断生，加入盐炒匀即可。

营养师建议：豆芽瓣中含有的营养成分很高，做时可不用去除。但为了菜品好看、好吃，做的时候一般将豆芽两头掐去。炒绿豆芽时要先将绿豆芽炒至断生，再放入盐，以免出水太多，吃起来不够脆爽。

能量知多少：总能量约153千卡，蛋白质11克，脂肪11克，糖类3.2克。

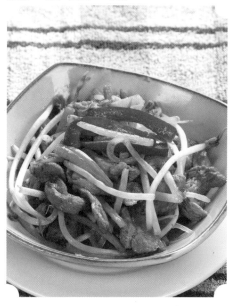

魔芋烧鸭

材料：鸭肉50克，番茄100克，植物油5克，魔芋、泡辣椒、姜、葱、盐、料酒、八角、花椒、香叶、清汤各适量。

做法：

① 鸭肉洗净切条，焯烫后沥干；番茄切小块；姜拍破；葱切段；魔芋切条，加入含盐的沸水中焯烫，捞出过凉，沥干；泡椒剁细末。

② 油锅烧热，加入鸭条炒干水分，放清汤、盐、料酒烧沸，撇去浮沫，放入姜、葱、八角、花椒、香叶，用高压锅压10分钟至软嫩，关火放气，拣去姜、葱、香料。

③ 鸭肉重新入锅，放入番茄、魔芋，加泡椒烧入味，装盘即成。

营养师建议：保存过久的鸭肉不宜食用，鸭肉存储过久时，鸭肉蛋白质容易变性，营养价值降低，还会产生酪氨酸，吃这样的鸭肉易导致头痛。

能量知多少：总能量约153千卡，蛋白质11克，脂肪11克，糖类3.2克。

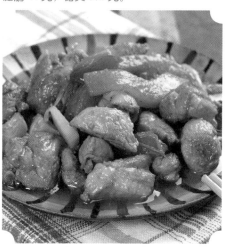

延伸阅读

　　鸭肉有益心脏健康：100克鸭肉里面大概含有300毫克的钾，钾跟心脏节律有关，还可调节体内钠盐代谢，有益血管健康，起到降低血压的功效。所以，日常生活多吃点鸭肉取代其他的肉菜，是非常健康的。

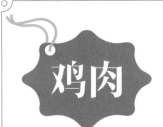

鸡肉

一般人均可食用

归脾、胃经

味甘，性微温

调节糖类及脂肪代谢

推荐用量：每天 60 克

鸡肉与其他肉类相比，蛋白质含量高，易于消化和吸收，蛋白质的氨基酸组成比例适当、种类多，且去皮鸡肉的脂肪含量低、热量少，脂肪中还含有多种可降低血脂的不饱和脂肪酸。另外，鸡肉中还有保护心肌、强壮心脏的牛磺酸。

◉ 对血糖调节的好处

鸡胸肉中含有 B 族维生素，鸡肉中维生素 B_1 可参与糖类及脂肪的代谢，帮助葡萄糖转变成能量。有研究显示，当维生素 B_1 不足时，会影响体内糖类的代谢功能，加重血糖值控制的难度。鸡肉中的烟酸有降低胆固醇的功效。鸡肉还含有牛磺酸，可抗脂质过氧化，保护心肌、增强心脏功能。另外，鸡肉中的蛋白质含量高，而且易于消化，对糖尿病患者有很好的补虚功效。

◉ 搭配与宜忌

✅ 鸡肉 + 魔芋

魔芋有助消化、助排毒，降低胆固醇、降低血压的功效。鸡肉可补虚去损，温中益气。二者同食，可补充营养、降低血脂，适宜糖尿病患者食用。

✅ 鸡肉 + 红小豆

二者同食，可补肾滋阴、补血明目，还有活血利尿、祛风解毒、活血泽肤等作用。

✅ 鸡肉 + 板栗

鸡肉有健脾补肾、温中益气的功效，板栗中含有不饱和脂肪酸、矿物质、维生素，可防治高血压、高脂血症等病。二者同食，营养相互补充，对控制血糖也有好处。

❌ 尿毒症患者、痛风患者、哮喘、过敏性皮炎和神经性水肿者、发热、牙痛者应慎食鸡肉。

影响血糖的营养素含量表（以 100 克食物为例）

可食部	热量	三大营养素			膳食纤维
		脂肪	糖类	蛋白质	
66 克	167 千卡	9.4 克	1.3 克	19.3 克	—

维生素				矿物质		
维生素 C	维生素 B_1	维生素 B_2	维生素 E	钙	镁	锌
—	0.05 毫克	0.09 毫克	0.67 毫克	9 毫克	19 毫克	1.09 毫克

鸡肉拌黄瓜

材料: 熟鸡胸肉70克,黄瓜100克,辣椒油5克,蒜、醋、白糖、盐各适量。

做法:

① 先将黄瓜洗净,用刀拍一下,切抹刀块放入盘中;鸡胸肉切抹刀片,放在黄瓜上面;蒜切末。

② 将蒜末、盐、醋、白糖放在碗中搅均匀;食用时倒在鸡肉、黄瓜上拌均匀即成。

营养师建议: 鸡肉性温,多食容易生热动风,所以不宜过量食用。

能量知多少: 总能量约243千卡,蛋白质19克,脂肪17克,糖类3.2克。

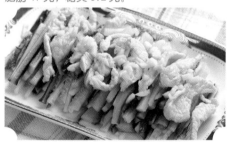

鸡肉冬瓜汤

材料: 鸡肉200克,冬瓜200克,姜、盐各适量。

做法:

① 把鸡肉洗净,切成块;冬瓜洗净,去瓤,去皮,切块;姜洗净,切片。

② 将鸡块在沸水中焯一下,捞出备用。

③ 锅中加水烧开,放入鸡块、冬瓜、姜片一起炖至鸡块熟烂,加入盐调味即可。

营养师建议: 肉类中的胆固醇含量较高,不宜过量食用。

能量知多少: 总能量约356千卡,蛋白质39.4克,脂肪19.2克,糖7.8克。

香菇鸡丝粥

材料: 大米50克,鸡胸肉50克,玉米油5克,鲜香菇、胡萝卜、葱、姜、盐各适量。

做法:

① 将大米、鸡胸肉、香菇、胡萝卜洗净;再分别将鸡胸肉、香菇切丝,胡萝卜切丁;葱切花。

② 将油热锅后,加入葱花、鸡胸肉、香菇爆香。

③ 加入适量清水,下入大米,待米煮熟后,把胡萝卜丁放入锅内,加盐调味,即可食用。

营养师建议: 用鸡肉熬汤时,最好多煮一会儿,这样味道更鲜,另外,长时间高温会杀死病毒与有害细菌。

能量知多少: 总能量约225千卡,蛋白质11克,脂肪11克,糖类2克。

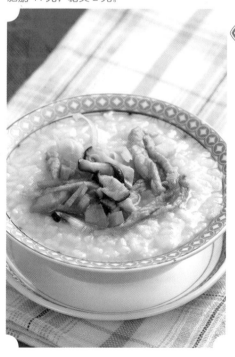

延伸阅读

　　烹制鸡肉不用放味精:鸡肉中含有谷氨酸钠,谷氨酸钠也是鲜味剂味精的主要成分,可以说鸡肉是"自带味精"。烹调鲜鸡时只需放油、盐、葱、姜、酱油等,味道就很鲜美。如果再放入花椒、大料等厚味的调料,反而会掩盖鸡的鲜味。

鸽肉

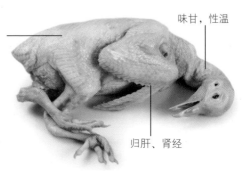

一般人均可食用，尤其适合老年人、产妇、贫血者

味甘，性温

归肝、肾经

提高糖耐量，稳定血糖

推荐用量： 每天 60 克

鸽肉的蛋白质含量高，脂肪含量较低，且易于消化，在动物肉食中宜于人们食用。此外，鸽肉所含的钙、铁、铜等元素及维生素等在禽类中属于比较高的。

● 对血糖调节的好处

鸽肉含有丰富的蛋白质和维生素 A、维生素 B_2、维生素 E 及铬、锌、镁等矿物质。其中，锌是制造胰岛素的必要元素，人体如果缺锌，胰岛素制造量会失常，甚至无法制造，进而影响血糖值，引发糖尿病。铬可维持正常的糖耐量，起到稳定血糖的作用。另外，鸽肉的蛋白质易于消化与吸收，还可滋肾补气，改善因肾虚引起的内分泌代谢紊乱，从而稳定血糖水平。

● 搭配与宜忌

✓ 鸽肉 + 香菇

香菇中的硒和香菇多糖，都有调节血糖、血脂的功效。鸽肉可为人体提供优质蛋白质。二者同食，可预防糖尿病并发高脂血症、并可补充蛋白质。

✓ 鸽肉 + 山药

二者同食，补肾作用增强。

✓ 鸽肉 + 枸杞子

鸽肉含有维生素 E、锌、硒，与枸杞子搭配，可强化补肾功效。

✓ 鸽肉 + 绿豆

二者同食，营养功效达到互补效果，并可降低人体胆固醇。

✗ 买回的鸽肉不要存放，因为鸽肉极易变质。

影响血糖的营养素含量表 （以 100 克食物为例）

可食部	热量	三大营养素			膳食纤维
		脂肪	糖类	蛋白质	
42 克	201 千卡	14.2 克	1.7 克	16.5 克	－

维生素				矿物质		
维生素 C	维生素 B_1	维生素 B_2	维生素 E	钙	镁	锌
－	0.06 毫克	0.2 毫克	0.99 毫克	30 毫克	27 毫克	0.82 毫克

● **这样吃降血糖**

莲子鸽子汤

材料： 鸽子1只（约200克），莲子5克，枸杞子5克，姜3大片，料酒、盐各适量。

做法：

① 鸽子洗净，处理干净，入冷水锅中煮至水开漂起血沫后关火。捞出鸽子，鸽子改刀成四大块。用温水再冲一下，这样能让汤汁更清澈。

② 另备一砂锅，放进鸽子、料酒、姜片，倒入热水至没过原材料约5厘米，大火煮开后，改小火煲两小时。莲子和枸杞子用水冲一下，放进锅里再煲15分钟，即可关火，少放点盐调味即可。

营养师建议： 鸽肉鲜嫩味美，可做粥，可炖、可烤、可做小吃等，不过清蒸或煲汤能最大限度地保存其营养成分。

能量知多少： 总能量约435千卡，蛋白质34.5克，脂肪28.5克，糖类10克。

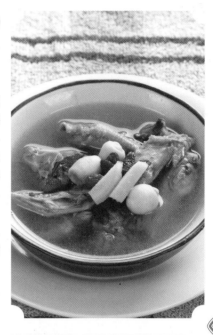

山药炖鸽

材料： 鸽子1只（约200克），山药150克，葱段3克，姜块3克，盐适量。

做法：

① 将鸽子洗净，从脊背开刀，取出内脏洗净，放入开水锅里煮至水开时捞出，剁成块；山药去皮，切成菱形块。

② 取砂锅一个，倒入清水750克，放入鸽肉，烧开后加入山药块、葱段、姜块（拍松），改用小火炖至鸽肉六成烂时，加盐，并将鸽肉翻在上面，使山药在下面，继续炖鸽肉熟烂，即可食用。

营养师建议： 这道菜有健脾益气、开胃增食、补益脏腑、益养精血的功效，可增强消化功能，促进食物吸收，补而不滞。

能量知多少： 总能量约450千卡，蛋白质41克，脂肪24克，糖类17克。

延伸阅读

白鸽玉竹汤：用白鸽1只，山药30克，玉竹30克。将白鸽肉切成小块，与山药、玉竹一并炖熟，食肉喝汤；或用白鸽肉与萝卜同煮，取汁含咽，有消渴功效。适用于糖尿病患者多饮。

水产类

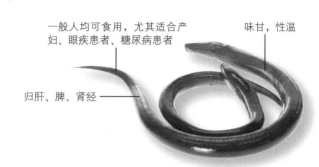

一般人均可食用，尤其适合产妇、眼疾患者、糖尿病患者

味甘，性温

归肝、脾、肾经

鳝鱼

调节血糖
推荐用量： 每餐 80 克

　　鳝鱼的营养价值甚高，它富含蛋白质、钙质、磷、铁及多种维生素。对高血糖人群来说，鳝鱼含有特种物质"鳝鱼素"，能降低血糖和调节血糖，对糖尿病人群有益。

● 对血糖调节的好处

　　鳝鱼肉可以提炼出一种鳝鱼素，可以起到调节血糖的作用，避免血糖过高或过低。鳝鱼含有较多的维生素 A，维生素 A 可以增进视力，促进皮肤的新陈代谢，对糖尿病并发眼部疾病有预防作用。加之所含脂肪极少，是糖尿病患者的食疗佳品。

● 搭配与宜忌

✓ **鳝鱼 + 洋葱**

二者同食，能健脾、降糖，且味道鲜香可口。

✓ **鳝鱼 + 青椒**

二者同食，营养互相补充，可使血糖下降。

✓ 鳝鱼有很强的补益功能，特别适合身体虚弱、病后以及产后之人。

✗ 不宜过量食用鳝鱼，否则难以消化，且会引发痼疾。

影响血糖的营养素含量表（以 100 克食物为例）

可食部	热量	三大营养素			膳食纤维
		脂肪	糖类	蛋白质	
67 克	89 千卡	1.4 克	1.2 克	18 克	—

维生素				矿物质		
维生素 C	维生素 B₁	维生素 B₂	维生素 E	钙	镁	锌
—	0.06 毫克	0.98 毫克	1.34 毫克	42 毫克	18 毫克	1.97 毫克

干炒鳝丝

材料： 鳝鱼 240 克，香芹、香菇各 50 克，植物油 5 克，葱、姜、蒜、豆瓣酱、醋、盐各适量。

做法：

① 香菇洗净，切成丝；姜去皮，洗净，切丝；葱切碎；蒜切片。

② 鳝鱼洗净黏液，直刀切成粗丝；香芹洗净，切成长段，放入沸水中焯烫一下，迅速捞出，沥干水分。

③ 锅内放油，烧至六成热，放姜丝、蒜片爆香，再放鳝鱼丝，煸干水分，再加香菇丝、香芹段、盐、醋、葱、豆瓣酱，炒匀出锅即可。

营养师建议： 将鳝鱼背朝下放在砧板上，用刀从头至尾用力拍打一遍，更易受热均匀和入味。

能量知多少： 总能量约 333 千卡，蛋白质 28 克，脂肪 23 克，糖类 3.4 克。

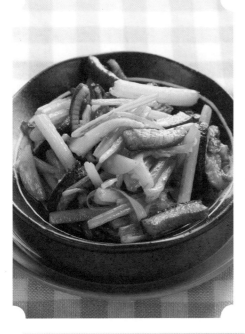

洋葱炒鳝鱼

材料： 鳝鱼 240 克，洋葱 250 克，植物油 5 克，盐适量。

做法：

① 将鳝鱼去肠杂，洗净，切丝；洋葱去皮，切丝。

② 锅内放油烧热，先放入鳝鱼煎热，再放入洋葱，翻炒片刻，加盐、清水少量，焖片刻，至鳝鱼熟透即可。

营养师建议： 这道菜有理气健脾、降糖降脂的功效。注意：有肝胆湿热者，即有右胁疼痛、发热口渴、面目黄疸、胃脘微胀、饮食少、小便短黄者，不宜食用这道菜。

能量知多少： 总能量约 405 千卡，蛋白质 27 克，脂肪 23 克，糖类 17 克。

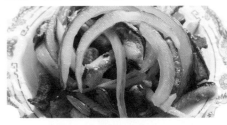

鳝鱼豆腐汤

材料： 鳝鱼 200 克，豆腐 200 克，盐适量。

做法：

① 将鳝鱼治净，切丝；豆腐切块。

② 将鳝鱼肉和豆腐一起放入锅中，加水炖煮。

③ 炖熟后加盐调味即可。

营养师建议： 鳝鱼体内含组氨酸较多，宜现杀现烹，肉细腻味鲜美。而死后的鳝鱼体内的组氨酸会转变为有毒物质，所以要从市场上买活的鳝鱼。

能量知多少： 总能量约 340 千卡，蛋白质 52.2 克，脂肪 10.2 克，糖类 10.8 克。

延伸阅读

鳝鱼有补脑功效：鳝鱼中含有丰富的 DHA 和卵磷脂，它们是构成人体各器官组织细胞膜的主要成分，而且是脑细胞不可缺少的营养。有资料显示，经常摄取卵磷脂，记忆力可以提高 20%。

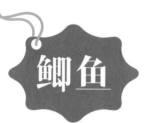

鲫鱼

促进胰岛素合成

推荐用量：每天80克

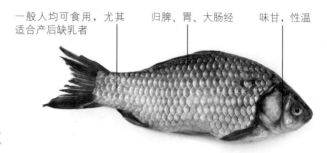

一般人均可食用，尤其适合产后缺乳者　　归脾、胃、大肠经　　味甘，性温

鲫鱼营养成分很丰富，除含大量的铁、钙、磷、锌等矿物质外，蛋白质、维生素含量也很丰富。鲫鱼的蛋白质含量仅次于虾，且易于消化吸收，经常食用能够增强抵抗力。在药用价值上，鲫鱼有健脾利湿、活血通络、和中开胃、温中下气的功效，对糖尿病患者有很好的食疗滋补作用。

◉ 对血糖调节的好处

鲫鱼含有丰富的矿物质锌，其能参与人体的多种酶代谢，可协助生成胰岛素，如体内缺锌，胰岛素的量必然减少。另外，鲫鱼的蛋白质含量高，易被人体吸收，且低脂肪、低含糖量，有益于糖尿病人群。常吃鲫鱼能为糖尿病人群提供优质的蛋白质。

◉ 搭配与宜忌

✅ **鲫鱼＋豆腐**

二者都富含优质蛋白质，且是低胆固醇食材，另外，豆腐富含钙元素，二者同食，有利于高血糖人群补钙。

✅ **鲫鱼＋白萝卜**

二者同食，营养丰富，有益于糖尿病人群。

✅ **鲫鱼＋木耳**

二者同食，可提供丰富的营养素，并有助降低血糖。

✅ **鲫鱼＋陈皮**

一起煮汤，有补脾开胃、温中散寒的功效，尤其适合食欲缺乏、消化不良、虚弱无力者。

✅ 产后缺乳者，脾胃虚弱者，痔疮、慢性久痢者，各种水肿者宜食鲫鱼。

影响血糖的营养素含量表（以100克食物为例）

可食部	热量	三大营养素			膳食纤维
		脂肪	糖类	蛋白质	
54克	108千卡	2.7克	3.8克	17.1克	—

维生素				矿物质		
维生素C	维生素B$_1$	维生素B$_2$	维生素E	钙	镁	锌
—	0.04毫克	0.09毫克	0.68毫克	79毫克	41毫克	1.94毫克

萝卜丝鲫鱼汤

材料：鲫鱼 240 克，白萝卜 200 克，植物油 5 克，盐 2 克，木耳、葱、姜各适量。

做法：

① 将鲫鱼清洗干净，切成块状；干木耳用温水泡发；葱、姜切末；萝卜洗净、切丝备用。

② 锅内倒油烧热，将鲫鱼煎至两面金黄。

③ 鱼煎好后，在锅里加入开水没过鱼肉，加入葱和姜煮至沸腾。水沸时，加入木耳和萝卜丝。

④ 盖上锅盖，中小火慢炖 20 分钟，炖至汤色奶白，加盐即可。

营养师建议：高脂血症患者不宜多吃鱼子。

能量知多少：总能量约 360 千卡，蛋白质 29.5 克，脂肪 23 克，糖类 8.5 克。

鲫鱼豆腐汤

材料：鲫鱼 240 克，北豆腐 100 克，植物油 5 克，盐 2 克，生菜、料酒、葱、姜各适量。

做法：

① 将豆腐切薄片，用盐水渍 5 分钟，沥干待用；生菜洗净，切段；葱、姜切末；鲫鱼去鳞和内脏，抹上料酒，用盐腌渍 10 分钟。

② 锅中放油加热，爆香姜末，将鱼两面煎黄后加适量水，小火煮 25 分钟，再投入豆腐片，调味后加葱末、生菜段即可。

营养师建议：这道汤有健胃、清热、降火的功效。

能量知多少：总能量约 405 千卡，蛋白质 38 克，脂肪 27 克，糖类 4 克。

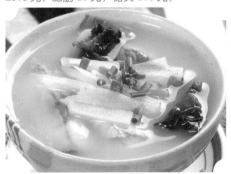
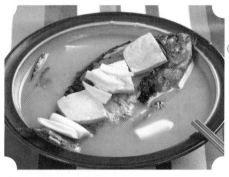

红烧鲫鱼

材料：鲫鱼 400 克，植物油 5 克，姜、蒜、红椒、料酒、盐、葱、香菜各适量。

做法：

① 鲫鱼洗净后吸干鱼身上的水分；姜、葱、红椒洗净，切丝；香菜切碎。

② 炒锅烧热放油，油热时放入鲫鱼用小火煎，煎出金黄色后盛出。用锅内剩油爆香姜、蒜、

红椒，放入少许料酒，下鱼，加开水没过鱼身，用中火炖。汁浓时，加适量盐，继续炖，当汤汁基本收干时，加葱丝、香菜碎出锅即可。

营养师建议：这道菜具有健脾开胃的功效，较适合胃口不好的糖尿病患者。

能量知多少：总能量约 477 千卡，蛋白质 68.4 克，脂肪 15.8 克，糖类 15.2 克。

延伸阅读

烹饪方法要正确：烹饪方法对糖尿病患者至关重要，最好采用清炒、清炖、凉拌、蒸、煮等方法，烹饪时间不宜过长，以免食物吸收较多的油脂和盐分，也可避免营养成分丢失。烹制菜肴的过程中不要放盐太早，以免引起蔬菜"脱水"，破坏蔬菜的营养成分，这样不仅达不到补水的效果，反而会引起糖尿病患者更容易口渴。

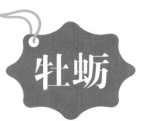

牡蛎

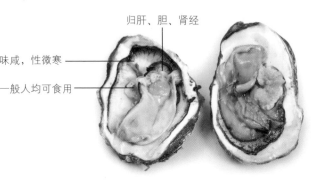

归肝、胆、肾经

味咸，性微寒

一般人均可食用

平衡胰岛素分泌
推荐用量：每餐 20 克

牡蛎味道鲜美，并有药用价值。中医认为，牡蛎不仅可补肾壮阳，还能滋血养血。牡蛎的营养也很丰富，它富含蛋白质、钙、铁、锌等多种营养素，牡蛎中含有较多的钙质，而且牡蛎含锌量也很高，在食物中名列前茅。对糖尿病人群来说，这两种营养素都有利于血糖稳定。

◉ 对血糖调节的好处

牡蛎含锌丰富，锌在人体内广泛参与各种酶的代谢，也是制造胰岛素的必要元素，当人体缺乏锌元素时，胰岛素分泌就会失常。

牡蛎中的钙可平衡胰岛素分泌，当人体用餐后，钙便释放信息请求胰岛素增加分泌量，而当人体血糖降低时，又会通过钙的调节，降低胰岛素的分泌，使人体血糖保持正常值。牡蛎也含有大量牛磺酸，其可促进肝糖原转化，减轻胰岛负担。另外，牛磺酸也有强化、扩张动脉血管，促进血液循环，降低血压与血脂的作用。

◉ 搭配与宜忌

✅ **牡蛎 + 丝瓜**

二者同食，可改善心神不宁、烦躁不安等疾，是夏季防暑之理想佳肴。

✅ **牡蛎 + 牛奶**

二者都是含钙高的食品，同食有助于强化骨骼，可为糖尿病患者补钙。

✅ **牡蛎 + 菠菜**

二者同食，营养可相互补充，有利于人体健康。

❌ 体虚而多寒者忌食牡蛎。

影响血糖的营养素含量表 (以 100 克食物为例)

可食部	热量	三大营养素			膳食纤维
		脂肪	糖类	蛋白质	
100 克	73 千卡	2.1 克	8.2 克	5.3 克	—

维生素				矿物质		
维生素 C	维生素 B$_1$	维生素 B$_2$	维生素 E	钙	镁	锌
—	0.01 毫克	0.13 毫克	0.81 毫克	131 毫克	65 毫克	9.39 毫克

● **这样吃降血糖**

牡蛎肉末粥

材料:米饭（蒸）50 克,鲜牡蛎 160 克,猪瘦肉 50 克,植物油 4 克,香油 1 克,盐 2 克,芹菜、胡椒粉各适量。

做法:

① 鲜牡蛎去壳,冲洗干净,沥干备用;芹菜洗净、切碎;猪瘦肉切末。

② 猪肉末加盐、植物油、胡椒粉、香油拌匀,腌 10 分钟左右。

③ 米饭用热水浸洗片刻,沥干后盛入锅中,加入清汤煮滚,放入猪肉末、牡蛎,用小火熬至熟,下入盐调好味,再加入芹菜末,略煮片刻,即可盛起食用。

营养师建议:虽然生牡蛎味道鲜美,但不宜生食,因为生牡蛎体内多有寄生虫、细菌等致病微生物,生食牡蛎可能会感染疾病。

能量知多少:总能量约 486 千卡,蛋白质 31 克,脂肪 22 克,糖类 40 克。

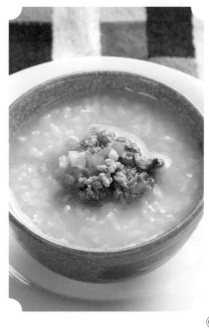

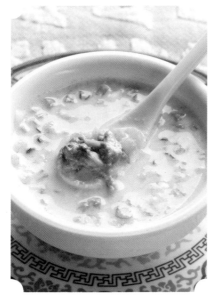

奶汁牡蛎

材料:牛奶 160 克,牡蛎 80 克,盐 2 克,植物油 5 克,胡椒粉、洋葱、西芹各适量。

做法:

① 将牡蛎取肉洗净焯熟;圆葱、西芹洗净、切碎。

② 锅中倒入植物油,下圆葱碎、西芹碎炒香,再加入牛奶慢慢搅匀。

③ 加入牡蛎略煮,再加盐、胡椒粉调味,盛入碗中即可。

营养师建议:在烹调牡蛎过程中,不宜加太多盐。蒸煮时间不宜过长,因为牡蛎肉白嫩,大火久煮容易缩水,不利于消化。

能量知多少:总能量约 225 千卡,蛋白质 14 克,脂肪 16 克,糖类 6 克。

延伸阅读

鲜牡蛎肉青白色,质地柔软细嫩,其食用方法也很多,可清蒸、鲜炸、生炒、炒蛋、煎蚝饼、串鲜蚝肉和煮汤等多种。如可将牡蛎与皮蛋、大米一同煮粥,连用 5 天,有滋阴、降火、美容的功效,特别适用于操劳、熬夜过度之阴虚燥热、神疲、面色无华者。但牡蛎不宜多服久服,以免引起便秘和消化不良。

鳕鱼

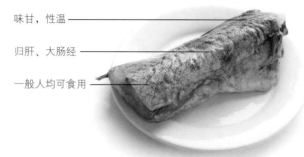

味甘，性温

归肝、大肠经

一般人均可食用

助胰岛素正常分泌

推荐用量：每餐 80 克

鳕鱼肉厚刺少，肉味甘美，其营养也非常丰富。鳕鱼中蛋白质含量非常高，并易于人体吸收和利用。且含热量低，并含多种人体必需的维生素。另外，鳕鱼含有大量的胰岛素，有较好的降血糖作用，用于治疗糖尿病。

◉ 对血糖调节的好处

鳕鱼含有大量的胰岛素，有较好的降血糖作用。鳕鱼含有大量矿物质元素，如钙可维持胰岛素正常分泌，平衡血糖浓度；硒可促进葡萄糖在体内的运转，起到降低血糖的功效。另外，鳕鱼还富含不饱和脂肪酸、B 族维生素，其中 B 族维生素可参与糖类代谢，不饱和脂肪酸可辅助降低血脂。

◉ 搭配与宜忌

✅ **鳕鱼 + 豆腐**

二者都富含优质蛋白质，同食可增强体质。

✅ **鳕鱼 + 草菇**

鳕鱼对降低血糖有益，草菇富含维生素 C，同食营养丰富，有利于降低血糖，并能保护心脑血管。

✅ **鳕鱼 + 西蓝花**

鳕鱼低脂肪、高蛋白，易于被人体吸收。西蓝花富含维生素 C。二者同食，营养相互补充，并有抗癌防癌功效。

✅ 鳕鱼为高营养、低胆固醇的食物，易吸收，并含有儿童生长发育所必需的各种氨基酸，尤其适宜老人和儿童。

影响血糖的营养素含量表（以 100 克食物为例）

可食部	热量	三大营养素			膳食纤维
		脂肪	糖类	蛋白质	
45 克	88 千卡	0.5 克	0.5 克	20.4 克	—

维生素				矿物质		
维生素 C	维生素 B$_1$	维生素 B$_2$	维生素 E	钙	镁	锌
—	0.04 毫克	0.13 毫克	—	42 毫克	84 毫克	0.86 毫克

◉ **这样吃降血糖**

清蒸鳕鱼

材料： 鳕鱼240克，鲜香菇100克，盐2克，植物油3克，香油2克，胡萝卜、姜、葱各适量。

做法：

① 胡萝卜、葱、姜洗净、切丝；香菇洗净，切薄片备好。

② 鳕鱼洗净，沥干后盛盘，放入蒸锅中，蒸12~15分钟至熟即可取出。

③ 锅内放油烧热，爆香姜丝，再加入胡萝卜丝、香菇片拌炒，再加入盐，煮开，放入葱丝略拌后熄火，将所有锅中淋汁材料盛起淋在鳕鱼上即可。

营养师建议： 煎鳕鱼时应用文火，这样煎出的鳕鱼色泽淡黄、不易焦。

能量知多少： 总能量约315千卡，蛋白质28克，脂肪21克，糖类3.2克。

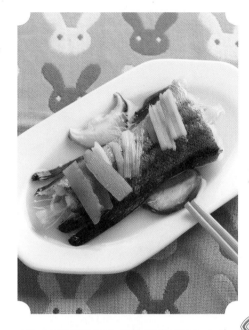

番茄煎鳕鱼

原料： 鳕鱼200克，番茄100克，植物油3克，黄瓜、生菜叶、白醋、盐、料酒、植物油、白胡椒粉各适量。

做法：

① 番茄洗净、切片；黄瓜去皮切寸条；生菜叶切丝；将鳕鱼收拾干净、切厚片，放盐、料酒、白胡椒粉腌制15分钟。

② 平底锅放少许油，放入鳕鱼片以文火煎至两面发白，再放入番茄片一起煎，使番茄味渗入鳕鱼，煎到番茄软后加几滴白醋即可装盆，另配上黄瓜、生菜叶即可。

营养师建议： 煎鳕鱼时放一些白醋可去除鳕鱼的鳕鱼的腥味。

能量知多少： 总能量约437.5千卡，蛋白质91.6克，脂肪5.4克，糖类6.4克。

西芹鳕鱼

材料： 西芹250克，鳕鱼100克，植物油5克，葱花、花椒粉、淀粉、盐各适量。

做法：

① 鳕鱼洗净，加盐、淀粉拌匀，腌渍10分钟；西芹择洗干净，切段。

② 炒锅倒入植物油烧至七成热，下葱花、花椒粉炒出香味，放入鳕鱼肉和芹菜段翻炒至熟，用盐调味即可。

营养师建议： 鳕鱼宜采用烧、蒸、油炸等方式做菜。

能量知多少： 总能量约166千卡，蛋白质21.7克，脂肪5.7克，糖类6.9克。

延伸阅读

鳕鱼储存方法：储存鳕鱼时，应在鱼肉上撒些盐，再用保鲜膜包起来，放入冰箱冷冻室，这样不仅可以去腥、抑制细菌繁殖，而且能增添鳕鱼的美味及延长保存期。

猕猴桃

入胃、膀胱经　味酸、甘，性寒

一般人均可食用，尤其适合癌症、心血管疾病患者

促进糖代谢

推荐用量：每天 1~2 个

猕猴桃的维生素 C 含量高于等量的柑橘，另外猕猴桃还富含维生素 A、可溶性膳食纤维，这些营养元素都能直接或间接起到调节血糖的作用。同时，猕猴桃中还含有其他水果中很少见的营养成分——叶酸、氨基酸、天然肌醇，因而被营养师称之为"营养活力的来源"。

◉ 对血糖调节的好处

猕猴桃中的肌醇是天然糖醇类物质，对调节糖代谢很有好处。猕猴桃中大量的维生素 C 可延缓或改善糖尿病患者的周围神经病变。猕猴桃还富含矿物质镁、钙，其中钙可维持胰岛素正常分泌，镁可调节血糖。猕猴桃中的膳食纤维可减缓葡萄糖吸收，避免血糖上升太快。另外，猕猴桃热量低，属于膳食纤维丰富的低能量水果，所以非常适合糖尿病患者食用。

◉ 搭配与宜忌

✔ 猕猴桃 + 红枣

二者同食，猕猴桃丰富的维生素 C 能促进红枣中铁的吸收。

✔ 猕猴桃 + 小米

二者都有利于稳定血糖。

✔ 猕猴桃 + 燕麦

二者同食，燕麦可补充猕猴桃所缺乏的维生素 B_6，加上猕猴桃中丰富的维生素 C，能缓解女性经前综合征。

影响血糖的营养素含量表（以 100 克食物为例）

可食部	热量	三大营养素			膳食纤维
		脂肪	糖类	蛋白质	
83 克	56 千卡	0.6 克	14.5 克	0.8 克	2.6 克

维生素				矿物质		
维生素 C	维生素 B_1	维生素 B_2	维生素 E	钙	镁	锌
62 毫克	0.05 毫克	0.02 毫克	2.43 毫克	27 毫克	12 毫克	0.57 毫克

猕猴桃柚子羹

材料：猕猴桃 100 克，柚子 100 克，枸杞子、代糖各适量。

做法：

① 将猕猴桃、柚子去皮，切成块状；枸杞子用温水泡 10 分钟。将三种材料一起放入锅中，加入清水，煮成浓缩稠汁。

② 将浓缩稠汁放入代糖调匀，最后，放凉后放入冰箱中冰镇即可。

营养师建议：此羹具有生津止渴、促进胃肠吸收的作用，可有效改善消化不良，解除中暑症状。另外，高热烦渴、胸腹胀闷者，每次食猕猴桃 2~3 枚，日服 3~4 次，效果很好。

能量知多少：总能量约 90 千卡，蛋白质 2 克，糖类 21 克。

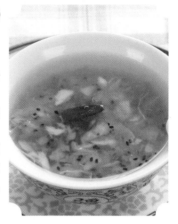

三果羹

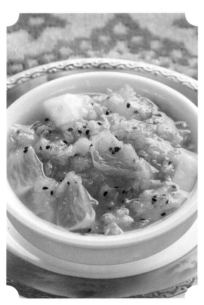

材料：猕猴桃 200 克，苹果 100 克，橙子 100 克，醋 20 克，水淀粉适量。

做法：

① 将猕猴桃洗净放入碗内，上笼蒸熟，取出晾凉后用干净纱布挤出肉汁。

② 苹果洗净去皮，切成丁；橙子去皮，切成小丁。

③ 锅中加清水适量，放入醋、猕猴桃果肉煮沸，将橙子丁、苹果丁倒入锅中，煮沸后，用水淀粉勾芡即可。

营养师建议：忧郁者宜食猕猴桃。猕猴桃中含有的血清素具有稳定情绪、镇静的作用。另外，猕猴桃中的天然肌醇可活跃脑部组织，能帮助缓解低落情绪。

能量知多少：总能量约 180 千卡，蛋白质 4 克，糖类 42 克。

延伸阅读

猕猴桃多种食疗方：常食烧烤者宜食猕猴桃，猕猴桃中富含的维生素 C 作为一种抗氧化剂，能够有效防止癌症发生。患尿路结石者可以经常食用猕猴桃。治疗食欲缺乏、消化不良，可取猕猴桃干果 60~100 克，水煎服，每日早晚分服。常食猕猴桃还可对半身不遂、肌肉麻木起到辅助治疗作用。

但要注意，不宜食用未成熟的猕猴桃，因未成熟的猕猴桃不仅口味差，而且含有对身体有害的成分。同时，猕猴桃有滑泄之性，大便秘结者可多食之，而脾胃虚寒、尿频、月经过多和先兆流产病人则应少食。

橘子

味甘、酸，性温

归肺、胃经

一般人均可食用

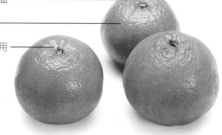

稳定血糖，降低血脂

推荐用量：每天1个

橘子色彩鲜艳、酸甜可口，是秋冬季常见的美味佳果。在营养学上，橘子富含维生素C、橘皮苷，这两种物质可降低胆固醇、促进糖类代谢。橘子瓣上的橘络还有通经络、顺气活血的功效。因此，吃橘子对糖尿病患者有益。

◎ 对血糖调节的好处

橘子富含维生素C，能促进糖类代谢，可保持血糖稳定。橘络里还含有一种名为芦丁的物质，该物质能使血管保持正常的弹性和密度，以及减少血管壁的脆性和渗透性，从而可以防止糖尿病患者发生视网膜出血。另外，橘子还富含橘皮苷，也有利于降低血清胆固醇。

◎ 搭配与宜忌

✅ 橘子＋核桃

二者同食，可增强体力，有利于糖尿病患者降低血脂。

✅ 橘络有生津止咳的作用，最好一起食用。

◎ 这样吃降血糖

橘子西瓜汁

材料：橘子200克，西瓜500克，黄瓜、青椒、冰水、代糖各适量。

做法：

①橘子去皮、掰成小瓣，西瓜洗净、切成小块，黄瓜、青椒分别洗净，切小块。

②将橘子、西瓜、黄瓜、青椒分别用榨汁机打汁，再将各种蔬果汁混合，加少量冰水、代糖，搅拌均匀即可。

营养师建议：橘子一次不宜食用过多，否则易导致皮肤黄斑、目赤、牙痛、痔疮等症。

能量知多少：总能量约180千卡，蛋白质2克，糖类42克。

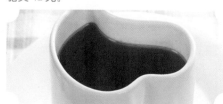

影响血糖的营养素含量表（以100克食物为例）

可食部	热量	三大营养素			膳食纤维
		脂肪	糖类	蛋白质	
77克	51千卡	0.2克	11.9克	0.7克	0.4克

维生素				矿物质		
维生素C	维生素B₁	维生素B₂	维生素E	钙	镁	锌
28毫克	0.08毫克	0.04毫克	0.92毫克	35毫克	11毫克	0.08毫克

桃

一般人均可食用，尤其适合老年体虚、肠燥便秘、阳虚肾亏者

归胃、大肠经

味甘、酸，性温

延缓肠道对糖类的吸收

推荐用量：每天 1 个

桃的营养丰富，其富含膳食纤维、维生素C、胡萝卜素、烟酸及多种矿物质，还含有挥发油、苹果酸、柠檬酸等。桃含钾多、含钠少，适合糖尿病患者食用。

◉ 对血糖调节的好处

桃含有膳食纤维，膳食纤维能够占据胃的空间，减少热量的摄入。桃含有的果胶可推迟食物排空，延缓肠道对糖类的吸收，从而控制血糖升高，是糖尿病合并肥胖症的患者适宜吃的水果。

◉ 搭配与宜忌

 桃＋酸奶

酸奶含有蛋白质、乳酸菌，桃中含有多种维生素及矿物质，但蛋白质含量少。二者同食，营养更全面。

 桃＋莴笋

二者都含有丰富的钾，同食有利水消肿的功效。

◉ 这样吃降血糖

蜜桃水果沙拉

材料：桃 200 克，黄瓜、小番茄、酸奶各适量。

做法：

① 桃洗净，去核，切块；黄瓜洗净、切小块；小番茄洗净，去蒂，一切两半。

② 将以上各材料放入大盘中，加适量酸奶拌匀即可。

营养师建议：桃与酸奶搭配，营养更丰富。

能量知多少：总能量约 90 千卡，蛋白质 1 克，糖类 21 克。

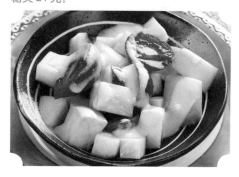

影响血糖的营养素含量表（以 100 克食物为例）

可食部	热量	三大营养素			膳食纤维
		脂肪	糖类	蛋白质	
86 克	48 千卡	0.1 克	12.2 克	0.9 克	1.3 克

维生素				矿物质		
维生素 C	维生素 B$_1$	维生素 B$_2$	维生素 E	钙	镁	锌
7 毫克	0.01 毫克	0.03 毫克	1.54 毫克	6 毫克	7 毫克	0.34 毫克

菠萝

性平，味甘
归胃、肾经
一般人均可食用

助葡萄糖转变为能量

推荐用量：每天 50 克

菠萝含用大量的果糖、葡萄糖、维生素 A、维生素 C、磷、柠檬酸和蛋白酶等物。对糖尿病患者来说，菠萝中的维生素 C、维生素 B_1 以及菠萝蛋白酶都有辅助降低血糖的功效。

◉ 对血糖调节的好处

菠萝富含膳食纤维，有促进排便的作用，并可延缓餐后血糖升高，能起到控制血糖的目的。另外菠萝中的维生素 B_1 可参与体内的糖类代谢，有助葡萄糖转变为人体所需要的能量，也有稳定血糖的作用。

◉ 搭配与宜忌

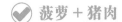

✔ 菠萝＋猪肉

菠萝中的菠萝蛋白酶可分解猪肉中的蛋白质，使之更易被人体吸收和利用，能提高猪肉的营养价值。

✔ 食用前将菠萝切块放在盐水里浸泡一会儿，能避免菠萝中的蛋白酶对口腔黏膜的刺激。

✘ 正在发烧或患有湿疹的人不要食用过多的菠萝。

◉ 这样吃降血糖

菠萝沙拉

材料： 菠萝 100 克，梨、苹果各 50 克，胡萝卜、代糖、白醋各适量。

做法： ① 菠萝去皮、切小块；梨、苹果洗净、去核，切小块；胡萝卜切丁。
② 锅内放水烧开，将胡萝卜焯水，捞出沥干。
③ 将菠萝、梨、苹果、胡萝卜一同放入大碗内，加代糖、白醋搅拌均匀即可。

营养师建议： 用鲜菠萝汁加入凉开水服，有清热除烦、生津止渴之良效。

能量知多少： 总能量约 90 千卡，蛋白质 2 克，糖类 21 克。

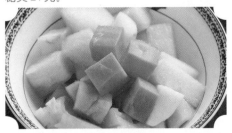

影响血糖的营养素含量表（以 100 克食物为例）

可食部	热量	三大营养素			膳食纤维
		脂肪	糖类	蛋白质	
68 克	41 千卡	0.1 克	10.8 克	0.5 克	1.3 克

维生素				矿物质		
维生素 C	维生素 B_1	维生素 B_2	维生素 E	钙	镁	锌
18 毫克	0.04 毫克	0.02 毫克	—	12 毫克	8 毫克	0.14 毫克

樱桃

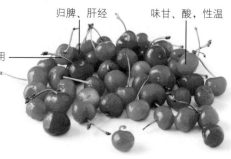

归脾、肝经

味甘、酸，性温

一般人均可食用

修复受损的胰岛细胞

推荐用量：每天 8~10 个

樱桃不但外观漂亮惹人喜爱，营养价值也是水果中的佼佼者。樱桃含有较多的维生素 C 及少量的有机酸，它们与糖类一起形成了樱桃的酸甜口味。樱桃中钾、果胶、胡萝卜素、B 族维生素的含量也不输于其他水果。

◉ 对血糖调节的好处

樱桃中富含的花青素可以增加人体内胰岛素的含量，从而有效地降低糖尿病患者的血糖水平。花青素也可有效修复受损的胰岛细胞。樱桃还富含维生素C，其可参与体内糖类代谢，有助于控制血糖。另外，樱桃还含有丰富的维生素 E，对于糖尿病患者预防肾脏并发症有益。

◉ 搭配与宜忌

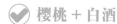

✅ **樱桃 + 白酒**

二者同食有辅助治疗风湿的功效。

✅ 一般人群均可食用樱桃，消化不良、贫血、面色黯淡、体质虚弱、风湿腰腿痛者尤其适合食用。

❌ 热性病及虚热咳嗽者忌食樱桃。

◉ 这样吃降血糖

樱桃银耳

材料：樱桃 50 克，银耳、冰糖各适量。

做法：① 银耳用温水泡发后去蒂，洗净，上蒸笼蒸约 10 分钟。

② 汤锅加清水，放入冰糖，冰糖化后放入樱桃，再用旺火烧沸，起锅倒入银耳碗内即成。

营养师建议：把樱桃放在淡盐水中浸泡 10 分钟，可以清除果皮上残留的农药。

能量知多少：总能量约 22.5 千卡，蛋白质 0.2 克，糖类 5.2 克。

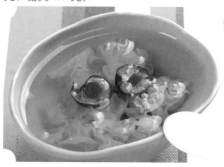

影响血糖的营养素含量表（以 100 克食物为例）

可食部	热量	三大营养素			膳食纤维
80 克	46 千卡	脂肪	糖类	蛋白质	0.3 克
		0.2 克	10.2 克	1.1 克	

维生素				矿物质		
维生素 C	维生素 B_1	维生素 B_2	维生素 E	钙	镁	锌
10 毫克	0.02 毫克	0.02 毫克	2.22 毫克	11 毫克	12 毫克	0.23 毫克

苹果

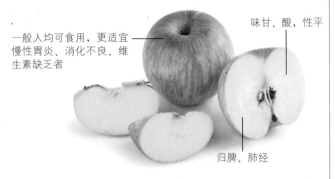

一般人均可食用，更适宜慢性胃炎、消化不良、维生素缺乏者

味甘、酸，性平

归脾、肺经

维持正常血糖水平

推荐用量：每天 50 克

苹果的性味温和，含有各种维生素和微量元素，是所有蔬果中营养价值最接近完美的一个。鲜苹果中的含水量为 85%。除常规营养素外，苹果还富含多酚、黄酮类抗氧化物质以及果胶等，这些营养素都利于血糖的稳定与控制。

对血糖调节的好处

苹果富含果胶，可促进胃肠道中的铅、汞、锰的排泄，能调节机体血糖水平，预防血糖的骤升骤降，并能够降低人体血清中胆固醇，也可减少血糖含量。苹果中还含有多酚及黄酮类天然化学抗氧化物质，其中 1 个苹果就含有类黄酮约 30 毫克以上，黄酮类物质可降低 2 型糖尿病患冠心病的风险。而苹果多酚可控制餐后血糖，起到稳定血糖的功效。有研究显示，每周吃至少 5 个苹果者，患糖尿病的风险比那些从不吃苹果者低 23%。

搭配与宜忌

✓ 苹果＋茶叶

二者均含有黄酮类物质，可降低体内低密度脂蛋白，预防动脉硬化，降低患冠心病的风险。

✓ 苹果＋芦荟

芦荟中的植物功能成分具有降低血糖的作用。苹果中的胶质能保持血糖的稳定，还能有效地降低胆固醇，二者同食，有利糖尿病患者控制血糖。

✓ 苹果＋牛奶

二者同食有生津去热的功效，又能清凉解渴。

影响血糖的营养素含量表（以 100 克食物为例）

可食部	热量	三大营养素			膳食纤维
		脂肪	糖类	蛋白质	
76 克	52 千卡	0.2 克	13.5 克	0.2 克	1.2 克

维生素				矿物质		
维生素 C	维生素 B$_1$	维生素 B$_2$	维生素 E	钙	镁	锌
4 毫克	0.06 毫克	0.02 毫克	2.12 毫克	4 毫克	4 毫克	0.19 毫克

● **这样吃降血糖**

苹果柚子沙拉

材料： 苹果 100 克，柚子 100 克，红椒、芹菜、白醋、盐各适量。

做法：

① 苹果洗净、切小丁；芹菜洗净切段；柚子去皮，掰成小块；红椒去子、洗净，切小块。

② 锅内放水烧热，下芹菜焯水，捞出沥干水分。

③ 将处理好的苹果、柚子、芹菜、红椒放一个大碗内，加入白醋、盐，搅拌均匀即可。

营养师建议： 吃苹果不要将果皮扔掉。苹果皮中含有很多生物活性物质，如苹果多酚、黄酮类物质以及二十八烷醇等，这些活性物质可以抑制引起血压升高的血管紧张素转化酶，有助于预防慢性疾病，如心血管疾病、冠心病，降低其发病率。

能量知多少： 总能量约 90 千卡，蛋白质 1 克，糖类 21 克。

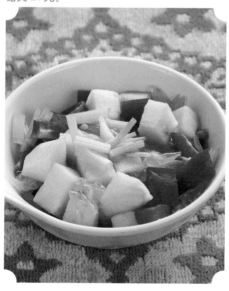

番茄苹果汁

材料： 番茄 250 克，苹果 200 克，芹菜、柠檬汁各适量。

做法：

① 番茄去皮、蒂；苹果切小丁；芹菜切小段。

② 全部原料放入榨汁器榨汁，倒入杯中，加入柠檬汁即可饮用。

营养师建议： 苹果具有调理肠胃的作用，芹菜也有助于肠部蠕动。可补充维生素、增进体力。

能量知多少： 总能量约 135 千卡，蛋白质 3.5 克，糖类 10.6 克。

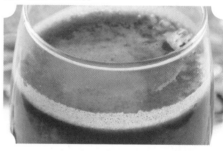

苹果胡萝卜汁

材料： 苹果 1 个（约 100 克），胡萝卜、芹菜梗各 25 克。

做法：

① 苹果洗净，去蒂去核，切成小块；胡萝卜洗净，切丁；芹菜梗洗净，切小丁。

② 将苹果、胡萝卜、芹菜分别榨汁。

③ 将三种食材所榨的汁混合均匀即可。

营养师建议： 饭后不要马上吃苹果，因为这样容易造成胀气，还不利于消化。

能量知多少： 总能量约 55 千卡，蛋白质 0.7 克，脂肪 0.2 克，糖类 13.7 克。

延伸阅读

苹果中的苹果多酚有多种食疗功效：苹果多酚极易溶解在水里，易被人体吸收；还有抗氧化作用，可保持食物新鲜；能抑制血压上升，预防高血压；抑制过敏反应，有一定的抗敏作用；抑制黑色素的产生；消除异味，可去鱼腥、口臭；能预防蛀牙。因此苹果又被称为"全科医生"。

干果类

榛子

味甘，性平

归脾、胃、肝经 | 一般人均可食用

提高胰岛工作效率
推荐用量： 每天 20 克

榛子，形似栗子，外壳坚硬，果仁肥白而圆，有香气，富含油脂，吃起来特别香美。榛子含有亚麻酸、亚油酸等丰富的不饱和脂肪酸以及膳食纤维、B 族维生素、维生素 E 和磷、钙、锌、铁等矿物质，具有降低血脂、调整血压等功效。

糖尿病吃什么宜忌速查

● 对血糖调节的好处

榛子含有丰富的维生素 E，能促进胰岛素的分泌；还含有钙、磷、铁等多种矿物质，经常食用可辅助降低血糖。

● 搭配与宜忌

✔ 榛子 + 草莓

二者同食，可促进人体吸收铁，并有助于预防贫血、增强体力。

● 这样吃降血糖

榛子山药饮

材料： 榛子 50 克，山药 150 克，党参 12 克，陈皮 10 克。

做法： ① 将榛子去皮、壳，洗净；将山药洗净，削皮后切小块。

② 将党参、陈皮加水 500 毫升，以文火煮 30 分钟，去渣取汁；将药汁与榛子肉、山药块入锅中同煮，以小火熬熟，离火即成。

营养师建议： 榛子含有丰富的油脂，胆功能严重不良者应慎食。

能量知多少： 总能量约 270 千卡，蛋白质 5 克，脂肪 20 克，糖类 17 克。

影响血糖的营养素含量表（以 100 克食物为例）

可食部	热量	三大营养素			膳食纤维
		脂肪	糖类	蛋白质	
100 克	542 千卡	44.8 克	24.3 克	20 克	9.6 克

维生素				矿物质		
维生素 C	维生素 B$_1$	维生素 B$_2$	维生素 E	钙	镁	锌
—	0.62 毫克	0.14 毫克	36.43 毫克	104 毫克	420 毫克	5.83 毫克

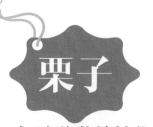

栗子

加速葡萄糖转化
推荐用量：每天 8 枚

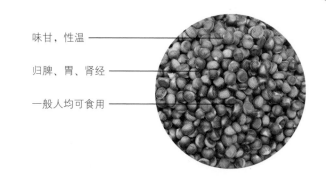

味甘，性温

归脾、胃、肾经

一般人均可食用

栗子营养丰富，有"干果之王"的美称，其含有糖类、蛋白质、不饱和脂肪酸、膳食纤维、多种维生素和矿物质。是抗衰老、延年益寿的滋补佳品。

对血糖调节的好处

栗子含有维生素 B_2，其可参与体内的糖类代谢与转化，当人体缺乏维生素 B_2 时，糖类代谢会降低。栗子富含镁，可加速胰岛素的工作效率，令葡萄糖快速转化为能量。栗子还是高钾、低钠食物，对于抑制胆固醇的吸收有重要的作用。用栗子来代替相应量的主食，可以使糖尿病患者的饮食更加多样化，而对血糖的影响也不大。

搭配与宜忌

✅ 栗子 + 鸡肉

二者同食，营养价值更高，且所含蛋白质成分更容易被人体吸收。

这样吃降血糖

栗子烧白菜

材料： 大白菜心 100 克，栗子 50 克，植物油 5 克，竹笋、香油、盐各适量。

做法： ❶将白菜心切成长条；竹笋切成排骨片；在每个栗子上切十字小口（切破栗子皮即可），锅内加水，放入栗子把皮煮软，把栗子皮剥下。

❷将油倒入锅内，烧至六成热时，下入栗子、白菜，稍微炸一下，捞出控净油。

❸锅内留底油，加竹笋片翻炒，再加白菜、栗子、盐，大火烧开，再用小火焖 5 分钟，淋香油出锅即可。

营养师建议： 板栗不宜生食。变质霉烂的板栗不能吃，吃后会中毒。

能量知多少： 总能量约 243 千卡，蛋白质 1 克，脂肪 25 克，糖类 3.2 克。

影响血糖的营养素含量表（以 100 克食物为例）

可食部	热量	三大营养素			膳食纤维
栗子（鲜）80 克	185 千卡	脂肪	糖类	蛋白质	1.7 克
		0.7 克	42.2 克	4.2 克	

维生素				矿物质		
维生素 C	维生素 B_1	维生素 B_2	维生素 E	钙	镁	锌
24 毫克	0.14 毫克	0.17 毫克	4.56 毫克	17 毫克	50 毫克	0.57 毫克

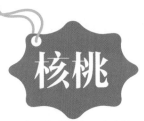

核桃

归肺、肾经

一般人群均可食用，尤其适合脑力劳动者和青少年

味甘，性温

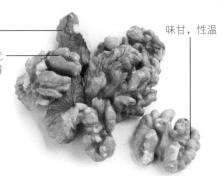

改善胰岛功能

推荐用量： 每天 5~8 枚

核桃极富营养，其含有蛋白质、脂肪、多种维生素和微量元素，其中矿物质锌、铬、B 族维生素都能起到稳定血糖的功效。另外，现代医学研究认为，核桃中磷脂对脑神经有很好的保健作用，又有抗衰老的功效。

◎ 对血糖调节的好处

核桃中含有丰富的脂肪酸，能够改善胰岛功能，降低血糖水平。核桃中还富含锌、铬，其中，铬是葡萄糖耐量因子的组成部分，负责调节人体糖的代谢，同时维持正常的葡萄糖耐量，有助于血糖值的稳定。而锌是制造胰岛素的必需原料，如果锌缺乏，体内胰岛素就会发生异常，影响血糖稳定。

◎ 搭配与宜忌

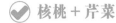

核桃 + 芹菜

二者同食有降糖、降压、降脂的功效。

肾虚、肺虚、神经衰弱、气血不足、癌症患者宜多食核桃。

◎ 这样吃降血糖

酱爆核桃鸡丁

材料： 鸡胸肉 100 克，核桃仁 50 克，鸡蛋 1 个，植物油 5 克，甜面酱、料酒、盐各适量。

做法： ① 鸡胸肉用刀背剁松，切成 3 厘米的方丁，用蛋清、盐抓拌均匀，腌渍 20 分钟。

② 核桃仁用开水浸泡 10 分钟，搓去核衣，用热油炸至金黄色，捞起略沥油分。

③ 锅内留底油，放入鸡丁翻炒，再加上甜面酱、核桃仁，淋料酒，翻炒均匀即可。

营养师建议： 核桃能减少肠道对胆固醇的吸收，使多余的胆固醇不被吸收并排出体外。但一次不宜吃太多核桃，因为核桃仁含脂肪较多，一次食用量过多，会影响胃肠消化功能。

能量知多少： 总能量约 505 千卡，蛋白质 27 克，脂肪 43 克，糖类 12 克。

影响血糖的营养素含量表（以 100 克食物为例）

可食部	热量	三大营养素			膳食纤维
核桃（干）100 克	627 千卡	脂肪	糖类	蛋白质	9.5 克
		58.8 克	19.1 克	14.9 克	

维生素				矿物质		
维生素 C	维生素 B₁	维生素 B₂	维生素 E	钙	镁	锌
1 毫克	0.15 毫克	0.14 毫克	43.21 毫克	56 毫克	131 毫克	2.17 毫克

腰果

味甘，性平

归脾、胃、肾经

一般人均可食用

维持血糖稳定

推荐用量：每天 20 克

腰果是一种营养丰富、味道香甜的干果，既可当零食食用，又可制成美味佳肴。对高血糖患者来说，腰果中富含维生素 B_1、维生素 B_2、维生素 B_6、维生素 E 和镁，这些都是降血糖的有益营养素。

◉ 对血糖调节的好处

腰果中富含维生素 B_1、维生素 B_2，其可参与体内糖类及脂肪的代谢，帮助葡萄糖转变成能量，提高葡萄糖的利用率。腰果中的镁可刺激胰岛素加速工作，帮助维持血糖稳定。腰果虽富含脂肪，但主要成分为不饱和脂肪酸，适量食用有防止动脉硬化的作用。

◉ 搭配与宜忌

 腰果＋大蒜

二者同食，有助于消除疲劳、集中注意力，同时还具有护肤效果。

 腰果＋虾仁

二者同食有补血的功效。

◉ 这样吃降血糖

西蓝花炒腰果

材料：西蓝花 350 克，腰果 50 克，植物油 5 克，蒜、盐各适量。

做法：① 西蓝花掰成小朵，在淡盐水里泡一下；西蓝花过水焯熟捞出；蒜切末。

② 锅内烧热油，下腰果慢慢煸至表面金黄，捞出。

③ 锅内留少许油烧热，下蒜末炒香，下西蓝花、盐炒匀，出锅前倒入煸好的腰果，炒匀即可。

营养师建议：吃腰果时不宜喝白酒。白酒中的乙醇会抑制腰果中的脂肪氧化，使脂肪蓄积在肝脏中，不利于肝脏功能。

能量知多少：总能量约 225 千卡，蛋白质 5 克，脂肪 25 克，糖类 17 克。

影响血糖的营养素含量表（以 100 克食物为例）

可食部	热量	三大营养素			膳食纤维
		脂肪	糖类	蛋白质	
100 克	552 千卡	36.7 克	41.6 克	17.3 克	3.6 克

维生素				矿物质		
维生素 C	维生素 B_1	维生素 B_2	维生素 E	钙	镁	锌
－	0.27 毫克	0.13 毫克	3.17 毫克	26 毫克	153 毫克	4.3 毫克

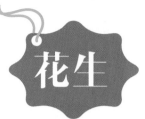

花生

性平，味甘
归肺、脾经
一般人均可食用

参与糖类代谢，降低胆固醇
推荐用量： 每天 20 克

花生含有大量的蛋白质和脂肪，特别是不饱和脂肪酸的含量很高，花生中还含有较多的抗氧化物质，是日常食用最多的坚果，很适宜制作各种营养食品。

◉ 对血糖调节的好处

花生中的维生素 E 可降低血液黏稠度，防止胆固醇沉积。花生中的镁元素可提高胰岛素的工作效率，有利于保持血糖稳定。同时，花生含多类脂肪酸，其中 80% 以上为不饱和脂肪酸，并且近一半为亚油酸，能令胆固醇氧化，具有降低血浆胆固醇、预防糖尿病并发高脂血症功效。

◉ 搭配与宜忌

 花生＋红酒

二者同食，红酒可消除花生的多余油脂，对高血糖、高血脂的人群有益。

◉ 这样吃降血糖

芹菜拌花生米

材料： 芹菜 100 克，花生米 50 克，盐、醋、蒜汁、香油、白糖各适量。

做法： ① 将花生米置于沸水中煮熟，捞出备用；芹菜洗净、切小段，入沸水焯熟，捞出沥水。
② 待芹菜放凉后同花生米一同装盘，放入盐、醋、白糖等调味，再淋上香油即可。

营养师建议： 花生红衣有止血作用，对多种出血性疾病都有良好的止血功效，吃花生时不应弃去。

能量知多少： 总能量约 198 千卡，蛋白质 1 克，脂肪 20 克，糖类 3.2 克。

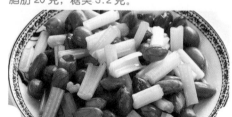

影响血糖的营养素含量表（以 100 克食物为例）

可食部	热量	三大营养素			膳食纤维
		脂肪	糖类	蛋白质	
花生仁（生）100 克	563 千卡	44.3 克	21.7 克	24.8 克	5.5 克

维生素				矿物质		
维生素 C	维生素 B₁	维生素 B₂	维生素 E	钙	镁	锌
2 毫克	0.72 毫克	0.13 毫克	18.09 毫克	39 毫克	178 毫克	2.5 毫克

莲子

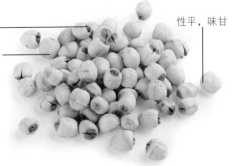

归胃、肾经

一般人均可食用，尤其适合体虚、脾虚者

性平，味甘

提高胰岛工作效率
推荐用量：每天 10 克

莲子善于补五脏不足，通利十二经脉气血，可使气血畅而不腐。莲子心所含生物碱具有显著的强心作用，莲子中所含的棉籽糖是一种水溶性膳食纤维，对糖尿病患者控制血糖有所帮助。

◉ 对血糖调节的好处

莲子中镁的含量十分丰富，可加速胰岛素的工作效率，达到维持血糖稳定的目的，还能够降低血液中胆固醇的含量，降低血脂。莲子中还含有大量的钙质，钙可协调胰岛 B 细胞的工作，防止糖代谢紊乱。莲子中的其他矿物质如磷、钾，一起与钙元素协同作用，可起到促进凝血、维持神经的传导性、镇静神经、维持肌肉的伸缩性和心跳节律等作用；也有养心安神的功效，能够预防老年痴呆症的发生。

◉ 搭配与宜忌

✅ 莲子 + 百合

二者同食可治疗神经衰弱、心悸、失眠等症。

✅ 南瓜 + 莲子

二者同食能补气补血、补脾益肾、养心安神。

◉ 这样吃降血糖

莲子百合粥
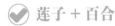

材料： 莲子（带心）25 克，百合 100 克，粳米 25 克。

做法： ① 将莲子、百合分别洗净，粳米淘洗干净。
② 将莲子与粳米先放入锅中，加适量水一起煮烂成粥，最后再放入百合煮 5 分钟即可。

营养师建议： 莲子是典型的高钾低钠食品，经常食用能够抑制身体对胆固醇的吸收，降低血液中的胆固醇含量，促进胆汁的分泌和排泄，从而降低血脂。

能量知多少： 总能量约 270 千卡，蛋白质 7 克，脂肪 10 克，糖类 37 克。

影响血糖的营养素含量表（以 100 克食物为例）

可食部	热量	三大营养素			膳食纤维
		脂肪	糖类	蛋白质	
100 克	344 千卡	2 克	67.2 克	17.2 克	3 克

维生素				矿物质		
维生素 C	维生素 B$_1$	维生素 B$_2$	维生素 E	钙	镁	锌
5 毫克	0.16 毫克	0.08 毫克	2.71 毫克	97 毫克	242 毫克	2.78 毫克

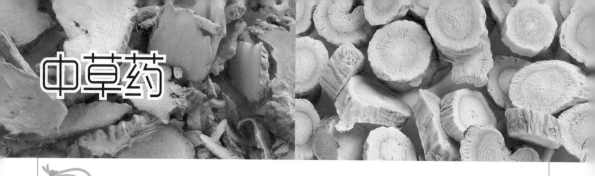

中草药

枸杞子

归胃、肾经
性平，味甘淡
一般人均可食用

提高糖耐量
推荐用量： 每天 10 克

枸杞子又称枸杞豆，在远古之时就被视为灵物，是古代养生学家十分重视的一味滋补药，在很多延年益寿名方中，几乎都用到它。现代研究表明，枸杞子含甜菜碱、酸浆果红素、玉米黄素及胡萝卜素等，还含有多种微量元素和氨基酸等活性成分。

◉ 对血糖调节的好处

现代研究表明，枸杞子中的枸杞多糖有降血糖作用，可增强胰岛素的敏感性，增加肝糖原的储备，从而降低血糖水平。枸杞子可以降低血中胆固醇，并有轻度抑制脂肪在肝细胞内沉积和促进肝细胞新生的作用，可防治糖尿病以及降低并发高血压、高脂血症的风险。

◉ 搭配与宜忌

✓ 枸杞子一年四季皆可食用，夏季宜泡茶，冬季宜煮粥。

✗ 外邪实热、脾虚有湿及泄泻者忌食枸杞子。

◉ 这样吃降血糖

耳聪目明粥

材料： 枸杞子 20 克，山药 20 克，菟丝子 10 克，覆盆子 10 克，大米 50 克。

做法： ① 先把大米熬成粥，再用菟丝子和覆盆子煮成高汤。

② 将高汤加到煮得黏稠的粥中，盖上锅盖用大火煮到沸。

③ 沸腾以后改用小火，再加枸杞子及山药，煮熟即可。

营养师建议： 糖尿病晚期常会造成视力退化，这道菜不但能明目，还具有壮阳补精、健脾益肾的功能，适合糖尿病患者和青少年食用。

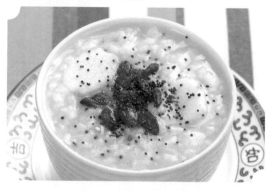

黄连

性寒，味苦

归心、肝、胃、大肠经

促进糖酵解

推荐用量： 具体用量需听从医生指导

黄连是味极苦的中药，具有清热泻火、燥湿、解毒的功效。黄连的苦味在于它所含多种生物碱，主要为小檗碱，其次为甲基黄连碱等。小檗碱也称黄连素，现代药理研究证实，它有降血糖、降血压、扩张冠状动脉的功效，还有降低血清胆固醇、抗癌、消炎、解毒等一系列功效。

◎ 对血糖调节的好处

黄连含小檗碱（即黄连素），黄连素可帮助糖尿病患者降低血糖。黄连素的降糖机制并不影响胰岛素的分泌与释放，也不影响肝细胞胰岛素受体的数目和亲和力，而是通过抑制糖异生及促进糖酵解而产生降糖作用。小檗碱对血管平滑肌有松弛作用，因此黄连也能降低血压、扩张冠状动脉，对糖尿病并发高血压病、高脂血症有预防作用。

◎ 搭配与宜忌

❌ 胃虚寒型的糖尿病患者不能使用黄连降糖的方法，他们服用黄连反而会加重病情。

❌ 黄连苦燥伤津、阴虚者要慎用。

◎ 这样吃降血糖

肚连丸

材料： 猪肚1个，黄连末10克。

做法： ① 先将猪肚洗净，再将黄连末入猪肚内，缝密口。

② 上蒸锅上蒸熟，捣如梧桐子大的丸。每日服30~50丸，每日2次。

营养师建议： 此药丸有清热泻火、滋阴止渴的功效，可缓解糖尿病患者口渴、易饥的症状。

冬瓜黄连饮

材料： 冬瓜干、麦冬各30克，黄连8克。

做法： ① 先将麦冬、黄连煎水，去渣取汁。

② 再放入冬瓜煮熟。食瓜饮汤，日服2次，连服5~7天。

营养师建议： 此药膳可消渴、止烦闷、解毒消炎，对糖尿病有一定的改善作用。

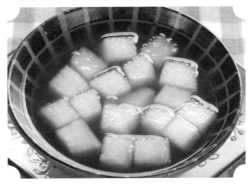

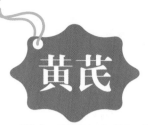

黄芪

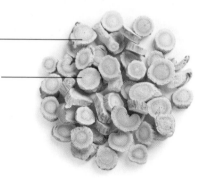

归脾、肺经

性微温，味甘

增加胰岛素敏感性

推荐用量： 具体用量需听从医生指导

黄芪又名黄耆，具有补气固表、利水退肿、排脓生肌等功效。研究表明，它能全面提高人体免疫力，促进人体代谢，调节血糖，降低血脂，还可提升身体中抗氧化物质 SOD 的水平，有较好的抗衰老作用。

◎ 对血糖调节的好处

黄芪具有增加胰岛素敏感性和降低血糖的作用。黄芪可通过增加糖原合成酶活性，进而增加胰岛素的敏感性，达到降血糖的作用。另外，黄芪多糖对心肌缺血有保护作用，并可抗心律失调。黄芪中的黄芪皂苷能增强心脏的收缩力。黄芪对糖尿病并发心脏病、高血压也有预防作用。

◎ 搭配与宜忌

❌ 容易上火的人不宜服用黄芪。

◎ 这样吃降血糖

参芪竹丝鸡汤

材料： 乌骨鸡1只，猪瘦肉250克，黄芪、党参各50克，红枣5枚，生姜3片，盐少许。

做法： ① 将红枣（去核）、黄芪、党参洗净；将乌骨鸡去毛、内脏、尾部，斩成块；猪瘦肉洗净，切片。一起放入锅中，武火煮5分钟取出。

② 将全部用料放入清水锅内，武火煮开后，改文火煲2小时，加盐调味即可。隔天1次，感冒发热者不宜。

营养师建议： 此汤可抗老抗压，保护心血管，稳定血糖。

黄芪炖鲈鱼

材料： 黄芪25克，鲈鱼1条，红枣20枚，鲜香菇4朵，胡萝卜、盐、姜、葱花各适量。

做法： ① 先把黄芪和红枣放入水中煮滚，再把香菇及胡萝卜洗净、切好，放入锅中。

② 至汤再次滚开之后，再放入鲈鱼同煮，最后添加适量的姜、葱花及盐即可。

营养师建议： 黄芪可增强细胞生理代谢作用，使细胞生长旺盛，利于溃疡愈合。糖尿病患者常有伤口难以愈合的困扰，这道药膳对伤口修复有所帮助。

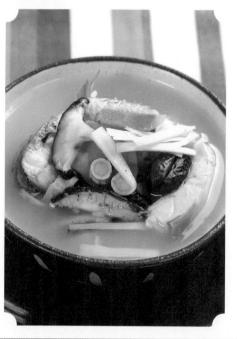

地黄

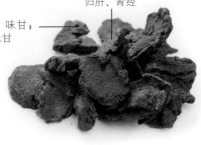

熟地黄性微温，味甘；
生地黄性寒，味甘

归肝、肾经

辅助降血糖

推荐用量： 具体用量需听从医生指导

　　地黄分生地黄和熟地黄，熟地黄有补血、滋阴的作用；生地黄具有清热凉血、养阴生津的功效，常用剂量为 10~30 克。

◉ 对血糖调节的好处

　　现代药理认为，生地黄降糖成分为地黄素，不仅对糖尿病患者有治疗作用，还能增强糖尿病患者机体的免疫力，特别是对免疫功能低下者作用更明显。同时，生地黄对糖尿病并发症也有预防作用。生地黄有保肝和强心作用，尤其是对衰弱的心脏。另外，生地黄提取液具有降压、镇静、抗炎、抗过敏的功效。

◉ 搭配与宜忌

❌ 生地黄性寒而滞，脾虚湿滞、腹满便溏者不宜服用。

◉ 这样吃降血糖

生地黄芪猪胰汤

材料： 猪胰 1 条，猪瘦肉 100 克，生黄芪、生地黄、山药各 20 克，山茱萸 15 克，调味料适量。

做法： ❶ 将猪胰洗净，去油脂，切片；猪瘦肉洗净，切片。一起用调味料拌匀，腌 15 分钟备用。

❷ 将生黄芪、生地黄、山药、山茱萸洗净，放入清水锅内，武火煮滚后，改文火煲至山药软化，放猪胰、猪瘦肉入煲好的汤内，加盖滚

10 分钟，调味后可用。随量饮食，隔日 1 服。

营养师建议： 生地黄具有加强心肌收缩力、利尿和降低血糖等功效。

生地黄粥

材料： 鲜生地黄 150 克，粳米 50 克。

做法： ❶ 鲜生地黄洗净捣烂，纱布挤汁。

❷ 先将粳米加水 500 毫升，煮成稠粥后，将生地黄汁冲入，文火再煮开，即可食用。每日 1~2 次。

营养师建议： 此粥有清热凉血、养阴生津的功效，适合阴虚热盛型糖尿病。

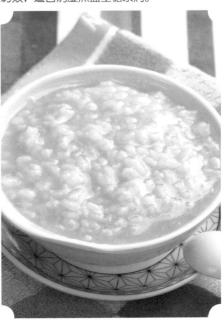

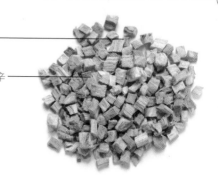

葛根

归脾、胃经

性寒，味甘、辛

降血压，降血糖

推荐用量： 具体用量需听从医生指导

葛根有解肌退热、生津止渴、透发麻疹、升阳止泻的功效。现代药理研究证明，葛根主要含大豆苷、葛根素等多种黄酮类化合物，这些成分对糖尿病有独特的效果。

◉ 对血糖调节的好处

现代研究表明，葛根中含黄酮类化合物达 12%，其中主要有大豆苷、葛根素等，这些物质有降血糖作用。另外，葛根能扩张冠脉血管和脑血管，增加冠脉血流量和脑血流量；葛根总黄酮能降低心肌耗氧量，增加氧供应；葛根能直接扩张血管，使外周阻力下降，而有明显的降压作用。

◉ 搭配与宜忌

❌ 胃寒者应慎用葛根。

◉ 这样吃降血糖

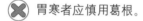

葛根瘦肉汤

材料： 葛根 30 克，茅根 15 克，猪瘦肉 125 克，姜片适量。

做法： ① 将药材拣去杂质、洗净，猪瘦肉洗净，切片。

② 加清水 750 毫升，把所有材料放入其中，煮沸半小时后至水量 250 毫升即成。

营养师建议： 此汤有生津止渴、止血凉血、清热利尿的功效。

葛根粳米粥

材料： 葛根 30 克，粳米 50 克。

做法： ① 粳米洗净浸泡一晚，葛根打成粉，同入砂锅内，加水 1000 克。

② 用文火煮至米开粥稠即可。可当饮料，不限时间稍温食用。

营养师建议： 此粥有清热除燥、生津止渴、降压降糖的功效，适合高血压、冠心病、老年性糖尿病等阴虚内热、口渴多饮者。

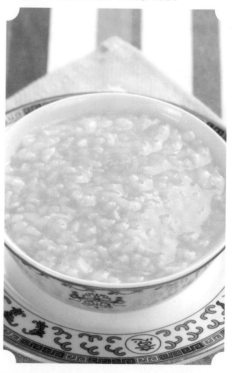

玉米须

利尿减肥降糖
推荐用量： 每天 10~30 克

归肝、肾、膀胱经
性平，味甘

玉米须是我国传统的中药材，有利尿、降糖、平肝、利胆的作用。现代药理研究也表明，玉米须富含脂肪油、生物碱、多糖等成分，有利尿、减肥和降血糖的作用。

◉ 对血糖调节的好处

玉米须有降低血糖的作用，它降糖的成分是生物碱类或者是多糖类，其机理可能是促进胰岛素分泌，加强分解代谢，使血糖降低。玉米须的煎液里玉米多糖含量很高，甚至高达 4% 左右。玉米须中的皂苷类物质也发挥了降糖作用。玉米须常用于治疗糖尿病、肾炎水肿、高血压等。

◉ 搭配与宜忌

✓ 玉米须适宜急慢性肾炎、急性和慢性尿道炎、膀胱炎、胆结石、肝炎、糖尿病等患者食用。

✗ 玉米须不作药用时勿服食。

◉ 这样吃降血糖

玉贞降糖茶

材料： 玉米须 30 克，女贞子 30 克，菊花 6 克，鲜桑叶 6 克（或干桑叶 3 克）。

做法： ① 先把鲜桑叶撕碎，再把菊花、玉米须和女贞子一起放入炖锅内。

② 中火烧沸，再用小火煮上 25 分钟，滤出汤汁，代茶饮。

营养师建议： 这道茶有清肺热、止烦渴的功效，但药性稍微偏凉，如果肠胃不太好的话，制作的时候可以加 2~3 片生姜。此外，女贞子和桑叶、菊花都有明目作用，对糖尿病并发的牙疾也有帮助。

明目降糖茶

材料： 玉米须 10 克，贡菊花 5 克。

做法：

① 玉米须和贡菊花用清水冲洗几遍，去掉表面的尘土。

② 锅中放清水，大火烧开，放入玉米须和贡菊花，改小火煮 20 分钟即可。

营养师建议： 菊花有清肝明目的作用，玉米须有降糖的作用，两者合起来可减轻糖尿病引起的眼疾。

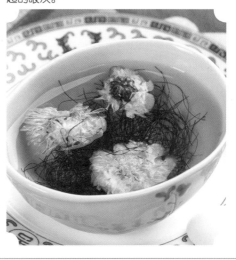

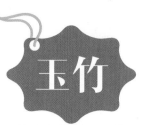

玉竹

归心、肾、肺经

性平，味甘

降低血糖，控制症状

推荐用量：具体用量需听从医生指导

玉竹有养阴、润燥、除烦、止渴等功效。玉竹对肾上腺素引起的高血糖有抑制作用，可用于糖尿病的治疗。玉竹中有抗氧化成分，可调节人体免疫力，抑制肿瘤的生长。常服玉竹可抗衰老，延年益寿。

◉ 对血糖调节的好处

对于糖尿病患者，尤其是中老年2型糖尿病患者来说，经常适量服食玉竹配制的药茶、药膳，不仅可有效地控制症状，还可以降低血糖。

◉ 搭配与宜忌

✓ 适宜体质虚弱、免疫力降低、阴虚燥热、食欲缺乏、肥胖的人服用。

✗ 胃内痰湿气滞者忌服玉竹。

◉ 这样吃降血糖

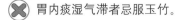

沙参玉竹猪心汤

材料：沙参15克，玉竹15克，猪心1具，葱25克，盐5克，菠菜200克。

做法：①将沙参、玉竹择净后，用清水洗净，再用纱布包好备用；菠菜洗净后，晾干备用。
②将猪心用清水冲洗干净，放入锅内，加入适量清水，先用武火烧沸后，改用文火炖至熟透为度。取出药包，将猪心切片，菠菜放入沸汤中，加入盐、葱，起锅即成。

营养师建议：这道汤有润肺养阴、生津止渴的功效。适用于糖尿病并发心脏病者，以及烦渴多饮、口干舌燥、大便干结者。

玉参焖鸭

材料：玉竹50克，沙参50克，鸭1只，葱、生姜、盐各适量。

做法：①将鸭宰杀后，去毛和内脏，洗净，放砂锅（或瓷锅）内，再将沙参、玉竹放入。
②加适量水，先用武火烧沸，再用文火焖煮1小时以上，使鸭肉熟烂，放入葱、生姜、盐即可。

营养师建议：此汤有补肺、润燥的功效。

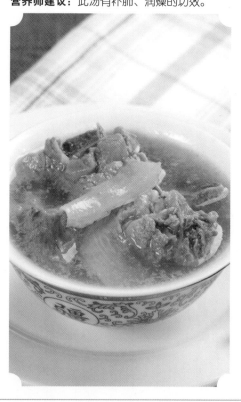

糖尿病吃什么宜忌速查

桔梗

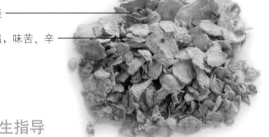

归肺经

性微温，味苦、辛

稳定血糖，降低血脂

推荐用量：具体用量需听从医生指导

桔梗别名六角荷、铃铛花，有祛痰止咳、宣肺、排脓的功效。桔梗还含有B族维生素、维生素C以及多种皂苷，这些物质都有利于血糖稳定。另外，桔梗中的皂苷也有降血脂、降血压的功效。

◎ 对血糖调节的好处

现代营养学认为，桔梗含较丰富的维生素 B_1、维生素C以及多种皂苷。其中桔梗皂苷有降糖作用，也有降胆固醇、松弛平滑肌的功效，对糖尿病并发症高血压、高脂血症有预防作用。

◎ 搭配与宜忌

❌ 桔梗性凉主泻，所以阴虚久咳及咯血者禁服；脾胃虚弱者慎服。

◎ 这样吃降血糖

桔梗香菇汤

材料：桔梗20克，香菇（鲜）100克，植物油5克，盐2克，香油5克，葱花5克。

做法：① 将桔梗择洗干净，用开水焯一下，再用清水浸洗两遍，捞出控净水分，切段。

② 将发好的香菇清洗干净，切成片；汤锅置火上，放入植物油烧热，下入葱花，加水1000毫升，放入香菇片。

③ 汤开后加入桔梗、盐，烧3分钟，淋入香油，起锅盛入汤碗中，即可食用。

营养师建议：此药膳可用于糖尿病、高脂血症、高血压病等疾病的防治。

桔梗蜂蜜饮

材料：桔梗10克，蜂蜜适量。

做法：将桔梗择洗干净，放入茶杯中，再加蜂蜜适量，冲入适量沸水，浸泡5~10分钟后即可饮用。

营养师建议：桔梗在泡前先用清水洗一下，以洗去表面附着的尘土。

荆芥桔梗粥

材料：荆芥9克，桔梗12克，甘草6克，粳米60克。

做法：将荆芥、桔梗、甘草用布包好，一同用水煎，去渣。再加粳米煮粥。

营养师建议：此粥可在早餐食用。用于糖尿病并发扁桃体炎属风热者，有清热宣肺、利咽止咳的功效。

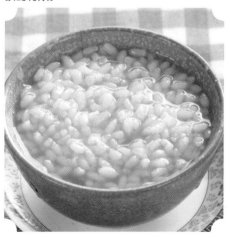

地骨皮

归肺、肾经

性寒，味甘

保护胰岛细胞

推荐用量：具体用量需听从医生指导

地骨皮又称净骨皮，为茄科植物枸杞子或宁夏枸杞子的根皮，有凉血热、退虚热、清泻肺热之功。地骨皮味甘性缓、凉血清热而无伤阴之弊，为凉血退热佳品。研究发现，地骨皮煎剂或提取物能有效地改善糖尿病症状。

◉ 对血糖调节的好处

地骨皮的主要成分有生物碱类、亚油酸、牛磺酸等，可保护胰岛素细胞，增加胰岛素分泌，并有降低血清胆固醇和甘油三酯的功效。地骨皮中的枸杞素A 和枸杞素B 有抗肾上腺皮质激素和肾素的作用，是其降压的主要物质。

◉ 搭配与宜忌

✖ 脾胃虚寒者不宜选用。

✖ 地骨皮忌用铁器煎煮，否则会降低其药效。

◉ 这样吃降血糖

地骨皮糊

材料：地骨皮 30 克，桑白皮、麦冬各 15 克，面粉 100 克。

做法： ① 先把地骨皮、桑白皮、麦冬洗净，加水适量煎煮，去渣取汁。
② 与面粉共煮为糊，渴即饮食，不拘时。
营养师建议：这道药膳有滋补肝肾的功效。

地骨皮炖猪蹄

材料：猪蹄 200 克，地骨皮 30 克，盐适量。
做法： ① 猪蹄去残毛，用刀刮洗白净，洗净。
② 将洗净的猪蹄放入砂锅中，加水适量，再投入地骨皮。
③ 砂锅置武火上烧沸，改文火炖至猪蹄熟透，调入盐，饮汤吃肉。
营养师建议：猪蹄应用较长时间炖煮，煮至肉离骨最好。

地骨皮粥

材料：地骨皮 15 克，大米 50 克，白糖适量。
做法：将地骨皮择净，水煎取汁，加大米煮粥，待熟时调入白糖，再煮一二沸即成。每日 1 剂，连续 3~5 天。
营养师建议：这道粥有凉血退热、清肺热的功效。

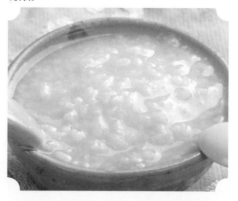

绞股蓝

归肺、脾、肾经

性寒，味苦

降低血糖与血脂

推荐用量：具体用量需听从医生指导

绞股蓝为葫芦科多年生草质藤本，有补气养阴、清肺化痰、养心安神等功效。药理研究证明，绞股蓝有降低血脂、血糖的功效，对中老年 2 型糖尿病患者来说，经常服食绞股蓝制剂，如茶剂、粉剂、浸膏，以及与绞股蓝配伍制成的药膳，是极为有益的。

◉ 对血糖调节的好处

绞股蓝主要成分为绞股蓝皂苷，可使血小板聚集，防止动脉粥样硬化，提供给细胞充足养分，保证血流通畅，降低心脑血管发病率，可有效预防因糖尿病引起的并发症。绞股蓝可加强血液循环，促进新陈代谢，提高机体免疫力，增强抵抗疾病的能力。

◉ 搭配与宜忌

✓ 高血压患者、高血糖患者、高血脂患者、睡眠不好者、亚健康人群等适宜服用绞股蓝。

◉ 这样吃降血糖

蒜泥绞股蓝

材料：绞股蓝 500 克，蒜泥 30 克，香油 5 克，醋 15 克，盐 5 克，白糖 2 克。

做法：①绞股蓝洗净后放入沸水中，大火焯半分钟，取出后用凉水冲凉，控水备用。
②用蒜泥、香油、醋、盐、白糖将绞股蓝调拌均匀即可。

营养师建议：绞股蓝口味酸辣，微有苦头，清凉爽口。

绞股蓝茶

材料：绞股蓝 3 克，绿茶 2 克，枸杞子 3 克。

做法：将绞股蓝、绿茶、枸杞子放入杯中，冲入 300 毫升热水，静置 3~5 分钟让其出味即可饮用，可连续冲泡 4~5 次。

营养师建议：此茶可以抗老化、养肝清血、降低胆固醇等。

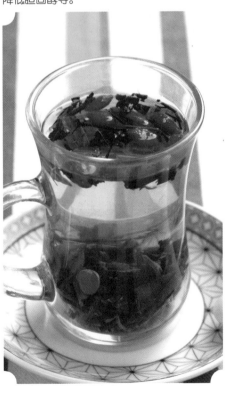

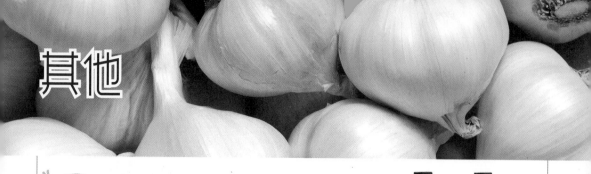

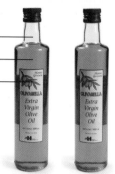

橄榄油

归肺、胃经

性平，味甘、酸

一般人群均可食用

减少炎症发生，缓解糖尿病病情
推荐用量：每天 20 克

橄榄油富含多种维生素如维生素 A、维生素 D 及酚类抗氧化物物质。研究表明，如能长期食用橄榄油，可起到非常好的营养保健作用，橄榄油能够降低胆固醇，防止心血管疾病的发生。对糖尿病患者来说，橄榄油中的单不饱和酸也有降低血糖浓度的功效。

● 对血糖调节的好处

橄榄油富含单不饱和脂肪，有助于降低血糖和血压。还富含抗氧化剂橄榄油刺激醛，有减少炎症发生的功效，进而缓解糖尿病病情。另外，橄榄油中的单不饱和酸还能调整人体血浆中高密度脂蛋白胆固醇与低密度脂蛋白胆固醇的浓度比例，减小糖尿病患者并发高脂血症的风险。

● 搭配与宜忌

✅ 橄榄油 + 芹菜

二者搭配可预防感冒、心脏病以及抗癌。

● 这样吃降血糖

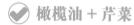

胡萝卜丝拌白菜

材料：白菜 200 克，胡萝卜 100 克，橄榄油 5 克，葱、醋、五香粉、盐各适量。

做法：①白菜、胡萝卜洗净、切细丝，葱切丝。
②将所有食材与盐、醋、五香粉、橄榄油调拌均匀，即可食用。

营养师建议：橄榄油开瓶后，要盖好瓶盖。

影响血糖的营养素含量表（以 100 克食物为例）

可食部	热量	三大营养素			膳食纤维
		脂肪	糖类	蛋白质	
100 克	899 千卡	69 克	—	5.6 克	—

维生素				矿物质		
维生素 C	维生素 B₁	维生素 B₂	维生素 E	钙	镁	锌

绿茶

归心、肺、胃经

味甘、苦，性微寒

一般人均可饮用，尤其适合高血压、冠心病、糖尿病等患者

保护胰岛 B 细胞免受自由基侵害

推荐用量：每日 10 克

绿茶含有咖啡因、茶碱、芳香油、多种维生素、钙、磷、铁等多种物质，有提神醒脑、生津止渴、杀菌消炎、解毒、降压、利尿强心、抗衰老、防癌抗癌等功效。

◉ 对血糖调节的好处

绿茶中降血糖的主要成分是茶多酚，茶多酚通过提高机体抗氧化功能，清除体内产生的自由基，保护胰岛 B 细胞免受自由基侵害。另外，绿茶中的儿茶素抗氧化作用较强，可防止血管氧化，能有效预防糖尿病合并动脉硬化。同时，儿茶素还能减缓茶内糖类的吸收，抑制餐后血糖上升。

◉ 搭配与宜忌

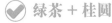 **绿茶 + 桂圆**

二者一起泡饮，有补血清热、预防贫血的功效，血虚体质者宜常饮。

✅ **西瓜 + 绿茶**

二者同食有生津止渴的功效。

◉ 这样吃降血糖

降糖绿茶饮

材料：绿茶 10 克，玉米须 10 克，大麦芽 10 克，葛根 10 克。

做法：① 先将玉米须、大麦芽、葛根加水 1500 毫升煮开，3 分钟后停火。

② 放入绿茶，浸泡 5 分钟即可饮用。第一道饮用完毕时可再加入开水 500 毫升，浸泡 10 分钟再行饮用。

营养师建议：此茶饮适合各型糖尿病患者。

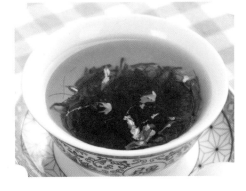

影响血糖的营养素含量表（以 100 克食物为例）

可食部	热量	三大营养素			膳食纤维
		脂肪	糖类	蛋白质	
100 克	296 千卡	2.3 克	50.3 克	34.2 克	15.6 毫克

维生素				矿物质		
维生素 C	维生素 B$_1$	维生素 B$_2$	维生素 E	钙	镁	锌
19 毫克	0.02 毫克	0.35 毫克	9.57 毫克	325 毫克	196 毫克	4.34 毫克

大蒜

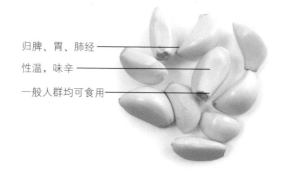

归脾、胃、肺经
性温、味辛
一般人群均可食用

升高胰岛素浓度

推荐用量： 每日 8 克

　　大蒜集药用和保健成分于一身，其富含含硫挥发物、酯类、酶类等物质，其中的大蒜素即使稀释 10 万倍仍能在瞬间杀死多种细菌。对糖尿病患者来说，大蒜中的硒元素、大蒜素等成分则可起到稳定血糖的作用。

◉ 对血糖调节的好处

　　大蒜中含硫的大蒜素可升高血清胰岛素浓度，降低血糖。大蒜还含有丰富的微量元素硒，可促进葡萄糖的运转，以降低血糖。大蒜中含有一种特殊的辛辣成分，可刺激人体生成谷胱甘肽，谷胱甘肽能抗氧化、提高肝脏的解毒作用，可防治糖尿病合并肝病。

◉ 搭配与宜忌

✅ 大蒜 + 洋葱

洋葱和大蒜同食，能减少体内胆固醇，有降血压、预防心脏病的功效。

✅ 大蒜 + 肉类

大蒜中的物质可与肉类中的维生素 B_1 结合，生成一种新的成分蒜胺，可促进和提高维生素 B_1 的功效。

✅ 大蒜 + 黄瓜

大蒜属辛辣食物，有开胃功效，黄瓜可降脂减肥。二者同食，可以抑制糖类转化为脂肪，对肥胖型高血压患者有减肥作用。

❌ 有肝病的患者如食用过多大蒜，会导致肝病加重。

❌ 过量食用大蒜会影响视力。

影响血糖的营养素含量表 （以 100 克食物为例）

可食部	热量	三大营养素			膳食纤维
		脂肪	糖类	蛋白质	
85 克	126 千卡	0.2 克	27.6 克	4.5 克	1.1 克

维生素				矿物质		
维生素 C	维生素 B_1	维生素 B_2	维生素 E	钙	镁	锌
7 毫克	0.04 毫克	0.06 毫克	1.07 毫克	39 毫克	21 毫克	0.88 毫克

蒜蓉生菜

材料： 生菜 200 克，蒜 50 克，盐、植物油各适量。

做法：

① 生菜洗净、撕成小块；蒜切蓉。

② 锅内放油烧热，放入蒜蓉爆出香味，加生菜翻炒，生菜炒软后放入盐调味，即可出锅。

营养师建议： 优质的大蒜用手掂量时有沉甸甸的感觉，捏蒜瓣感觉丰满充实，同时干爽、无虫害、不开裂。烹制大蒜不宜时间过长，以免破坏其杀菌、抗病毒的有效成分。

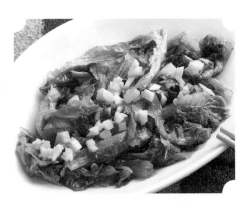

蒜姜拌菠菜

材料： 菠菜 300 克，大蒜 10 克，生姜、葱、酱油、香油、盐各适量。

做法：

① 将大蒜去皮洗净，捣成蒜泥；姜洗净，绞成姜汁；葱切花；菠菜洗净切段，用沸水焯熟，捞起，挤干水分待用。

② 把菠菜放入大碗内，加入蒜泥、姜汁、葱花、酱油、盐、香油拌匀即成。

营养师建议： 大蒜能抑制亚硝酸盐致癌物在人体中的合成与吸收，从而发挥抗癌作用。

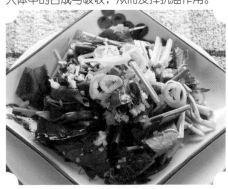

蒜泥肉片

材料： 猪瘦肉 200 克，去皮大蒜 25 克，香油 3 克，香菜、酱油各适量。

做法：

① 猪瘦肉洗净，煮熟，切片，装入盘中；大蒜捣成蒜泥，加酱油和香油拌匀；香菜洗净，切末。

② 把蒜泥淋在肉片上，撒上香菜末即可食用。

营养师建议： 生食大蒜好处很多，可也不宜多吃，每天 3 瓣为宜。

大蒜烧鸡块

材料： 鸡 1 只，大蒜 50 克，葱、姜、大料、盐、植物油各适量。

做法：

① 将鸡收拾干净，剁块，放入沸水中焯去血水，捞出，沥干水分；大蒜用刀拍松；葱、姜切末。

② 炒锅烧热倒油，油七成热时倒入葱末、姜末、大料、蒜炒香，然后放入鸡肉块翻炒均匀，加适量清水煮至鸡块熟透，用盐调味即可。

营养师建议： 在煮肉、做鱼时放入一些蒜块可解腥、去除异味。

延伸阅读

食用大蒜的方法：大蒜具有很强的杀菌力，对由细菌引起的感冒、腹泻、胃肠炎以及扁桃体炎有明显疗效。将大蒜捣制成蒜泥，让蒜泥在空气中氧化 15 分钟后可产生大蒜素，然后食用。蒜泥最好和肉类同食，二者的营养功效会被最大化利用。

生姜

归肺、脾、胃经

味辛，性微温

一般人均可食用，尤其适合晕动症患者

促进糖尿病患者的伤口愈合

推荐用量： 每天宜吃 10 克

生姜味辛性温，具有发汗解表、温肺止咳、解毒的功效，可治外感风寒、胃寒呕吐、风寒咳嗽、腹痛腹泻等症。生姜含挥发油，主要成分为姜醇、柠檬醛、姜烯等，有增强胃液分泌、刺激肠蠕动以及提高食欲的功效。

◉ **对血糖调节的好处**

生姜中的辛辣成分姜酮醇能缓解血糖升高。生姜中还有姜黄素，可降低血糖，并能减少糖尿病并发症，也可促进糖尿病患者的伤口愈合。同时，姜黄素还可在一定程度上抗癌。

◉ **搭配与宜忌**

✅ **生姜＋莲藕**

生姜可助消化、驱风寒。莲藕有清热生津、凉血止血、补益脾胃的功效。二者同食，对心烦口渴、呕吐不止有一定的效果。

✅ **生姜＋绿豆芽**

绿豆芽较寒凉，做绿豆芽菜肴时放入生姜，不仅可以祛寒，还可增加菜肴的风味。

✅ **生姜＋大白菜**

姜有发散风寒、解毒的功效，大白菜可清热解毒。二者合用，对感冒发热有辅助治疗作用。

✅ **生姜＋醋**

二者同食可减缓恶心、呕吐症状，促进食欲，帮助消化。

❌ 皮肤病患者，肝炎病人不宜多吃姜。

❌ 一次不宜吃太多姜，以免吸收大量姜辣素，产生口干、咽痛、便秘等症状。

影响血糖的营养素含量表（以 100 克食物为例）

可食部	热量	三大营养素			膳食纤维
		脂肪	糖类	蛋白质	
姜（干）95 克	273 千卡	0.7 克	8.5 克	1.4 克	2.7 克

维生素				矿物质		
维生素 C	维生素 B₁	维生素 B₂	维生素 E	钙	镁	锌
—	—	0.1 毫克	—	62 毫克	—	2.3 毫克

● 这样吃降血糖

姜丝肉

材料： 猪里脊肉 50 克，生姜 150 克，甜椒 150 克，植物油 5 克，盐、香油、淀粉、料酒各适量。

做法：

① 里脊肉切成丝，加入淀粉、料酒，拌匀后淋上香油，放置 10 分钟；生姜、甜椒切成丝备用。

② 锅内放油烧热，下肉丝快速翻炒散，至颜色微微发白时放入生姜翻炒半分钟，最后下甜椒、盐，翻炒半分钟即可出锅。

营养师建议： 甜椒加热的时间不可过长，否则会影响鲜脆的口感。

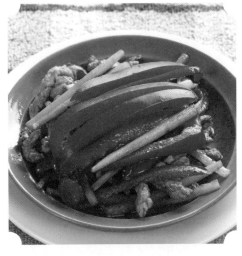

生姜炒鸡

材料： 三黄鸡 1 只，生姜 100 克，红、绿小尖椒若干，蒜、辣酱、料酒、酱油、蚝油各适量。

做法：

① 蒜切成薄片；三黄鸡洗净，切成小块；生姜切丝；蒜切片。

② 油烧七成热，下生姜炒香，再放入鸡块翻炒。加料酒，收汁，水分稍干时，放酱油继续翻炒。

③ 加入两小碗水，不要没过鸡肉，盖上锅盖，焖一会儿，快收汁时，打开锅盖，放入小尖椒、蒜片、辣酱、蚝油，翻炒片刻即可。

营养师建议： 这道菜有养血、补身、驱寒的功效。

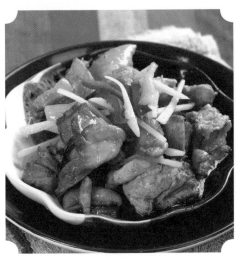

姜汁菠菜

材料： 菠菜 200 克，姜汁 5 毫升，盐、香油各适量。

做法：

① 菠菜洗净，放入沸水中焯烫后捞出，沥干水分，切段，装入盘中备用。

② 把姜汁、盐、香油拌入菠菜中，拌匀即可食用。

营养师建议： 冻姜、烂姜不宜食用，因姜变质后会产生致癌物质。

延伸阅读

糖尿病患者吃姜有讲究：姜虽然有自己独具的降糖物质，但糖尿病患者不宜多食。因为姜性热，内热功能强，有内火燥盛、阴虚内热的糖尿病患者就不适宜吃姜。另外，糖尿病合并高脂血症患者、肥胖型糖尿病患者都不适宜吃生姜。

糖尿病自我简易疗法

糖尿病运动疗法

● 运动有利血糖稳定，提高胰岛素敏感性

运动有利于控制血糖。运动能增加肌肉对血糖的摄取和利用，运动后肌肉和肝脏还会摄取大量葡萄糖补充糖原消耗，血糖会进一步下降，中等量运动降糖作用能够维持12~17小时。另外，运动可增加胰岛素敏感性。胰岛素抵抗是2型糖尿病发病的重要原因，通过适当的运动能提高患者对胰岛素的敏感性，以减轻胰岛素抵抗。

● 运动前应注意检查

糖尿病患者在进行运动疗法前，应该对自己的身体进行一次全面的检查，以保证运动的安全性。有视网膜病、肾病、神经病、心血管疾病者，应根据医生指导再做运动锻炼。糖尿病并发酮症酸中毒、急性感染及活动性肺结核者应禁止体育锻炼。

● 适合糖尿病患者的运动方式

散步

散步相对和缓，对各种年龄段的糖尿病患者皆适用，特别是年龄较大者。和缓的散步比较符合老年人身体条件较差，肌肉软弱无力，关节迟钝不灵活等生理特点。散步环境应选择在庭院、林荫道等空气清新、四周宁静之地。散步时应注意气候变化，适当增减衣服。

快步走：每分钟约行120步。长期锻炼能兴奋大脑，振奋精神，使下肢矫健有力。但快步并不等于疾走，只是比缓步的步履速度稍快点。

缓步走：每分钟约行70步。可使人稳定情绪，消除疲劳，亦有健脾胃、助消化之用。这种方式的散步对于年老体弱者尤为适用。

太极拳

太极拳具有补益肾精、强壮筋骨、抵御疾病的作用，坚持这项运动，能防止早衰，使人延年益寿。糖尿病患者主要练简化太极拳，也可选择其中的某些动作反复练习，每次10~15分钟，每日1~2次。

跑步

慢跑运动。开始练习跑步的体弱者可以进行短距离慢跑，从50米开始，逐渐增至100米、150米、200米。跑步时，两臂以前后并稍向外摆动比较舒

适,上半身稍向前倾,尽量放松全身肌肉,一般以脚尖着地为好。最好能配合自己的呼吸,如向前跑二三步吸气,再跑二三步后呼气。

跑行锻炼。先跑步30秒,再步行60秒,以减轻心脏负担,这样反复跑行20~30次,总时间控制在20~30分钟。这种跑行锻炼适用于心肺功能较差者。跑行练习可每天1次或隔天1次;年龄稍大的可每隔2~3天跑1次。

● 糖尿病患者运动应注意的问题

注意防护。最好与其他人一起运动,并告知你患有糖尿病,若出现意外可及时给予相应处理。选择空气新鲜、路面平整的场地进行锻炼。运动时应穿着舒适的鞋袜,每次运动后应检查足部是否有破损。

运动时间安排。在餐后30分钟到1小时进行运动,因为此时血糖较高,不易发生低血糖。应尽量避免在胰岛素、口服降糖药作用最强时进行运动,如短效胰岛素注射后30分钟到1小时左右,应减少运动量。并应尽量避免在大腿等运动时需要活动的部位注射胰岛素,可以选择腹部注射。

运动强度。至少每周4次以上,每次30分钟至60分钟。以轻、中度的有氧运动为宜,运动后稍微出汗为好。一般情况下,运动时的心率达最大安全运动心率的60%~70%为宜,开始阶段不超过50%,若情况良好可逐渐增加,以身体能耐受、无不良反应为准。最大安全运动心率=220−年龄。

运动低血糖时的救治。随身携带糖果,低血糖发生时立即服下。低血糖的症状早期可能有饥饿感、心慌出汗、头晕、四肢无力或颤抖,此时应立即停止运动,原地服糖果休息10分钟可缓解,若不能缓解,应立即去医院治疗。凡进行持续时间较长、中等量以上的运动时,应在运动前或运动中适当加餐。

● 上班族运动小窍门

以楼梯代替电梯

上班族千万不要以为工作忙就不锻炼身体了,其实在上下班的过程中,有楼梯就不要乘电梯,这样既可运动又增加了行进速度。

工作间隙锻炼腿部

在工作的间隙休息几分钟,锻炼一下腿部。可轮流抬起双腿,先慢慢抬右腿,大腿与地板平行,大腿与小腿呈90度,保持3~5秒后换左腿,训练大腿肌肉与平衡能力。

伸展背部肌肉

坐在椅子上,两手抱住右膝盖向胸部方向弯曲,头也靠近右脚的膝盖,保持此姿势10~30秒,换另一只脚做同样动作。这样可以锻炼颈部和背部的肌肉。

◉ 按摩

按摩关键穴位：肾俞、承浆、中脘、关元。

按摩步骤

1. 手掌搓热，放在腰部的肾俞上，按揉 100 下左右，力度要大，感觉有温热为宜。每日 1 次。

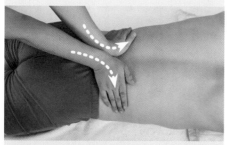

2. 用中指的指端顺时针和逆时针用力按摩承浆穴各 30 下，按下时呼气，抬起时吸气，如此缓慢进行 10 个回合，每天 3~5 次。

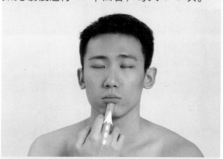

3. 用手掌顺时针、逆时针各摩擦肚子 3 分钟，再用双手手掌从侧腰向肚脐中间推揉 2 分钟，然后用小指按关元穴，拇指按中脘穴，每个穴位轻轻按压 30 下，每天做 2~3 次。

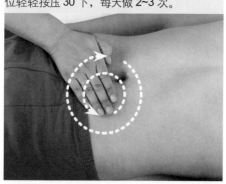

◉ 刮痧

刮痧关键穴位：肺俞、胰俞、脾俞、肾俞、阳纲、意舍、中脘、气海、阳池、足三里、三阴交。

刮痧步骤

1. 从上向下刮拭背部双侧肺俞至肾俞段、阳纲至意舍段；腹部以神阙为界，分上下两段，从上向下刮拭腹部中脘至气海。

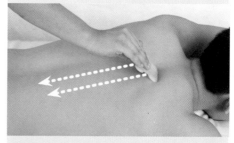

2. 用按揉法按揉腕部阳池。

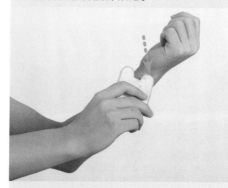

3. 自上而下刮拭足三里、三阴交。

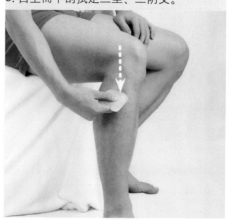

● 拔罐

拔罐关键穴位：肺俞、脾俞、胃俞、三焦俞、太溪、肾俞、大肠俞、阳池、足三里、三阴交。
拔罐方法

方法一

让患者取合适的体位，分别在肺俞、脾俞、三焦俞、肾俞、足三里、三阴交、太溪拔罐。留罐 10 分钟，每日 1 次。拔罐时可根据自身状况一次把罐全部吸拔在上述穴位上，也可分开拔罐，即拔完一个穴位再拔另外一个穴位。

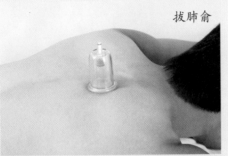

拔肺俞

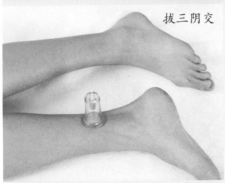

拔三阴交

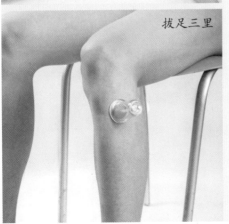

拔足三里

方法二

1.先让患者取卧位，暴露出背部，然后将罐吸拔在肾俞、肺俞、胃俞、大肠俞。拔罐过程中，注意保暖。每次拔罐可选择背部一侧的穴位，下次可选择另一侧。

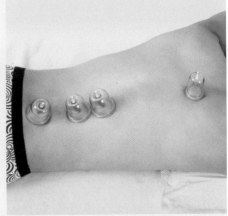

同时拔肾俞、肺俞、胃俞、大肠俞

2.手平伸，在阳池穴拔罐。留罐 15~20 分钟。每日 1 次，10 次为一个疗程。起罐后，对拔罐部位进行消毒，以免感染。

拔阳池

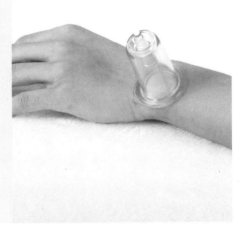

● 艾灸

艾灸关键穴位：肺俞、肝俞、脾俞、命门、肾俞、复溜、太溪、中脘、关元、足三里、三阴交。
艾灸方法

方法一：无瘢痕灸

1.选择肺俞、肝俞、脾俞、肾俞、三阴交、太溪、足三里等穴位施灸。让患者取舒适体位，先灸背部的穴位，再灸四肢的穴位。为防止艾炷脱落，施灸前先在穴位皮肤上涂上一层凡士林，以增加黏附作用，防止直接灸时艾炷从皮肤上脱落。

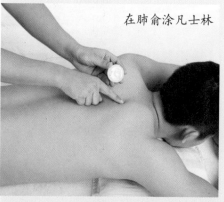

在肺俞涂凡士林

2.把麦粒大的小艾炷放置在皮肤上，用火柴点燃，当艾炷烧近皮肤，患者感到皮肤发烫或有轻微灼痛感时，用镊子夹去艾炷，再继续施第二壮。每穴灸 3~5 壮。施灸后，穴位周围会出现一片红晕，若 1~2 小时后起疱可不挑破，3~5 日内会自行结痂脱落。这样的治疗隔日 1 次，1 次为一个疗程，连续灸5~6 个疗程。

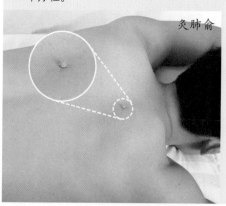

灸肺俞

方法二：艾条温和灸

选择肺俞、脾俞、肾俞、命门、关元、中脘、足三里、三阴交、复溜、太溪等穴位施灸。施灸的顺序是先灸背部穴位再灸胸部穴位，然后灸四肢穴位。自己灸不到的穴位可让旁人施灸。选择舒适的体位，点燃艾条的一端，对准穴位皮肤，与皮肤的距离保持3~5 厘米，以患者感觉舒适而无灼痛感为宜。每个穴位灸 5~10 分钟，以局部皮肤出现红晕为度。这样的治疗每日 1 次，10 次为一个疗程。

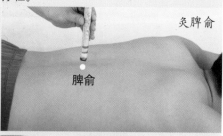

灸脾俞

脾俞

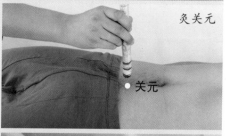

灸关元

关元

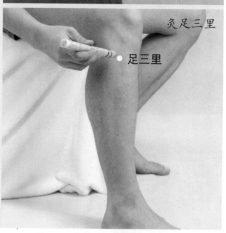

灸足三里

足三里